최신

핵심간호용어

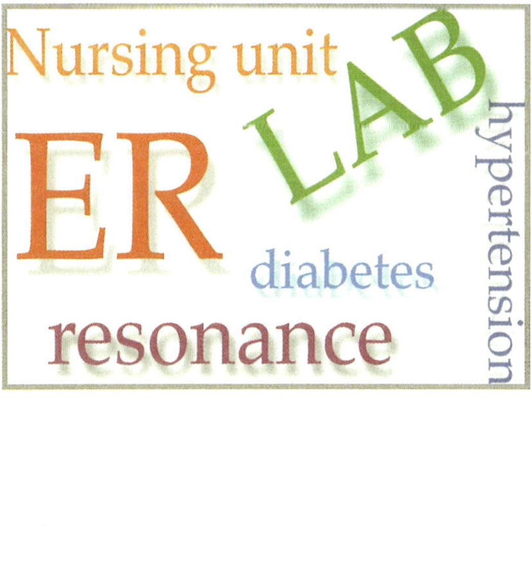

군자출판사

최신 핵심간호용어 5th ed.

첫째판 1쇄 인쇄 | 2003년 1월 10일
첫째판 1쇄 발행 | 2003년 1월 15일
둘째판 1쇄 발행 | 2004년 2월 28일
셋째판 1쇄 발행 | 2005년 8월 5일
넷째판 1쇄 발행 | 2007년 4월 3일
다섯째판 1쇄 발행 | 2010년 3월 31일
다섯째판 2쇄 발행 | 2014년 3월 15일

지 은 이 이명숙 · 김계숙 · 신미자 · 안태성
윤은주 · 이명숙 · 이미경 · 최경옥
발 행 인 장주연
편집디자인 민영선
표지디자인 이지선
발 행 처 군자출판사
등 록 제 4-139호(1991. 6. 24)

본 사 (110-717) 서울특별시 종로구 인의동 112-1 동원회관 BD 6층
Tel. (02) 762-9194/5 Fax. (02) 764-0209
대 구 지 점 Tel. (053) 428-2748 Fax. (053) 428-2749
광 주 지 점 Tel. (062) 228-0252 Fax. (062) 228-0251
부 산 지 점 Tel. (051) 893-8989 Fax. (051) 893-8986

www.koonja.co.kr

*파본은 교환하여 드립니다.
*검인은 저자와의 합의로 생략합니다.

ISBN 978-89-6278-247-9

정가 22,000원

저자소개

이명숙	안산1대학 간호과 교수 연세대학교 간호학 박사
김계숙	안산1대학 간호과 교수 이화여자대학교 간호학 박사
신미자	안산1대학 간호과 교수 중앙대학교 간호학 박사
안태성	안산1대학 간호과 교수 경희대학교 간호학 박사
윤은주	안산1대학 간호과 교수 경희대학교 간호학 박사
이명숙	안산1대학 간호과 교수 가톨릭대학교 간호학 박사
이미경	안산1대학 간호과 교수 경희대학교 간호학 박사
최경옥	안산1대학 간호과 교수 경희대학교 간호학 박사

Phonetic Script Contributing Editor: James kapper 교수

- Universtiy of Illinois at Urbana-Champaign 영문과 영어학 박사과정 수료
- 전 University of North Dakota 영문과 교수 역임
- 현 안산1대학 관광영어과 교수

머리말

인간의 생명을 다루는 의학과 간호학, 생명과학의 특성 상 건강 전문인들이 정확하고 효율적으로 업무를 수행하기 위해서는 전문 용어에 대한 깊은 이해가 필요하다. 또한, 세분화된 다양한 의료 관련 분야에 종사하고 있는 동료들과의 원활한 의사소통을 위해서도 바르고 정확한 용어 사용이 필수적이다.

본 서는 환자를 돌보는 임상현장에서 많이 사용하는 기본적인 간호용어와 약어를 수록하여 임상에 대한 이해를 돕고, 학습자가 임상실습과 이론학습 과정에서 항상 곁에 두고 현장감 있는 내용을 편리하게 습득할 수 있도록 기획되었다.

1장에서는 임상현장에서 광범위하게 사용되는 상용 용어가 접두사와 접미사, 결합형 등의 요소와 연결이 되어 있는지를 수록하여 용어 학습 과정에서 효과적인 이해를 도모하였다.

2장은 해부학 용어를 인체 계통 별로 정리하여 수록함으로써 해당 계통에 따라 필요한 용어에 쉽게 접근할 수 있도록 배려하였다.

3장은 기본간호학과 관련된 용어를 주요 간호 요구 별로 분류하여 해당 간호 요구에 필수적인 용어를 학습할 수 있도록 꾀하였다.

4장은 성인간호학과 관련된 용어를 신체 계통 별로 대분류한 후 각 대분류마다 증상, 진단, 검사, 치료와 수술에 따른 용어를 일목요연하게 찾아볼 수 있도록 구성하였다.

5장은 여성건강간호학에 관련된 용어를 임신, 분만, 산욕, 생식기 건강으로 구분하여 수록하였다.

6장은 아동간호학과 관련된 용어를 성장, 발달과 전염성 질환, 증상 및 진단 검사 관련 별로 수록하였다.

7장은 정신간호학과 관련된 용어를 인간의 이해, 지역사회 정신보건, 이상행동, 정신 장애 별로 구분하고 자세한 설명을 수록하여 간호 용어에 대한 이해도를 높이는데 주력하였다.

아울러 그 동안 본서에 많은 관심과 애정을 보여준 간호사 및 간호학생들의 의견을 적극 반영하여, 이 5판에서는 새로운 의학용어 표준(의학용어집 제 5판)에 의거한 신(新) 용어와 실제 임상에서 널리 쓰이는 구(舊) 용어를 함께 수록하여 학습자가 새로운 용어에 적응할 수 있도록 하는데 주안점을 두었다. 의학용어집 제 5판이 구(舊) 용어와 신(新) 용어를 병기하고 있으므로 용례를 최대한 수용하였으나, 일부 용어는 임상현장에서의 효용성에 따라 많이 쓰이는 용례를 '괄호( )' 내에 병기하는 방식을 취하였다.

현재 급변하는 임상환경과 보건분야의 빠른 발전 속도에 따라 보건 전문인들의 보수교육이 강조되는 추세에 발맞추어 본서 또한 끊임없는 수정과 보완을 통해 항상 새로운 모습으로 독자들에게 다가갈 수 있도록 많은 애착과 노력을 다할 것을 약속드린다.

특히 이 5판의 특징은 정확한 발음과 자율적인 학습을 위해 IPA (International Phonetics Association: 국제발음기호)에 의거한 언어학 전공자인 원어민 교수의 발음을 CD에 수록하여 단어 검색 및 발음 청취가 가능하도록 하였다.

끝으로 본 도서가 간호사를 꿈꾸는 학생과 임상실무 간호사들에게 도움이 되기를 바라고 출판에 이르기 까지 아낌없는 지원을 해주신 군자출판사 장주연 사장님과 편집에 있어 세심한 배려와 성의를 다하여 주신 안호연차장님과 김성아과장님을 비롯한 임직원 분들께 진심으로 감사드리고, 바쁘신 가운데에서도 이 책이 마무리 되도록 수고해주신 집필진 교수님들과 교정 작업에 많은 도움을 준 권대혁님에게도 깊은 감사를 드린다.

끝으로 IPA 발음을 참고하기 위한 homepage 주소는 다음과 같다.

http://www.langsci.ucl.ac.uk/ipa/

2010년 3월 안산1대학 성실관에서

저자일동

목차

1. 상용간호학

2. 해부학

3. 기본간호학

4. 성인간호학

5. 여성건강간호학

6. 아동간호학

7. 정신간호학

C 상용간호학

Commonly Used Nursing Terminology

학습목표

1. 공통적으로 사용되는 간호용어관련 접두사 및 접미사를 학습한다.
2. 의료실무 분야와 의무기록 관련용어를 학습한다.
3. 임상현장에서 활용도가 높은 간호용어를 기관별로 학습한다.
4. 간호관련 약어를 학습한다.

목 차

상용간호학

Commonly used Nursing Terminology

1. 공통적으로 사용되는 접두사 및 접미사

용어	정의
a-	~이 없는
ab-	~으로부터 멀리
ad-	~을 향하여 가까이
ambi-	~둘 다
ante-	앞, 전
anti-	~에 반하여
bi-	둘의
brady-	느린
circum-	~주위의
con-	~와 같이, ~와 더불어
de-	~으로부터
dia-	~을 가로질러서
dys-	고통스런
e-	~로부터 멀리
ecto-	외부의
endo-	~안의
eu-	정상
hemi-	반의
hyper-	과도한

용어	정의
hypo-	결핍된
infra-	아래에
inter-	~사이에
meso-	중간의
meta-	변화, ~후의
micro-	작은
mono-	하나
neo-	새로운
pan-	모두
para-	~과 나란히 접하여
poly-	많은
post-	~뒤에, ~후에
re-	다시, 뒤로
retro-	뒤로, 뒤에
super-	위에, 과도한
tachy-	빠른
ultra-	과도한 혹은 초월하여
_algia	동통
_asthenia	허약
_cele	주머니
_centesis	뚫음, 천자
_desis	묶다

Commonly used Nursing Terminology

용어	정의
_ectasis	확장
_ectomy	절제
_emesis	구토
_emia	혈액의 상태
_gen/_genesis	기원, 생성
_iasis	형성, 출현
_itis	염증
_lepsy	발작
_lysis	파괴, 용해
_malacia	부드러워짐
_megaly	확대
_oid	닮은
_oma	종양
_osis	상태
_otomy	절개술
_paresis	경미한 마비
_penia	비정상적인 감소
_pexy	매달거나 고정
_phil	~을 좋아하는

용어	정의
_plasia	형성
_plasty	외과적 교정, 성형
_plegia	마비
_ptosis	처짐, 아래로 전치됨
_rrhaphy	봉합
_rrhage	쏟아져 나오다
_rrhea	분비물
_spasm	연축, 불수의적인 수축
_stomy	창냄술, 조루술
_tripsy	분쇄
abdomin/o	배(복부)
aden/o	샘
adip/o	지방
adren/o	부신
albumin/o	알부민
alveol/o	허파꽈리, 폐포(공기주머니)
an/o	항문
andr/o	남성
angi/o	혈관
ankyl/o	딱딱한
aort/o	대동맥
appendic/o	막창자꼬리(충수)

Commonly used Nursing Terminology

용어	정의
arteri/o	동맥
arthr/o	관절
bacteri/o	박테리아
blast/o	모세포(아세포)
blephar/o	눈꺼풀(안검)
brachi/o	팔
bronch/o	기관지
bronchiol/o	세기관지
bucc/o	볼(뺨)
cardi/o	심장
cerebell/o	소뇌
cerebr/o	대뇌
cervic/o	목(경부)
cheil/o	입술
choledoch/o	온쓸개관(총담관)
chrom/o	색
chyl/o	암죽(유미)
col/o	잘록창자(결장)
conjunctiv/o	결막

용어	정의
corne/o	각막
coron/o	원형
crani/o	머리(두개)
cyst/o	주머니, 낭(방광)
dactyl/o	손(발)가락
derm/o	피부, 진피
duoden/o	샘창자(십이지장)
enter/o	작은창자(소장)
esophag/o	식도
fasci/o	근막(띠)
femor/o	넙다리(대퇴, 대퇴골)
fibr/o	섬유소
gangli/o	신경절
gastr/o	위
gingiv/o	잇몸
glomerul/o	토리(사구체)
hem/o	혈액
hepat/o	간
herni/o	탈장
hidr/o	땀
hist/o	조직
hormon/o	호르몬

용어	정의
immun/o	면역
inguin/o	샅굴, 샅고랑(서혜부)
ir/o	홍채
jejun/o	빈창자(공장)
kerat/o	각막, 단단한
kinesi/o	운동
kyph/o	등이 웅크린
lacrim/o	눈물
laryng/o	후두
lei/o	평활한
lith/o	돌
lob/o	엽
lord/o	구부러진
lumb/o	허리(등하부)
lymph/o	림프
melan/o	검은색의
meningi/o	수막
muscul/o	근육
my/o	근육

용어	정의
myc/o	곰팡이
myel/o	골수, 척수
narc/o	혼미
nas/o	코
nephr/o	콩팥(신장)
neur/o	신경
ocul/o	눈
onych/o	손톱
oste/o	뼈
pancreat/o	이자(췌장)
patell/o	무릎(슬개)
pector/o	가슴
peritone/o	복막
phag/o	먹다, 삼키다
pharyng/o	인두
phas/o	언어
phren/o	가로막(횡격막)
pleur/o	가슴막(흉막)
pneum/o	공기
proct/o	곧창자(직장)
pulmon/o	폐(허파)
purpur/o	자줏빛

용어	정의
py/o	고름(농)
pyel/o	깔대기(물동이)
pylor/o	날문(유문)
scler/o	공막
seb/o	피지
sinus/o	굴(동)
somat/o	몸(신체)
sphygm/o	맥박, 맥압
splen/o	지라(비장)
spondyl/o	척추
steat/o	지방
ten/o	힘줄(건)
thorac/o	가슴(흉부)
thromb/o	응괴, 혈전
thym/o	가슴샘(흉선)
tonsill/o	편도
trache/o	기관
ur/o	소변, 비뇨기
ureter/o	요관

용어	정의
urethr/o	요도
ven/o	정맥
ventricul/o	실, 심실, 뇌실
xanth/o	노란
xer/o	건조한

2. 활용도가 높은 임상간호 용어

용어	정의
a.c. (before meals)	식전
AB(abortion)	유산
ABR (absolute bed rest)	절대(침상)안정
acute	급성
adm (admission)	입원
aspiration	흡인(흡입)
BE (Barium enema)	바륨관장
b.i.d. (twice a day)	하루 두 번
b.i.n. (twice a night)	하루 밤에 두 번
c (with)	~와 같이
CS (chest surgery)	흉부외과
castor oil	아주까리기름(피마자유)
CC (chief complaint)	주요호소증상
CCU (coronary care unit)	관상동맥집중치료실, 심장동맥 집중치료실(심장중환자실)
chronic	만성
connect	연결하다
consciousness	의식
contamination	오염

용어	정의
CPR (cardiopulmonary resuscitation)	심폐소생술
CSR (Central Supply Room)	중앙공급실
Cx (complication)	합병증
DC (discharge)	퇴원
D/C (discontinue)	중단
D/W (distilled water)	증류수
DOA (death on arrival)	노착시 사망
deep breathing	심호흡
Department	과
Dx (diagnosis)	진단
edema	부종
elevation	높이기. 올리기
enema	관장
ENT (Ear, Nose, Throat)	이비인후과
ER (emergency room)	응급실
expire	사망하다
EYE (ophthalmology)	안과
Foley catheter	폴리도뇨관, 폴리카테터
Fx (fracture)	골절
gag reflex	구역질반사(구개반사)
GD(general diet)	일반식

상용간호학

Commonly used Nursing Terminology

용어	정의
GS (general surgery)	일반외과
grav. (gravid)	임신
h.s. (at bedtime)	취침시
I&D (incision and drainage)	절개배농술, 절개배액술 (절개와 배액)
I&O (intake and output)	섭취량과 배출량
ICU (intensive care unit)	중환자실
IM (internal medicine)	내과
immunity	면역
infection	감염
inj (injection)	주사
injury	손상
irrigation	세척
isolation	격리, 분리
Lab (laboratory)	실험실
liquid diet	유동식
LLQ (left lower quadrant)	좌측하부 1/4
LMC (local medical center)	지역의료센터
lubricant	윤활제

용어	정의
LUQ (left upper quadrant)	좌측상부 1/4
MD (mid day)	정오
Med (medication)	투약
metastasis	전이
MN (mid night)	자정
N/V (nausea/vomiting)	오심, 구토
needle	바늘
NS (Neurosurgery)	신경외과
N.P.O. (Nothing by mouth)	금식
NR (Nursery Room)	신생아실
OB/GY (obstetrics and gynecology)	산부인과
OS (orthopedic surgery)	정형외과
OD (right eye)	우측 눈
ointment	연고
OP (operation)	수술
OPD (outpatient department)	외래진료실
OR (operating room)	수술실
o.s. (left eye)	좌측 눈
o.u. (both eye)	양측 눈
p.c. (after meals)	식후
p.o. (by mouth)	경구

Commonly used Nursing Terminology

용어	정의
PS (plastic surgery)	성형외과
Ped (pediatrics)	소아과
pillow	베개
para. (parere)	출산부
p.r.n.	필요할 때 마다
Pt (Patient)	환자
pus pan	농반, 곡반
q.d. (every day)	매일
q.h. (every hour)	매 시간
q.i.d. (four times a day)	하루 네 번
RD(regular diet)	상식
relaxation	이완
remove	제거하다
RLQ (right lower quadrant)	우측하부 1/4
ROM (range of motion)	관절운동범위
RR (recovery room)	마취실. 회복실
RUQ (right upper quadrant)	우측상부 1/4
SS enema (soap solution enema)	비눗물 관장

용어	정의
secretion	분비물
skin preparation	피부준비
SD(soft diet)	연질식이(연식)
specimen	검사물
sputum	가래(객담)
stat. (immediately)	즉시
steam inhalation	증기흡입
stool	변
suction	흡인
Sx (symptom)	증상
syringe	주사기
tepid massage	온수마사지
t.i.d. (three times a day)	하루 세 번
tourniquet	압박띠(지혈대)
transfer	전실, 전동, 전원
Tx (treatment)	치료
urine	소변
URO (Urology)	비뇨기과

3. 의료실무 분야

용어	정의
allergy and immunology [ǽlurdʒi ǽnd imjunàlədʒi]	알레르기 및 면역학
anesthesiologist [ænəsθi:ziálədʒəst]	마취과의사
anesthesiology [ænəsθi:ziálədʒi]	마취과학
cardiologist [kà:rdiálədʒəst]	심장병전문의
cardiology [kà:rdiálədʒi]	심장병학
cardiovascular surgery [kà:rdiouvǽskjulursu:rdʒri]	심장혈관외과학
colon and rectal surgery [koulən ǽnd réktl su:rdʒri]	대장항문외과학
dermatologist [du:rmətálədʒəst]	피부과전문의
dermatology [du:rmətálədʒi]	피부과학
emergency medicine [imu:rdʒənsi medəsən]	응급의학
emergency physician [imə:rdʒənsi fiziʃən]	응급의학과의사
endocrinologist [ɛ̀ndoukrənálədʒəst]	내분비전문의

용어	정의
endocrinology [èndoukrənálədʒi]	내분비학
ENT(ear, nose, throat) physician [íəntí fəsiʃən]	이비인후과의사
family medicine [fǽmli medəsin]	가정의학
family practitioner [fǽmli præktiʃənr]	가정의학과의사
gastroenterology [gæstrouèntərálədʒi]	위장병학
general surgery (GS)	일반외과학
gerontologist (geriatrician) [dʒèrəntálədʒəst]	노인의학전문의
gerontology (geriatrics) [dʒèrəntálədʒi]	노인의학
gynecologist [gàinəkálədʒəst]	부인과전문의
gynecology (GY) [gàinəkálədʒi]	부인과학
hematology [hi:mətálədʒi]	혈액학
internal medicine [intə:rnl medəsin]	내과의학
internist [intə:rnəst]	내과의사
nephrologist [nɛfrálədʒəst]	콩팥병(신장병)전문의

Commonly used Nursing Terminology

용어	정의
nephrology [nɛfrálədʒi]	콩팥병학, 신장병학
neurosurgery (NS) [njuərəusɜ:dʒeri]	신경외과학
neurologist [njurálədʒəst]	신경과의사, 신경학자
neurology [njurálədʒi]	신경학
neurosurgeon [njurou sʊ:rdʒen]	신경외과전문의
nuclear medicine [nu:kliər mɛdəsən]	핵의학
obstetrician [àbstətriʃəŋ]	산과전문의
obstetrics (OB) [əbstɛ́trəks]	산과학
oncologist [aŋkálədʒəst]	종양전문의
oncology [aŋkálədʒi]	종양학
ophthalmologist [afθəlmálədʒəst]	안과의사
ophthalmology [afθəlmálədʒi]	안과학
orthopedic surgeon, orthopedist [ɔ:rθəpidəst]	정형외과의사
orthopedic surgery (OS), orthopedics [ɔ:rθəpi:dək]	정형외과학

용어	정의
otolaryngology [òutoulærəŋgálədʒi]	이비인후과
otorhinolaryngologist [otorainolærəndʒalədʒəst]	이비인후과의사
pathologist [pəθálədʒəst]	병리학자
pathology [pəθálodʒi]	병리학
pediatrician [pi:diætríʃən]	소아과의사
pediatrics [pi:diætriks]	소아과학
physical medicine and rehabilitation [fizəkəl mέdsin ǽnd ri:həbilətéiʃən]	물리치료 및 재활
plastic surgeon [plǽstək sʊ:rdʒən]	성형외과의사
plastic surgery [plǽstək sʊ:rdʒəri]	성형외과
psychiatrist [səkáiətrəst]	정신과의사
psychiatry [səkáiətri]	정신의학
radiologist [rèidiálədʒəst]	영상의학과의사, 방사선과의사
radiology [rèidiálədʒi]	영상의학, 방사선과학
rheumatologist [rù:mətálədʒəst]	류마티스병학자
rheumatology [rù:mətálədʒi]	류마티스학
surgeon [sə:rdʒən]	외과의사
surgery [sə:rdʒri]	외과학

용어	정의
thoracic surgeon [θɔːrǽsik səːrdʒən]	흉부외과전문의
thoracic surgery [θɔːrǽsik səːrdʒəri]	흉부외과학
urologist [jurálədʒəst]	비뇨기과전문의
urology [jurálədʒi]	비뇨기과학

4. 의무기록

용어	정의
acute [əkjút]	급성
benign [bənáin]	양성
capsule (cap) [kǽpsl]	피막, 주머니, 협막, 캡슐약
chronic [kránik]	만성
diagnosis (Dx) [dàiəgnóusəs]	진단
etiology [i:tiáləd3i]	병인, 원인
height (Ht) [hait]	키, 신장
impression (IMP) [impréʃən]	예진, 인상
inpatient (IP) [inpèiʃənt]	입원환자
malignant [məlignənt]	악성
operating room (OR) [ápərèitiŋ ru:m]	수술실
outpatient (OP) [áutpèiʃənt]	외래환자
postoperative (post-op/postop) [poustápərətəv]	수술 후
preoperative (pre-op/preop) [pri:ápərətiv]	수술 전
pulse (P) [pʌls]	맥박
recurrent [rikú:rənt]	재발

상용간호학

Commonly used Nursing Terminology

용어	정의
respiration (R) [résperéiʃən]	호흡
sign [sáin]	징후
suppository (suppos) [səpázətɔri]	좌약
symptom (Sx) [simptəm]	증상
syndrome [sindroum]	증후군
tablet (tab) [tǽblət]	알약, 정제
temperature (T) [témprətʃr]	체온
treatment (Tx) [tri:tmənt]	치료
vital sign (VS) [váitl sáin]	활력징후
weight (Wt) [wéit]	체중

5. 간호정보 관련 용어

용어	정의
Computer Information System (CIS)	컴퓨터정보시스템
Customer Relationship Management (CRM)	고객관계관리
Electronic Medical Record System (EMR)	전자의무기록
Hospital Information System (HIS)	병원정보시스템
Nursing Information (NI)	간호정보
Nursing Information System (NIS)	간호정보시스템
Office Automation (OA)	사무 자동화
Order Communication System (OCS)	처방전달시스템
Patient Classification System (PCS)	환자분류시스템
Picture Archiving Communication System (PACS)	팩스: 영상 저장 및 전송 체계
Telemedicine	원격의료

6. 외피계(Integumentary System)

용어	정의
abscess [ǽbsɛs]	고름집, 농양
acne [ǽkni]	여드름
albinism [ǽlbənizm]	백색증
alopecia [æ̀ləpiːʃiə]	탈모증, 털빠짐증
burn [bʊrn]	화상
comedo [kámədòu]	여드름집(면포)
crust [krʌ́st]	딱지(가피)
cryosurgery [kràiəsə́dʒri]	냉동수술(냉동외과수술)
debridement [dəbrídmənt]	죽은조직제거술, 데브리망 (변연절제술)
dermabrasion [də́rməbréiʒən]	박피술
dermatitis [dʊ́rmətáitəs]	피부염
dermis [dʊːrmis]	진피
ecchymosis [èkimóusis]	반상출혈, 얼룩출혈
eczema [éksəmə]	습진
epidermis [èpədʊːrmis]	표피
epithelium [èpəθiːliəm]	상피
eruption [ərʌ́pʃən]	발진
furuncle [fjúrʌŋkl]	종기

용어	정의
gangrene [gǽŋgri:n]	괴저
herpes zoster [hʊrpi:z zɔstr]	대상포진, 띠헤르페스
impetigo [impətáigou]	고름딱지증, 농가진
laser surgery [léizr sʊ:rdʒri]	레이저수술
lesion [lí:ʒən]	병변
lupus [lú:pəs]	루푸스, 낭창
macule [mǽkju:l]	반, 반점
malignant melanoma [məlignənt mɛ̀lənòumə]	악성흑색종
onychia [ɔníkíə]	손발톱염
patch [pǽtʃ]	반점
pediculosis [pədíkjulóusəs]	이감염증(이기생증)
petechia [pətékiə]	출혈점(점상출혈)
pruritus [pruráitəs]	가려움증(소양증)
psoriasis [səráiəsəs]	건선, 마른비늘증
pustule [pʌ́stʃu:l]	고름물집, 농포
rash [ræʃ]	발진
scabies [skèibiz]	옴
sebaceous gland [səbèiʃəs glǽnd]	피부기름샘, 피지선
seborrhea [sɛ́bəríə]	지루, 기름흐름
sebum [si:bəm]	피지, 피부기름
skin graft [skin grǽft]	피부이식

상용간호학

Commonly used Nursing Terminology

용어	정의
tinea [tíniə]	백선(버짐)
tumor [tú:umr]	종양
ulcer [ʌ́lsr]	궤양
urticaria [úrtəkéiriə]	두드러기
verruca [vərú:kə]	사마귀
vesicle [vésəkl]	잔물집, 소포, 소수포
xeroderma [zirədú:rmə]	피부건조증(건피증)

7. 근골격계(Musculoskeletal System)

용어	정의
amputation [æ̀mpjutèiʃən]	절단
ankylosis [æŋkəlòusəs]	관절굳음, 관절강직
arthralgia [ɑ:rθrǽldʒə]	관절통
arthritis [arθráitəs]	관절염
arthrocentesis [arθrosɛntisəs]	관절천자
atrophy [ǽtrəfi]	위축
bone graft [boun grǽft]	뼈이식, 골이식
bursectomy [bə:rsɛ́ktəmi]	윤활낭절제(활액낭절제술)
casting [kǽstiŋ]	석고붕대고정
chondromalacia [kɔ́ndroùməléiʃiə]	연골연화증
crepitation [krɛ̀pətéiʃən]	비빔소리(염발음)
dorsiflexion [dɔ́:rsəflɛ́kʃən]	손등굽힘, 발등굽힘(배굴)
epiphysitis [ipifisáitis]	골단염, 뼈끝염
fracture [frætʃr]	골절
hypertrophy [haipúrtrəfi]	비대
kyphosis [kaifóusəs]	척주뒤굽음증, 척주후만증
lordosis [lɔ:rdóusəs]	척주앞굽음증, 척주전만증
myalgia [maiǽldʒiə]	근육통
myoma [maióumə]	근종

용어	정의
myoplasty [máiouplæ̀sti]	근성형술
myositis [màiəsáitəs]	근(육)염
ostealgia, osteodynia [ɑstǽldʒiə]	뼈통증(골통)
osteoma [ɔ̀stióumə]	뼈종, 골종
osteomalacia [ɔ̀stiouməléiʃə˞]	뼈연화증, 골연화증
osteomyelitis [ɑ̀stioumàiəlàitəs]	골수염, 뼈속질염
osteoplasty [ɔ́stiɑ̀plæ̀sti]	뼈성형술, 골성형술
osteoporosis [ɑ̀stioupəróusəs]	뼈엉성증, 골다공증
osteosarcoma [ɔ̀stiousɑːrkóumə]	뼈육종, 골육종
osteotomy [ɔ́stiɑ̀təmi]	뼈자름술, 절골술(골절술)
physical therapy [fízəkl θérəpi]	물리치료
plantar flexion [plǽntr flékʃən]	발바닥쪽굽힘(저굴)
pronation [prounéiʃən]	엎침, 회내
prosthesis [prɑsθiːsəs]	인공삽입물, 보철, 보형물

용어	정의
rickets [rikəts]	구루병
rigidity [rədʒídəti]	경축, 과다굳음(경직, 강직)
scoliosis [skòlióusəs]	척주옆굽음증, 척주측만증
spasm [spǽzm]	연축(경축, 경련)
splinting [splintiŋ]	부목고정
spondylosis [spɔ́ndəlóusəs]	척추증, 척추관절강직증
sprain [spréin]	삠, 염좌
supination [sù:pənéiʃən]	뒤침, 회외
tendinitis [tèndənáitəs]	힘줄염, 건염
tenotomy [tənàtəmi]	힘줄절단술, 건절술
tetany [tétəni]	테타니(강축증)
traction [trǽkʃən]	당김, 견인
tremor [trέmr]	떨림, 진전

8. 심혈관계(Cardiovascular System)

용어	정의
anastomosis [ənæ̀stəmóusəs]	연결, 문합
aneurysm [ǽnjurizm]	자루, 동맥류
angina pectoris [ændʒáinə péktərəs]	협심증, 가슴조임증
arrhythmia [əríʃmiə]	부정맥
arteriosclerosis [a:rtiriousklərόusəs]	동맥경화증
auscultation [ɔskəltéiʃən]	청진
bradycardia [brædikάrdiə]	느린맥, 서맥
cardiac catheterization [kάrdiæk kæθətʊrəzéiʃən]	심장도관삽입(심도자법)
claudication [klɔ:dikéiʃən]	절뚝거림, 파행
coarctation of the aorta [kòuɑ:rkteiʃən ʌv eiɔ́:rtə]	대동맥축착
diastole [daiǽstəli:]	확장기(이완기)
embolus [émbələs]	색전
fibrillation [fibrəléiʃən]	세동, 잔떨림
flutter [flʌ́tr]	조동, 된떨림
heart murmur [há:rt murmur]	심장잡음

용어	정의
hypertension [háipurténʃən]	고혈압
hypotension [haipoténʃən]	저혈압
infarct [infɑːrkt]	경색
ischemia [əskiːmiə]	허혈
myocarditis [màiəkɑːrdáitəs]	심근염
occlusion [əklúːʒən]	폐쇄, 교합, 가림
pacemaker [péismèikr]	박동조율기(심장박동기)
palpitation [pælpətéiʃən]	두근거림(심계항진)
patent ductus arteriosus [peitənt dʌ́ktəs artíriousəs]	동맥관열림증, 동맥관개존증
pericarditis [pèrəkɑːrdáitəs]	심장막염(심낭염)
phlebitis [fləbáitəs]	정맥염
rheumatic heart disease [ruːmǽtək háːrt diziːz]	류마티스심장병
stenosis [stinóusəs]	협착
systole [sistəliː]	수축기
tachycardia [tǽkəkárdiə]	빠른맥, 빈맥
tetralogy of Fallot [tetrǽlədʒi ʌv fǽlɔ]	팔로네증후(팔로사징)
thrombophlebitis [θràmbouflәbáitəs]	혈전정맥염(혈전성정맥염)
thrombus [θrámbəs]	혈전

용어	정의
valve replacement [vǽlv ripléismənt]	판막치환
varicose vein [vǽrəkòus véin]	정맥류

9. 혈액과 림프계(Blood and Lymph System)

용어	정의
active immunity [ǽktəv əmju:nəti]	능동면역
anemia [əní:miə]	빈혈
anisocytosis [ænàisəsáitusos]	적혈구부동증(부동세포증)
antibody [ǽntibàdi]	항체
anticoagulant [æ̀ntikouǽgjulənt]	항응고제
antigen [ǽntədʒən]	항원
aplastic anemia [eiplǽstək əní:miə]	재생불량빈혈, 무형성빈혈 (재생불량성빈혈)
basophil [béisəfail]	호염기구
blood culture [blʌ̀d kʌ́ltʃər]	혈액배양
blood transfusion [blʌ̀d trænsfjú:ʒən]	수혈
bone marrow transplantation [bóun mǽrou træ̀nsplæntéiʃən]	골수이식
eosinophil [i:əsinəfàil]	호산구
erythroblastosis fetalis [iriθroublæstóusis fitaləs]	태아적혈모구증(태아적아구증)
erythrocyte [irəθrəsàit]	적혈구
erythrocyte sedimentation rate [iriθrəsàit sɛ́dəməntéiʃən rèit]	적혈구침강속도

상용간호학

Commonly used Nursing Terminology

용어	정의
erythropenia [erithropénia]	적혈구감소(적혈구감소증)
hemoglobin [himəglóubən]	혈색소, 헤모글로빈
hemolysis [himɔ́ləsəs]	용혈
hemophilia [híməfíliə]	혈우병
hemostatic [hí:məstǽtək]	지혈제
immunity [imju:nəti]	면역
immunosuppression [imjùnóusəpréʃən]	면역억제
iron deficiency anemia [áirn dəfiʃənsi əní:miə]	철결핍빈혈(철결핍성빈혈)
leukemia [lu:kí:miə]	백혈병
leukocyte [lu:kəsait]	백혈구
lymph node [limf nóud]	림프절
lymphadenectomy [limfædənɛ́ctəmi]	림프절절제
lymphocyte [limfəsàit]	림프구
lymphoma [limfóumə]	림프종
metastasis [metæstəsəs]	전이
monocyte [mɑnəsàit]	단핵구
neutrophil [nutrofàil]	중성구, 호중구

용어	정의
passive immunity [pǽsəv imjuːnəti]	수동면역
pernicious anemia [pərniʃəs əníːmiə]	악성빈혈
phlebotomy [fləbátəmi]	정맥절개술
plasma [plæzma]	혈장
platelet [pléitəlit]	혈소판
septicemia [sèptəsiːmiə]	패혈증
serum [sirəm]	혈청
splenectomy [splɛnɛ́ktəmi]	지라절제술, 비장절제술
thrombocytopenia [θràmbousàitəpíːniə]	혈소판감소증
thymus [θáiməs]	가슴샘, 흉선
vasoconstrictor [vèizoukənstriktʊr]	혈관수축제
vasodilator [vèizoudailéitʊr]	혈관확장제
venipuncture [vénəpʌ̀ŋktʃər, viːnə-]	정맥천자

10. 호흡기계(Respiratory System)

용어	정의
apnea [əpníə]	무호흡
asthma [ǽzmə]	천식
atelectasis [æ̀təlɔ́ktəsəs]	무기폐, 폐확장부전
bradypnea [brədipniə]	호흡완만, 느린호흡(서호흡)
bronchiectasis [brɑ́ŋkiɛ́ktəsəs]	기관지확장증
bronchitis [braŋkáitis]	기관지염
bronchodilator [bràŋkədailéitr]	기관지확장제
bronchospasm [brɑ́ŋkəspæ̀zm]	기관지연축(기관지경련)
Cheyne-Stokes respiration [tʃeinstouks rɛspʊreʃʌn]	체인-스토크스호흡 (교대성무호흡)
coryza [kəráizə]	코감기
croup [krú:p]	크루프, 상기도막힘증
dysphonia [disfóuniə]	발성장애
dyspnea [dispníə]	호흡곤란
emphysema [ɛ̀mfəsí:mə]	폐공기증, 폐기종
empyema [èmpiemə]	가슴고름집, 농흉
endoscopy [endɑ́skəpi]	내시경검사

용어	정의
endotracheal intubation [èndoutréikiəl intube:ʃn]	기관내삽관
epistaxis [èpistǽksəs]	코피, 비출혈
eupnea [jú:pniə]	정상호흡
expectorant [ikspéktrənt]	가래약, 거담제
expectoration [ikspèkturéiʃən]	가래배출, 담객출(거담)
hemoptysis [himáptəsəs]	객혈
hemothorax [hímoùθɔ́:ræ̀ks]	혈액가슴, 혈흉
hyperpnea [haipúrpniə]	과다호흡, 호흡항진
hyperventilation [hàipurvétəléiʃən]	과다환기, 과호흡
hypopnea [háipəpníə]	호흡저하
hypoventilation [hàipovéntəléiʃən]	저환기, 호흡저하
hypoxemia [hàipaksi:miə]	저산소혈증
hypoxia [haipáksiə]	저산소증
laryngitis [læ̀rəndʒáitəs]	후두염
laryngospasm [ləriŋgouspǽzm]	성대문연축(후두경련)
nasal polyposis [néizl palípəsəs]	코폴립증(비용종증)
orthopnea [ɔrθəfniə]	앉아숨쉬기, 좌위호흡
pharyngitis [fǽrəŋdʒaitəs]	인두염

Commonly used Nursing Terminology

용어	정의
pleuritis [pluraitəs]	가슴막염, 흉막염
pneumoconiosis [nù:məkòunióusəs]	폐먼지증, 허파먼지증, 진폐증
pneumohemothorax [nù:məhimouθɔ́:ræks]	혈액기흉(기혈흉)
pneumonectomy [nù:mənέktəmi]	폐절제술, 허파절제술
pneumonia [numóunjə]	폐렴
pneumothorax [nù:məθɔ́:ræks]	공기가슴증, 기흉
pulmonary edema [pʌ́lmənèri ədi:mə]	폐부종(폐수종)
pyothorax [páiouθɔ́:rǽks]	고름가슴증, 농흉
rale [rǽl]	거품소리, 수포음
rhinorrhea [raínəríə]	콧물, 비루
rhonchi [rɑ́ŋkai]	쌕쌕거림, 건성수포음
sinusitis [sàinəsáitəs]	코곁굴염, 부비동염, 굴염, 동염
sputum [spjú:tm]	가래(객담)
stridor [stráidr]	그렁거림, 협착음
tachypnea [tǽkipniə]	빠른호흡, 빈호흡
thoracentesis [θò:rəsεnti:səs]	흉강천자, 가슴천자

용어	정의
thoracoscopy [θò:rəkaskəpi]	흉강경검사, 가슴안보개검사
thoracostomy [θò:rəkastəmi]	가슴관삽입술, 흉강삽관술 (흉곽개구술)
thoracotomy [θò:rəkatəmi]	가슴절개술, 개흉술
tonsillectomy [tánsəléktəmi | tɔ́n-]	편도절제술
tonsillitis [tànsuláitəs]	편도염
tracheostomy [trèikiástəmi | trǽkiɔ́s-]	기관절개술(기관누공형성술)
tracheotomy [trèikiɔ́təmi]	기관절개(술)
wheezing [hwi:z]	쌕쌕거림, 천명

11. 신경계(Nervous System)

용어	정의
_asthenia [asθiniə]	힘없음증, 무력증(허약)
_lepsy [lɛpsi]	발작
_paresis [pærisəs]	불완전마비(부전마비)
_plegia [pleʒiə]	마비
aphasia [əféiʒə]	언어상실증, 실어증
chemotherapy [ki:mouθérəpi]	화학요법
coma [kóumə]	혼수
craniectomy [krèiniéktəmi]	머리뼈절제술, 두개절제술(두개국부절제술)
craniotomy [krèiniátəmi]	머리뼈절개술, 개두술
delirium [diliriəm]	섬망
dementia [diménʃtsə]	치매
dysphasia [disféiʒə]	언어장애(부전실어증)
encephalitis [ensɛ́fʌláitəs]	뇌염
epilepsy [ɛ́pəlɛpsi]	간질
hemiparesis [hemipərisəs]	반신불완전마비(편측부전마비)
hydrocephalus [hàidrousɛfələs]	물뇌증, 수두증
hyperesthesia [hàipərəsθí:ʒə]	감각과민증(지각과민)

용어	정의
meningioma [mɛnindʒióumə]	수막종
meningitis [mɛnindʒáitəs]	수막염(뇌막염)
migraine headache [máigrein hɛ́dèik]	편두통
myasthenia gravis [màiəsθiːniə greivəs]	중증근무력증
myelitis [máiəláitəs]	척수염, 골수염
neuralgia [nurǽldʒə I njuər]	신경통
paralysis [pəræ̀ləsəs]	마비
poliomyelitis [poulioumáiəláitəs]	회색질척수염 (소아마비, 회백척수염)
polyneuritis [pálinuráitəs]	여러신경염, 다발신경염 (다발성신경염)
radiation therapy [rèidiéiʃənθérəpi]	방사선치료, 방사선요법
seizure [siːʒr]	발작(간질발작)
spina bifida [spáinə báifədʌ]	척추갈림증, 이분척추
syncope [síŋkəpi]	실신(기절)

12. 내분비계(Endocrine System)

용어	정의
acromegaly [ǽkroumégəli]	말단비대증(선단거대증)
cretinism [kritənizm]	크레틴병(크레티니즘)
glucosuria [glúkəsúriə]	당뇨
hyperinsulinism [haipʊrinsulənsizm]	고인슐린증
hypersecretion [haipʊrsəkriʃən]	과다분비
hyposecretion [haiposəkriʃən]	분비저하(과소분비)
ketosis [kí:təsis]	케톤증
pancreatitis [pankriətaitəs]	이자염, 췌장염
polydipsia [polidipʃʌ]	다음증, 다음다갈증
polyuria [poliuriə]	다뇨(다뇨증)
thyroid function study [θroid funkshun stʌdi]	갑상샘기능검사(갑상선기능검사)

13. 눈(Eye)과 귀(Ear)

용어	정의
astigmatism [æstigmətizm]	난시
blepharospasm [blefʌrʌspæzm]	눈꺼풀연축, 안검연축(안검경련)
cataract [kætərækt]	백내장
cerumen impaction [siru:mən impækʃən]	귀지매복
conjunctivitis [kʌndʒʌ́ŋktəváitəs]	결막염
deafness [dɛfnəs]	귀먹음, 난청
diplopia [dəploupiə]	복시, 겹보임
ear lavage [iɚ:lævidʒ]	귀세척
exophthalmos [eksafθælməs]	눈알돌출증, 안구돌출증
glaucoma [gla:koma]	녹내장
hordeolum [hɔrdilm]	다래끼, 맥립종
hyperopia [hàipəropiə]	원시
keratitis [kərətáitəs]	각막염
lacrimation [lækrimeiʃən]	눈물흘림, 눈물분비(유루)
myopia [maiopiə]	근시
nystagmus [nistǽgməs]	눈떨림, 안진, 안구진탕
otalgia [outalʒiə]	귀통증, 귀아픔(이통)
otitis media [outaidəs midiə]	중이염, 가운데귀염

용어	정의
otorrhagia [outoræʒiə]	귀출혈(이출혈)
otorrhea [oùtəríə]	귓물, 이루
photophobia [fotoufobiə]	눈부심, 수명, 광선눈통증
retinitis [retináitəs]	망막염
scleritis [skliraitəs]	공막염
strabismus [strəbizməs]	사시
tinnitus [tinətəs]	귀울림, 이명
tympanoplasty [timpənəplæsti]	고실성형술(고막성형술)
vertigo [verdigo]	현기증, 현훈(어지러움)

14. 위장관계(Gastrointestinal System)

용어	정의
anal fistula [enl fistjulʌ]	항문샛길, 항문루
anastomosis [ʌnæstəmosəs]	연결, 문합
ankyloglossia [æŋkiloglɔsiə]	혀유착증, 설소대단축증
anorexia [ænərɛksiə]	식욕부진, 입맛없음
aphagia [əfeiʒə]	못삼킴증, 연하불능증
appendectomy [æpɛ̀ndektəmi]	충수절제술, 막창자꼬리절제술
appendicitis [əpɛ̀ndəsáitəs]	충수염, 막창자꼬리염
ascites [əsaiti:z]	복수
buccal [bukl]	볼, 볼쪽
cheilitis [kailaitəs]	입술염(구순염)
cholangitis [kalændʒaitəs]	쓸개관염, 담관염
cholecystectomy [kouləsistɛktəmi]	쓸개절제술, 담낭절제술
choledocholithotomy [kóulədɔ́kəliθɔtəmi]	온쓸개관돌제거술, 총담관결석제거술
cholelithotomy [kouləliθatəmi]	쓸개돌제거술, 담석제거술
cirrhosis [sərosəs]	경화증(경변증)
colitis [koláitəs]	잘록창자염, 결장염
colonoscopy [kolonaskəpi]	대장내시경검사

상용간호학

Commonly used Nursing Terminology

용어	정의
colostomy [cɔlastɔmi]	잘록창자창냄술, 결장창냄술 (결장루술)
diarrhea [dàiərí:ə]	설사
duodenal ulcer [duadənl əlsr]	샘창자궤양, 십이지장궤양
dyspepsia [dispɛpʃiə]	소화불량
dysphagia [disféiʒiə]	삼킴곤란, 연하곤란
enteritis [éntəráitəs]	창자염, 장염
eructation [irəkteʃən]	트림
esophageal varix [esɔ̀fədʒiəl vɛ̀əriks]	식도정맥류
esophagitis [əsáfədʒáitəs]	식도염
flatulence [flǽtʃuləns]	위창자내공기참, 고창
gastrectomy [gæstrɛktəmi]	위절제술
gastric lavage [gæstrək ləvaʒ]	위세척
gastric ulcer [gæstrik əlsr]	위궤양
gastritis [gæ̀stráitəs]	위염
gastroenteritis [gæstrəɛ̀ntəráitəs]	위창자염, 위장염

용어	정의
gastroenterostomy [gæstrəὲntərastəmi]	위창자연결술, 위소장연결술
gastroscopy [gæstraskəpi]	위내시경검사법, 위보개검사법
gingivitis [dʒindʒəvaitəs]	치은염(잇몸염)
glossitis [glɔsaitəs]	혀염, 설염
halitosis [hælitousəs]	입냄새, 구취
hematemesis [hímətəmísəs]	토혈, 혈액구토
hemorrhoid [hɛmərɔid]	치핵(치질)
hemorrhoidectomy [hɛmərɔidɛktəmi]	치핵절제술(치질절제술)
hepatic lobectomy [hipætək loubɛktəmi]	간엽절제술
hepatitis [hɛpətaitəs]	간염
hepatomegaly [hὲpətoumɛgɔli]	간비대
hernia [hʊrniə]	탈장
hyperbilirubinemia [hàipʊrbilirù:biní:miə]	고빌리루빈혈증
icterus [ĭ́ktərəs]	황달
ileostomy [iliostəmi]	돌창자창냄술, 회장조루술 (회장루술)
intussusception [intʌssəsɛpʃən]	창자겹침증, 장중첩증
laparoscopy [læpəraskəpi]	복강경검사, 배안보개검사

Commonly used Nursing Terminology

용어	정의
laparotomy [lapəratɔmi]	개복술, 배벽절개술
melena [melənə]	흑색변(혈변)
nasogastric intubation [nesogæstrik intjubeiʃən]	코위삽관(비위관삽입)
nausea [nɔsiə]	욕지기, 구역(오심)
pancreatitis [pænkriətaitəs]	이자염, 췌장염
peptic ulcer [pɛptik əlsr]	소화성궤양
peritonitis [pɛritənaitəs]	복막염, 배막염
proctoscopy [proktaskəpi]	직장경검사, 곧창자보개검사
pyloric stenosis [pàilərik stənóusəs]	날문협착증, 유문협착증
sigmoidoscopy [sigmədaskəpi]	구불창자내시경검사 (S상결장경검사법)
sonography [sonagræfi]	초음파촬영술
stomatitis [stəmataitəs]	입안염, 구내염
umbilical hernia [ʌmbíləkl húrniə]	배꼽탈장(제대탈장)
volvulus [vælvjuləs]	창자꼬임, 장염전

15. 비뇨기계와 여성 생식기계

용어	정의
abdominal hysterectomy [æbdamənl histərɛktəmi]	배자궁절제술, 복식자궁절제술
albuminuria [ælbjumənjuriə]	알부민뇨
amenorrhea [eımɛnərlə]	무월경
anuresis [ænjurisəs]	요폐
anuria [ənuriə]	무뇨(무뇨증)
creatinine clearance test [kriædnin klirəns tɛst]	크레아티닌청소율검사
cystitis [sistaitəs]	방광염
cystoscopy [sistaskəpi]	방광경검사, 방광보개검사 (방광경검사법)
dysmenorrhea [dismɛnəriə]	월경통(월경곤란증)
dysuria [disjuriə]	배뇨통, 배뇨장애(배뇨곤란)
eclampsia [əklæmpsi]	자간(자간증)
ectopic pregnancy [ektopik prɛgnənsi]	딴곳임신, 자궁외임신
enuresis [ɛnjurisəs]	유뇨증(야뇨증)
episiotomy [əpiziatəmi]	외음부절개술(외음절개술)
fetal monitoring [fitl monəturiŋ]	태아감시, 태아모니터링
glomerulonephritis [gloumerjulounəfraitəs]	토리콩팥염, 사구체신염
gravida [grævidə]	임신부(임부)

상용간호학

Commonly used Nursing Terminology

용어	정의
hematuria [himətjuriə]	혈뇨(혈뇨증)
hemodialysis [himoudaiæləsəs]	혈액투석
hyperemesis gravidarum [haipuremisis gravidarəm]	임신입덧, 임신과다구토
hysterectomy [histərɛktəmi]	자궁절제술
incontinence [inkantnəns]	실금, 새기
ketonuria [kitənuriə]	케톤뇨(케톤뇨증)
kidney biopsy [kidni baiapsi]	콩팥생검, 신장생검
kidney dialysis [kidni daiæləsəs]	콩팥투석, 신장투석
kidney transplantation [kidni trænsplænteiʃən]	콩팥이식술, 신장이식술
laparoscopy [lǽpəráskəpi]	복강경검사, 배안보개검사 (복강경검사법)
mammogram [mæməgræm]	유방촬영사진, 유방촬영상 (유방 X-ray사진)
mammoplasty [mæməplæsti]	유방성형술
mastectomy [mæstɛtəmi]	유방절제술
mastitis [mæstaitəs]	유방염
mastopexy [mǽstòpɛksi]	유방고정술

용어	정의
multipara [mʌltəprimədpɛrə]	다산부, 다분만부(경산부)
nephrectomy [nəfrɛktəmi]	콩팥절제술, 신장절제술 (신절제술)
nephritis [nəfraitəs]	콩팥염, 신장염
nephrolithotomy [nəfralitɔθəmi]	콩팥절개돌제거술, 신장절개결석제거술(신절석술)
nephrosis [nəfrousəs]	콩팥증, 신장증
nephrotomy [nəfratəmi]	콩팥절개술, 신장절개술 (신절개술)
nocturia [nakturiə]	야간뇨, 야뇨증
nulligravida [nʌligrævidə]	미임신부(미임부)
nullipara [nʌlipərə]	미분만부(미산부)
oliguria [oliguriə]	소변감소, 요감소(핍뇨증)
oophorectomy [oúəfərέktəmi]	난소절제술
ovarian cystectomy [ouveriən sistektəmi]	난소낭종절제술
pelvic sonography [pelvik sənagrəfi]	골반초음파촬영술
pelvimetry [pelvəmɛtri]	골반측정법(골반계측법)
peritoneal dialysis [perətoniəl daiæləsəs]	복막투석
pregnancy test [pregnənsi tɛst]	임신검사(임신반응검사)

Commonly used Nursing Terminology

용어	정의
primigravida [praimigrævidə]	초임부
primipara [praimipɛrə]	초산부
proteinuria [proutinuriə]	단백뇨(단백뇨증)
pyelonephritis [paiəlounifraitəs]	신우신염, 깔때기콩팥염
pyuria [paijuriə]	고름뇨, 농뇨(농뇨증)
ruptured membrane [rʌptʃərd mɛmbrein]	양막파열
salpingectomy [sælpingɛktəmi]	자궁관절제술, 난관절제술
salpingotomy [sælpiŋgotəmi]	자궁관절개술, 난관절개술
serum creatinine [sirəm kriædnin]	혈청크레아티닌
stent placement [stɛnt pleismənt]	스텐트배치
threatened abortion [θretnd əborʃən]	절박유산
uremia [jurimiə]	요독증
urethral stenosis [uriθrəl stinousəs]	요도협착증

용어	정의
urinary retention [jurəneri ritɛnʃən]	요정체
urine creatinine [jurin kriædnin]	소변중 크레아티닌
urine culture and sensitivity [jurən kʌltʃr ænd sensətivəti]	소변배양과 민감성
vaginal hysterectomy [vədʒənl histərɛktəmi]	질식자궁절제술

16. 약어

용어	정의
AB (abortion)	유산
AIDS (acquired immunodeficiency syndrome)	후천면역결핍증후군, 에이즈 (후천성면역결핍증후군)
BP (blood pressure)	혈압
BUN (blood urea nitrogen)	혈액요소질소
C-section (cesarean section)	제왕절개술
CABG (coronary artery bypass graft)	관상동맥우회술, 심장동맥우회술
CAD (coronary artery disease)	관상동맥병, 심장동맥병 (관상동맥질환)
cap (capsule)	피막, 주머니, 협막, 캡슐약(낭제)
CC (chief complaint)	주요호소증상(주호소)
CCU (coronary [cardiac] care unit)	관상동맥집중치료실, 심장동맥 집중치료실(심장환자 중환자실)
CHF (congestive heart failure)	울혈심장기능상실, 울혈심부전 (울혈성심부전)
CO (cardiac output)	심장박출량
COPD (chronic obstructive pulmonary disease)	만성폐쇄폐질환 (만성폐쇄성폐질환)
CP (cerebral palsy)	뇌성마비

용어	정의
CPD (cephalo pelvic disproportion)	머리골반불균형(아두골반불균형)
CPR (cardio pulmonary resuscitation)	심폐소생술, 심장허파소생술
CSR (central supply room)	중앙공급실
CT (computcd tomography)	컴퓨터단층촬영술 (전산화단층촬영술)
CVA (cerebrovascular accident)	뇌혈관사고
CVD (cerebrovascular disease)	뇌혈관질환, 뇌혈관병
D&C (dilatation and curettage)	자궁긁어냄술, 자궁소파술
Dx (diagnosis)	진단
ECG (electro cardio gram)	심전도
EDC (estimated date of confinement)	분만예정일
ER (emergency room)	응급실
FH (family history)	가족력
Fx (fracture)	골절
Ht (height)	키, 신장
ICU (intensive care unit)	중환자실, 집중치료실
IMP (impression)	예진, 인상
IP (inpatient)	입원환자
IUD (intrauterine device)	자궁내장치

상용간호학

Commonly used Nursing Terminology

용어	정의
LP (lumbar puncture)	허리천자, 요추천자, 요추뚫기
MI (myocardial infarction)	심근경색증
MRI (magnetic resonance imaging)	자기공명영상
NR (nursery room)	신생아실
NU (nursing unit)	간호단위
OH (occupational history)	직업력
OP (outpatient)	외래환자
OPD (outpatient department)	외래진료소
OR (operating room)	수술실
P (pulse)	맥박
Pap (papanicolaou smear)	파파니콜로펴바른표본 (파파니콜라우도말)
PAR (post anesthetic recovery)	마취후회복
PE (pulmonary embolism)	폐색전증
PFT (pulmonary function test)	폐기능검사
PH (past history)	과거력
PI (present illness)	현재 질병

용어	정의
PID (pelvic inflammatory disease)	골반염증질환, 골반염 (골반염증성질환)
post-op 또는 postop 또는 postoperative	수술후
pre-op 또는 preop 또는 preoperative	수술전
PT (prothrombin time)	프로트롬빈시간
R (respiration)	호흡
R/O (rule out)	예외, 감별진단
ROS (review of systems)	체계별문진(체계적 고찰)
SH (social history)	사회력
suppos (suppository)	좌약
Sx (symptom)	증상
T (temperature)	체온
T&A (tonsillectomy and adenoidectomy)	편도절제술과 아데노이드절제술
Tab (tablet)	알약, 정제
TAB (therapeutic abortion)	치료적유산
TB (pulmonary tuberculosis)	폐결핵
Tx (treatment)	치료
URI (upper respiratory infection)	상기도감염
UTI (urinary tract infection)	요로감염
VS (vital sign)	활력징후

Commonly used Nursing Terminology

용어	정의
WNL (within normal limits)	정상치
Wt (weight)	체중

A 해부학

Anatomy

학습목표

1. 각 계통별로 용어를 이해할 수 있다.
2. 각 기관의 용어를 정의할 수 있다.
3. 각 기관의 부위에 관한 용어를 정의할 수 있다.

목 차

해부학

Anatomy

1. 일반용어(general terms)

용어	정의
angle [ǽŋgl]	각
anterior [æntíriyr]	앞, 전방(전)
apex [épεks]	꼭지, 끝(첨)
arch [a:rtʃ]	활(궁)
base [beis]	바닥(저)
body [bάdi]	몸통(체)
canal [khənǽl]	관, 길
cavity [khǽvədi]	공간, 안(강)
circle [sʊrkl]	원, 고리(윤)
condyle [khandail]	관절융기(과)
crest [khrεst]	능선(능)
deep [di:p]	깊은(심부)
distal [distl]	먼쪽, 말단(원위)
epicondyle [εpikhandail]	위관절융기(상과)
external [εkstʊ́rnl]	바깥(외)
fissure [fiʃr]	틈새, 열창(열)
foramen [fɔréimən]	구멍, 공
fossa [fásə]	오목, 우묵, 오금(와)
frontal plane [frʌntl phlein]	이마면(전두면)
groove [gru:v]	고랑(구)

용어	정의
head [hεd]	머리, 갈래, 두
hilus [[haíləs]	문
horizontal plane [hɔrizàntl phlein]	수평면
horn [hɔrn]	뿔, 돌기, 각
impression [impréʃn]	자국, 인상(압흔)
inferior [infíriyr]	아래(하)
internal [intúrnl]	속, 안, 내부, 내
lateral [lǽdrɔl]	가쪽(외측)
line [lain]	선, 계
loop [lu:p]	고리(루프)
malleolus [məlíələs	복사(과)
mammilla [məmílə]	젖꼭지(유두)
meatus [miyéidəs	길, 구, 구멍, 도
medial [mí:diəl]	안쪽(내측)
median plane [mí:diən plein]	정중면
neck [nεk]	목, 경부(경)
plexus [plέksʌs]	얼기(총)
posterior [phastíriyr]	뒤, 후방(후)
process [phrósεs]	돌기
protuberance [proutjú:bərəns]	융기
proximal [práksiml]	몸쪽(근위)

해부학

Anatomy

용어	정의
sagittal plane [sǽʒitl plein]	시상면
sinus [sáinʌs]	굴, 샛길(동)
spine [spain]	가시(극), 척추, 척주
superficial [sú:prfiʃl]	얕은, 표재, 표면(천부)
superior [səpíriyr]	위(상)
surface [sɔ́rfəs]	표면(면)
trochanter [trokǽntr]	돌기(전자)
tuber [tubr]	융기(결절)
tuberosity [tubrásəti]	거친면, 융기, 결절(조면)
wall [wɔ:l]	벽

2. 골격계(skeletal system)

용어	정의
acetabulum [æsətǽbjuləm]	절구, 비구(관골구)
acromion [əkrómiən]	어깨뼈봉우리(견봉)
anatomical neck [ænətámikl nɛk]	해부목(해부경)
anterior border [æntírijʊr bɔɚdɚ]	앞모서리(전연)
anterior superior iliac spine [æntíriʊr səpíriʊr iliæk spain]	위앞엉덩뼈가시(상전장골극)
arch of vertebra [arǒ ʌv vʊ́rtəbrə]	척추뼈고리, 척추궁(추궁)
articular capsule [artíkjulr kǽpsʊl]	관절주머니(관절낭)
articular cartilage [artíkjulr kártələdʒ]	관절연골
articular cavity [artikjulr kǽvəti]	관절안(관절강)
articular disc [artíkjulr disk]	관절원반
atlas [ǽtləs]	고리뼈(환추)
axis [ǽksəs]	중쇠뼈, 축(축추)
ball and socket joint [bɔ:l ænd sakət dʒɔint]	절구관절, 구관절(구상관절)

해부학 Anatomy

용어	정의
body of vertebra [bádi ʌv vʊ́rtəbrə]	척추뼈몸통, 척추체(추체)
bone marrow [bo:n mέro:]	골수, 뼈속질
bursa [bʊ́rsə]	윤활주머니, 윤활낭(활액낭)
carpal bone [karpl bo:n]	손목뼈(수근골)
cartilaginous joint [kartəlǽdʒinə dʒɔint]	연골관절
cervical vertebra [sʊ́rvìkl vʊ́rtəbrə]	목뼈(경추)
clavicle [klǽvikl]	빗장뼈(쇄골)
coccyx [káksis]	꼬리뼈(미골)
condylar joint [kándilr dʒɔint]	타원관절
coracoid process [kɔ́rəkɔid prásεs]	부리돌기(오훼돌기)
coronoid process [kɔ́:rənɔid prásεs]	근육돌기, 갈고리돌기(구상돌기)
costal notch [kɔstl natʃ]	갈비패임(늑골절흔)
cranial cavity [kréinjə kǽvəti]	머리안(두개강)
cranial fossa [kréinjəl fɔ́sə]	머리뼈우묵(두개와)

용어	정의
distal phalanx [dístl féilæŋks]	끝마디뼈(말절골)
ellipsoidal joint [ɛlipsɔidl dʒɔint]	타원관절
extremity [ikstrémiti]	팔다리(사지)
femur [fímɚ]	넙다리뼈, 넓적다리뼈(대퇴골)
fibrous joint [fáibrəs dʒɔint]	섬유관절
fibula [fíbjulə]	종아리뼈(비골)
frontal bone [frəntl bo:n]	이마뼈(전두골)
glenoid cavity [glí:nɔid kǽvəti]	관절오목(관절강)
gomphosis [gæmfó:səs]	못박이관절, 정식관절(정식)
greater trochanter [greítr trokǽntr]	큰돌기(대전자)
greater tubercle [greitr túbərkl]	큰결절(대결절)
head of humerus [hɛ:d ʌv hjúmʊ̀rəs]	위팔뼈머리(상완골두)
hip bone [hip bo:n]	볼기뼈(관골)
humerus [hjú:mʊrəs]	위팔뼈(상완골)
hyoid bone [háiɔid bo:n]	목뿔뼈(설골)
iliac crest [íliæ̀k krest]	엉덩뼈능선, 장골능선(장골능)
ilium [íliʌ̀m]	엉덩뼈(장골)

용어	정의
intervertebral foramen [íntəvúrtəbrɔl fɔreímən]	척추사이구멍(추간공)
ischial tuberosity [iśkiəl tu̱bərásiti]	궁둥뼈결절(좌골결절)
lateral condyle [lǽtərəl kándil]	가쪽관절융기(외측과)
lateral epicondyle [lǽtəeəl ɛpikándil]	가쪽위관절융기(외측상과)
lateral malleolus [lǽtərəl məlíələs]	가쪽복사, 외측복사(외과)
linea aspera [líniə æspərə]	거친선(조선)
lumbar vertebra [lʌ́mbàr vúrtəbrə]	허리뼈(요추)
mandible [mǽndəbl]	아래턱뼈(하악골)
manubrium of sternum [mənjú:briəm ʌv stɜ:nəm]	복장뼈자루(흉골병)
maxilla [mǽksìlə]	위턱뼈(상악골)
medial border [mídìəl bɔ́rdr]	안쪽모서리(내측연)
medial condyle [mí:diəl kándíl]	안쪽관절융기(내측과)

용어	정의
medial epicondyle [mí:diəl épikándil]	안쪽위관절융기(내측상과)
medial malleolus [mí:diəl məlíələs]	안쪽복사, 내측과(내과)
medullary cavity [médəlèri kǽvəti]	골수공간, 뼈속질공간(골수강)
metacarpal bone [métəkarpl bo:n]	손허리뼈(중수골)
metatarsal bone [métətarsl bo:n]	발허리뼈(중족골)
middle phalanx [mídl féilæŋks]	중간마디뼈, 중지골(중절골)
nasal bone [néizl boun]	코뼈(비골)
neck of femur [nék ʌv fímr]	넙다리뼈목(대퇴경)
obturator foramen [ábtʃureitr foréimən]	폐쇄구멍(폐쇄공)
occipital bone [aksípitl bo:n]	뒤통수뼈(후두골)
olecranon fossa [olékrənən fɔ́sə]	팔꿈치오목(주두와)
ossification [ásifikéiʃən]	뼈형성, 뼈되기(골화)
osteoblast [ástiəblæst]	뼈모세포, 골모세포(조골세포)
palatine bone [pǽlətin bo:n]	입천장뼈(구개골)
parietal bone [pəráiətl bo:n]	마루뼈(두정골)

Anatomy

용어	정의
periosteum [pèriástiəm]	뼈막(골막)
phalangeal bone [fəlǽŋdʒiəl boun]	가락뼈, 마디뼈(지골)
pivot joint [pivət dʒɔint]	중쇠관절(차축관절)
pneumatic bone [numǽtik boun]	공기뼈(함기골)
proximal phalanx [práksiməl féilæŋks]	첫마디뼈(기절골)
radius [réidiəs]	노뼈(요골)
rib [rib]	갈비뼈(늑골)
sacral foramen [sǽkrəl foréimən]	엉치뼈구멍, 천추공(천골공)
sacrum [sǽkrəm]	엉치뼈(천골)
saddle joint [sædl dʒɔint]	안장관절(안관절)
scaphoid [skǽfɔid]	손배뼈(주상골)
scapula [skǽpjulə]	어깨뼈(견갑골)
sphenoid bone [sfí:nɔid boun]	나비뼈(접형골)
spine of scapula [spain ʌv skǽpjulə]	어깨뼈가시(견갑극)
spinous process [spainəs prásɛs]	가시돌기(극돌기)

용어	정의
sternum [stúrnm]	복장뼈(흉골)
styloid process [stáilɔid prasɛs]	붓돌기(경상돌기)
superior articular process [səpíriɔ̀r artikjulr prásɛs]	위관절돌기(상관절돌기)
surgical neck [súrdʒikl nɛk]	외과목(외과경)
suture [sutʃr]	봉합, 꿰맴, 결합
symphysial surface [simfíziəl súrfəs]	치골결합면
syndesmosis [síndesmóusis]	인대결합
synovia [sinóuviə]	윤활액(활액)
synovial bursa [sinóuviəl búrsə]	윤활주머니, 윤활낭(활액낭)
synovial fluid [sinóuviəl fluid]	윤활액(활액)
synovial joint [sinóuviəl dʒɔint]	윤활관절(활막관절)
synovial membrane [sinóuviəl mémbrein]	윤활막(활막)
tarsal bone [társl boun]	발목뼈(족근골)
temporal bone [tèmpərəl boun]	관자뼈(측두골)
thoracic vertebra [θɔ:rǽsik və˞:tibr]	등뼈(흉추)
thorax [θóræks]	가슴, 흉부(흉곽)

Anatomy

용어	정의
tibia [tíbiə]	정강뼈(경골)
transverse process [trǽnsvʊrs prasɛs]	가로돌기(횡돌기)
trochlear notch [trakliʊr natʃ]	도르래패임(활차절흔)
trochlea of humerus [tráklia ʌv hju:mərəs]	위팔뼈도르래(상완골활차)
tuberosity of tibia [tùbərásiti ʌv tibiə]	정강뼈거친면(경골조면)
ulna [ʌlnə]	자뼈(척골)
vertebral column [vʊ́rtəbrɔ̀l káləm]	척주(등골뼈)
vertebral foramen [vʊ́rtəbrɔ̀l foréimən]	척추뼈구멍(추공)
xiphoid process [zífɔid práses]	칼돌기(검상돌기)
zygomatic bone [zàigoumǽtik bo:n]	광대뼈(관골)

3. 근육계(muscular system)

용어	정의
abduction [æbdʌ́kʃən]	벌림(외전)
abductor [æbdʌktrz]	벌림근(외전근)
actin myofilament [ǽktin màiofíləmənt]	가는근육잔섬유, 액틴필라멘트(액틴근세사)
adduction [ədʌ́kʃən]	모음(내전)
adductor longus muscle [ədʌktr láŋgəs mʌsl]	긴모음근, 장수내전근(장내전근)
adductor magnus muscle [ədʌktr mǽgnəs mʌsl]	큰모음근(대내전근)
antagonist [æntǽgənist]	대항근(길항근)
aortic hiatus [eìyɔ́rtik haiéitəs]	대동맥구멍(대동맥열공)
aponeurosis [ǽpònùrósəs]	널힘줄(건막)
biceps [báisɛ̀ps]	두갈래근(이두근)
biceps brachii muscle [báisɛ̀ps bréiki mʌsl]	위팔두갈래근(상완이두근)
biceps femoris muscle [báisɛ̀ps fɛ́mərəs mʌsl]	넙다리두갈래근(대퇴이두근)
brachialis muscle [brékiélis mʌsl]	위팔근(상완근)
brachioradialis muscle [bréikiɔréidiəlis mʌsl]	위팔노근(완요골근)
buccinator muscle [bʌ́ksanèitər mʌsl]	볼근(협근)

해부학

Anatomy

용어	정의
bursa [búrsə]	윤활주머니, 윤활낭(활액낭)
cardiac muscle [kárdiæk mʌsl]	심장근육(심근)
circumduction [surkəmdʌ́kʃən]	휘돌림(회선)
coracobrachialis muscle [kɔrəkɔbréikiélis mʌsl]	부리위팔근(오훼완근)
corrugator supercilii muscle [kɔ:rəgéitr supərsili mʌsl]	눈썹주름근(추미근)
deep inguinal ring [di:p íŋgwinl riŋ]	깊은샅굴구멍(심서혜륜)
deltoid muscle [déltɔidəs mʌsl]	어깨세모근(삼각근)
diaphragm [dáiəfræm]	가로막(횡격막)
dilator [dailéitər]	확장근
dorsal flexion [dɔrsl flékʃən]	등쪽굽힘(배측굴곡)
dorsiflexion [dɔrsəflékʃən]	손등굽힘, 발등굽힘, 후방굽힘(배굴)
endomysium [endəmáisiəm]	근육속막(근내막)
epimysium [epimáisiəm]	근육바깥막, 근외막(근상막)

용어	정의
esophageal hiatus [isàfedʒiəl haiéitəs]	식도구멍(식도열공)
eversion [ivərʃən]	뒤집힘, 가쪽번짐(외번)
extension [ɛksténʃən]	폄(신전)
extensor [ɛ̀ksténsr]	폄근, 신전근(신근)
extensor digitorum muscle [ɛksténsr dídʒitɔrəm mʌsl]	손가락폄근(지신근)
external intercostal muscle [ɛksturnl intrəkástəl mʌsl]	바깥갈비사이근(외늑간근)
external oblique abdominal muscle [ɛksturnl əblí:kæbdàminis mʌsl]	배바깥빗근(외복사근)
facial muscle [féiʃəl mʌsl]	얼굴근육(안면근)
fascia [fæsʃiə]	근막
flexion [flɛ́kʃən]	굽힘(굴곡)
flexor [flɛ́ksr]	굽힘근육, 굴곡근(굴근)
frontalis [frʌntǽlis]	이마근(전두근)
gastrocnemius muscle [gæstrəkní:miəs mʌsl]	장딴지근(비복근)
gluteus maximus muscle [glu:tíəs mǽksiməs mʌsl]	큰볼기근(대둔근)
gluteus medius muscle [glu:tí:əs mí:diəs mʌsl]	중간볼기근(중둔근)
gluteus minimus muscle [glu:tí:əs míniməs mʌsl]	작은볼기근(소둔근)

해부학

Anatomy

용어	정의
gracilis muscle [grǽsílíś mʌsl]	두덩정강근(박근)
iliacus muscle [ilíəkəs mʌsl]	엉덩근, 장근(장골근)
inguinal canal [íŋgwinl kənǽl]	샅굴(서혜관)
inguinal hernia [íŋgwinl hʊrniyʌ]	샅굴탈장(서혜탈장)
inguinal ligament [íŋgwinl lígəmənt]	샅고랑인대(서혜인대)
intercalated disc [íntʊrkəléitəd disk]	사이원반, 개재원반(개재판)
internal intercostal muscle [intə:nl ìntəkástəl mʌsl]	속갈비사이근(내늑간근)
internal oblique abdominal muscle [intə:nl əblí:k æbdáminl mʌsl]	배속빗근(내복사근)
inversion [invʊrʃən]	자리바꿈, 역전(내번)
involuntary muscle [inválənteri mʌsl]	불수의근, 제대로근
lateral pterygoid muscle [lǽtərəl térigɔid mʌsl]	가쪽날개근(외측익돌근)

용어	정의
latissimus dorsi muscle [lætísiməs dɔ́srì mʌsl]	넓은등근(광배근)
levator anguli oris muscle [lèvéitr ǽŋgjulai óris mʌsl]	입꼬리올림근(구각거근)
levator scapulae muscle [lèvéitr skæpjuli: mʌsl]	어깨올림근(견갑거근)
linea alba [líniə ǽlbə]	백(색)선
masseter muscle [mæsítʊr mʌsl]	깨물근(교근)
medial pterygoid muscle [mì:diəl térigɔid mʌsl]	안쪽날개근(내측익돌근)
mentalis muscle [mɛntalis mʌsl]	턱끝근(이근)
muscle [mʌsl]	근육, 근
muscle of mastication [mʌsl ʌv mǽstikéiʃən]	씹기근육(저작근)
myosin myofilament [màiosin màiofiləmɛnt]	굵은근육미세잔섬유, 미오신필라멘트(마이오신근세사)
nasalis muscle [néizlis mʌsl]	코근(비근)
opponens pollicis muscle [ɔpóunəns pəláisis mʌsl]	엄지맞섬근(무지대립근)
orbicularis oculi muscle [ɔrbìkjulɛrəs ákjulai mʌsl]	눈둘레근(안륜근)
orbicularis oris muscle [ɔrbìkjulɛrəs óris mʌsl]	입둘레근(구륜근)

해부학

Anatomy

용어	정의
pectoralis major muscle [péktərǽlis méidʒr mʌsl]	큰가슴근(대흉근)
pectoralis minor muscle [péktərǽlis máinr mʌsl]	작은가슴근(소흉근)
perimysium [perimáisiəm]	근육다발막(근외막)
perineum [pèríniəm]	샅(회음)
peroneus brevis muscle [pérəniəs brεvis mʌsl]	짧은종아리근(단비골근)
peroneus longus muscle [pérəniəs lɔ́ŋgəs mʌsl]	긴종아리근(장비골근)
piriform muscle [pirifɔrmis mʌsl]	궁둥구멍근(이상근)
plantar flexion [plǽntr flὲkʃən]	발바닥쪽굽힘(저굴)
platysma [plætìsmə]	넓은목근(광경근)
procerus muscle [pró:sirəs mʌsl]	눈살근(비근근)
pronation [prounéiʃən]	엎침(회내)
pronator [prounéitər]	엎침근(회내근)
psoas major muscle [sóuəs méidʒr mʌsl]	큰허리근(대요근)

용어	정의
psoas minor muscle [sóuəs mainr mʌsl]	작은허리근(소요근)
quadriceps femoris muscle [kwadrəsɛps féməris mʌsl]	넙다리네갈래근(대퇴사두근)
rectus abdominis muscle [rɛktəs æbdàminəs mʌsl]	배곧은근(복직근)
rectus femoris muscle [rɛktəs fɛ́mərəs mʌsl]	넙다리곧은근(대퇴직근)
rhomboid major muscle [rambɔidiəs méidʒr mʌsl]	큰마름근(대능형근)
rhomboid minor muscle [rambɔidiəs máinr mʌsl]	작은마름근(소능형근)
rotation [routéiʃən]	회전, 돌림, 로테이션
sarcolemma [sarkolémə]	근육속막(근초)
sarcoplasm [sáə·kouplæzəm]	근(육)형질, 근(육)세포질(근형질)
sartorius muscle [sartɔ́riəs mʌsl]	넙다리빗근(봉공근)
semimembranous muscle [sèmimembréinəsəs mʌsl]	반막근, 반막형근(반막양근)
semitendinosus muscle [sɛ̀mitɛ́ndinəsəs mʌsl]	반힘줄근, 반건형근(반건양근)
serratus anterior muscle [séræetəs æntí:rir mʌsl]	앞톱니근(전거근)
skeletal muscle [skɛ́litl mʌsl]	뼈대근육(골격근)

해부학

Anatomy

용어	정의
smooth muscle [smu:ð mʌsl]	민무늬근육(평활근)
soleus muscle [sóuləs mʌsl]	가자미근
spermatic cord [spʊrmǽtik kɔrd]	정삭
sphincter muscle [sfíŋktə˞r mʌsl]	조임근(괄약근)
sternocleidomastoid muscle [stʊrnəklaidəmǽstɔid mʌsl]	목빗근(흉쇄유돌근)
subcostal muscle [sʌbkástəl mʌsl]	갈비밑근(늑하근)
superficial inguinal ring [sù:prfiʃəl íŋgwinl riŋ]	얕은샅굴구멍, 표재서혜공 (천서혜륜)
superficial subcutaneous fascia [sù:prfiʃəl sʌbkjutéinjəs fǽʃiə]	천복근막
supination [su:pinéiʃən]	뒤침(회외)
supinator [su:pinéitər]	손뒤침근(회외근)
synergist [sínrdʒist]	협동근(협력근)
synovial bursa [sinóuviəl bʊrsə]	윤활주머니, 윤활낭(활액낭)
temporalis muscle [tèmpəréilis mʌsl]	관자근(측두근)

용어	정의
tendon [téndən]	힘줄(건)
tendon sheath [téndən ʃi:θ]	힘줄집(건초)
tensor fasciae latae muscle [ténsɔr fǽʃii: lǽti: mʌsl]	넙다리근막긴장근 (대퇴근막장근)
teres major muscle [tí:ri:z méidʒr mʌsl]	큰원근, 대원형근(대원근)
teres minor muscle [tí:ri:z màinr mʌsl]	작은원근, 소원형근(소원근)
tibialis anterior muscle [tibiá:lis æntí:riur mʌsl]	앞정강근(전경골근)
transversalis fascia [trǽnsvursəlis fǽʃiə]	배가로근막(복횡근막)
transversus abdominis muscle [trǽnsvursəs æbdàminis mʌsl]	배가로근(복횡근)
transversus thoracis muscle [trǽnsvursəs θɔ:rǽsis mʌsl]	가슴가로근(흉횡근)
trapezius muscle [trəpí:ziəs mʌsl]	등세모근(승모근)
triceps brachii muscle [tráiseps bréiki mʌsl]	위팔세갈래근(상완삼두근)
vastus intermedius muscle [vǽstəs ínturmí:diəs mʌsl]	중간넓은근(중간광근)
vastus lateralis muscle [vǽstəs lǽtərəlis mʌsl]	가쪽넓은근(외측광근)

용어	정의
vastus medialis muscle [vǽstəs mí:diəlis mʌsl]	안쪽넓은근(내측광근)
vena caval foramen [ví:nə kéivəl foréimən]	아래대정맥구멍(대정맥공)
zygomaticus major muscle [zàigoumǽtikəs méidʒr mʌsl]	큰광대근(대관골근)

4. 소화기계(digestive system)

용어	정의
aggregated lymphatic nodule [ægrəgéitəd límfætik na:dju:l]	무리림프소절(집합임파소절)
ampulla of Vater [æmpʌ́lə ʌv vatεr]	파터팽대(바터팽대부)
anal column [éinl káləm]	항문기둥(항문주)
anal sinus [éinl sáinəs]	항문굴(항문동)
angle of the mouth [æ̀ŋgl ʌv ðə mauθ]	입꼬리(구각)
angular notch [æ̀ŋgjulur natʃ]	모퉁이패임(각절흔)
antrum [æ̀ntrəm]	방(동)
appendix [əpέndiks]	막창자꼬리(충수)
ascending colon [əsέndiŋ kóulən]	오름(잘록)창자(상행결장)
ascending part [əsέndiŋ pa:rt]	오름부분(상행부)
bile [bail]	담즙, 쓸개즙
bile duct [bail dʌkt]	쓸개관(담관)
canine [kéinain]	송곳니(견치)
cardia [kárdiə]	들문(분문)
cardiac gland [kàrdiæk glǽnd]	들문샘(분문선)

해부학
Anatomy

용어	정의
cardiac sphincter [kardiæk sfíŋktr]	들문조임근(분문괄약근)
caudate lobe [kɔ:deit loub]	꼬리엽(미상엽)
cecum [sí:kəm]	막창자(맹장)
cementum [siméntəm]	시멘트질
central lacteal [séntrəl lǽktiəl]	중심유미관(중심림프관)
central vein [séntrəl vein]	중심정맥
chief cell [tʃi:f sel]	으뜸세포(주세포)
circular fold [sə́:kjulʊr fould]	돌림주름(윤상주름)
colon [kóulən]	잘록창자(결장)
colon interposition [kóulən intərpəzíʃən]	결장간치술
common bile duct [kámən bail dʌkt]	온쓸개관(총담관)
common hepatic duct [kámən hipǽtik dʌkt]	온간관(총간관)
crown [kraun]	치아머리, 관(치관, 치아관)
cystic duct [sístik dʌkt]	쓸개주머니관(담낭관)
deciduous tooth [disídʒuəs tu:θ]	탈락치아, 젖니, 탈락치
dentine [déntin]	상아질

용어	정의
descending colon [disέndiŋ kóulən]	내림(잘록)창자(하행결장)
descending part [disέndiŋ part]	내림부분(하행부)
duodenum [dju:ədí:nəm]	샘창자(십이지장)
enamel [inǽməl]	사기질(에나멜질)
epiglottis [èpiglátis]	후두덮개(후두개)
epiploic appendage [épipilɔ́:ik əpéndidʒ]	복막주렁(복막수)
esophagus [isáfəgəs]	식도
fauces [fɔ́:si:z]	목구멍(구협)
filiform papilla [fíliform pəpíliə]	실모양유두(사상유두)
fundic gland [fʌ́ndik glǽnd]	위바닥샘, 위저선(기저선)
fundus [fʌ́ndəs]	바닥, 기저(위저, 위바닥)
fungiform papilla [fʌ́ndʒifɔrm pəpíliə]	버섯유두(심상유두, 용상유두)
gallbladder [gɔ:l blǽdr]	쓸개(주머니)(담낭)
gastric gland [gǽstrik glǽnd]	위샘(위선)
gastric pit [gǽstrik pit]	위오목, 위움(위소와)
gastric pylorus [gǽstrik páilɔ:rəs]	위날문(위유문)

해부학

Anatomy

용어	정의
gingiva [dʒíndʒivə]	잇몸(치은)
glossopalatine arch [glásəpǽlətin artʃ]	입천장혀활(구개설궁)
greater curvature [greitr kərvəttʃr]	큰굽이, 대만곡(대만)
greater duodenal papilla [greitr du:adí:nəm pəpíliə]	큰샘창자유두(대십이지장유두)
greater omentum [greitr oméntəm]	큰그물막(대망)
gum [gʌm]	잇몸(치은)
hard palate [hard pǽlit]	단단입천장(경구개)
haustra coli [hɔ́:strə kali]	잘록창자팽대(결장팽대)
hemorrhoid [hέmərɔid]	치핵(치질)
hepatic artery [hεpǽtik ártəri]	간동맥
hepatic cell [hεpǽtik sεl]	간세포
hepatic cord [hεpǽtik kɔrd]	간세포줄(간세포삭)
hepatic duct [hεpǽtik dʌkt]	간관
hepatic lobule [hεpǽtik lɔ́bju:l]	간소엽

용어	정의
hepatopancreatic ampulla [hɛpǽtopǽŋkriətik æmpʌlə]	쓸개이자관팽대, 간췌팽대(담췌관팽대부)
ileocecal valve [íliosikəl vælv]	돌막창자판막(회맹판막)
ileum [íliəm]	돌창자(회장)
incisor [insálzə˞]	앞니(절치)
inner oblique muscle [ínr əblík mʌsl]	내사주근
intestinal gland [intέstinl glǽnd]	창자샘(장선)
intestinal villi [intέstinl víli]	창자융모(장융모)
island of Langerhans [áilənd ʌv laŋgerhans]	랑게르한스섬
jejunum [dʒidʒú:nəm]	빈창자(공장)
Kupffer's cell [kʌpfrz sɛl]	쿠퍼세포, 별큰포식세포
large intestine [lardʒ intéstin]	큰창자(대장)
laryngopharynx [ləriŋgou fǽriŋks]	후두인두(후인두)
lateral segment [lǽtərəl sέgmənt]	가쪽구역(외측구)
left lobe [lɛft loub]	왼엽(좌엽)
lesser curvature [lésə˞ kúrvətʃə˞]	작은굽이, 소만곡(소만)
lesser omentum [lesə˞ oméntəm]	작은그물막(소망)

해부학

Anatomy

용어	정의
lingual tonsil [líŋgwel tánsil]	혀편도(설편도)
liver [lívɚ]	간
McBurney's point [məkbʊrniz pɔint]	맥버니점
medial segment [mí:diəl sɛgmənt]	안쪽구역(내측구)
mesentery [mɛ́zintɛ́ri]	창자간막(장간막)
mesoappendix [mézouəpɛ́ndiks]	막창자꼬리간막(충수간막)
mesocolon [mesəkóulən]	잘록창자간막(결장간막)
molar [móulʊr]	큰어금니(대구치)
mucous membrane [mju:kəs mɛ́mbrein]	점막
mucous neck cell [mju:kəs nɛk sɛl]	목점액세포(경점액세포)
muscular coat [mʌskjulr kout]	근(육)층
nasopharynx [néizoufǽriŋks]	코인두(비인두)
omental bursa [oméntl bʊrsə]	근(육)층

용어	정의
oral cavity [ɔ:rəl kǽviti]	입안(구강)
oropharynx [o:roufǽfiŋks]	입인두(구인두)
palatine tonsil [pǽlətìn tánsil]	목구멍편도(구개편도)
pancreas [pǽŋkriəs]	이자(췌장)
pancreatic duct [pǽŋkriætik dʌkt]	이자관, 췌장관(췌관)
parietal cell [pəráiətl sel]	벽세포
parietal peritoneum [pəráiətl pèritouni:əm]	벽쪽복막, 벽쪽배막(벽측복막)
parotid duct [pərátid dʌkt]	귀밑샘관(이하선관)
parotid gland [pərátid glænd]	귀밑샘(이하선)
peritoneal cavity [pèritòniəl kǽviti]	복막안, 배막안(복막강)
peritoneal fluid [pèritòniəl flúid]	복막액
peritoneum [pèritóuni:əm]	배막(복막)
permanent tooth [purmənənt tu:θ]	간니(영구치)
Peyer's patch [periz pætʃ]	파이어반
pharyngeal tonsil [fəríndʒiəl tánsil]	인두편도

용어	정의
pharyngopalatine arch [færingəpælətin aə˞tʃ]	입천장인두활(구개인두궁)
pharynx [færiŋks]	인두
philtrum [fíltrəm]	인중
portal vein [pɔ́ə˞tl vein]	문맥(간문맥)
posterior segment [pastí:riʊr sέgmənt]	뒤구역(후구)
premolar [primóulʊr]	작은어금니(소구치)
pyloric antrum [pailó:rik æntrəm]	날문방(유문동)
pyloric canal [pailó:rik kənǽl]	날문관(유문관)
pyloric gland [pailó:rik glǽnd]	날문샘(유문선)
pyloric sphincter [pailó:rik sfíŋktə˞]	날문조임근(유문괄약근)
pylorus [pailó:rəs]	날문(유문)
quadrate lobe [kwádret loub]	네모엽, 사각엽(방형엽)
rectal ampulla [rέktl æmpʌ́lə]	직장팽대, 곧창자팽대(직장팽대부)
rectal venous plexus [rέktl ví:nəs plέksəs]	직장정맥얼기, 곧창자정맥얼기(직장정맥총)

용어	정의
rectouterine pouch [réktojù:tərin pautʃ]	직장자궁오목, 곧창자자궁오목 (직장자궁와)
rectum [réktəm]	곧창자(직장)
retroperitoneal organ [rétroupèritóuniəl ɔrgən]	복막뒤기관, 배막뒤기관 (복막후장기)
right lobe [rait loub]	오른엽(우엽)
root canal [ru:t kənǽl]	치아뿌리관, 치근관(치조관)
round ligament of liver [raund lígəmənt ʌv lívr]	간원인대(간원삭)
saliva [səláivə]	침(타액)
salivary gland [səláivəri glænd]	침샘(타액선)
semilunar fold [sèmilú:nr fould]	반달주름(반월주름)
serous coat [sírəs kout]	장막(장막층)
sigmoid colon [sígmɔid kóulən]	구불(잘록)창자, 구불결장 (S상결장)
sinusoid duct [sáinəsɔid dʌkt]	굴모양혈관(동양혈관)
small intestine [smɔ:l intéstən]	작은창자(소장)
soft palate [sɔ:ft pǽlət]	물렁입천장(연구개)
sphincter ani externus muscle [sfíŋktr ǽniékstrnəs mʌsl]	바깥항문조임근(외항문괄약근)

해부학

Anatomy

용어	정의
sphincter ani internus muscle [sfíŋktr ǽniíntrnəs mʌsl]	속항문조임근(내항문괄약근)
stellate cell [stélit sɛl]	별세포(성상세포)
stomach [stʌ́mək]	위
sublingual gland [sʌblíŋgwinəl glænd]	혀밑샘(설하선)
submandibular duct [sʌbmændíbjulr dʌkt]	턱밑샘관(악하선관)
submandibular gland [sʌbmændíbjulr glænd]	턱밑샘(악하선)
submucous tissue [sʌ́bmjù:kəs tiʃu]	점막밑조직(점막하조직)
taenia coli [tí:niə káli]	잘록창자띠, 결장띠(결장류)
terminal sulcus [tə̃:minl sʌ́lkəs]	분계고랑(분계구)
tongue [tʌŋ]	혀
tonsil [tánsil]	편도
tooth [tu:θ]	이, 치, 치아
transverse colon [trǽnsvʊrs kóulən]	가로(잘록)창자(횡행결장)

용어	정의
tympanic cavity [timpǽnik kǽviti]	고실
uvula [jú:vjulə]	목젖(구개수)
vallate papilla [vəléit pəpíli:]	성곽유두(유곽유두)
visceral peritoneum [vísərəl pèritouní:əm]	내장쪽복막, 내장쪽배막 (장측복막)
Waldeyer's tonsillar ring [wɔldairz tánsilər riŋ]	월다이어편도

2. 해부학

5. 호흡기계(respiratory system)

용어	정의
alveolar duct [ǽlvilr dʌkt]	폐포관, 허파꽈리관
apex of lung [éipɛks ʌv lʌŋ]	허파꼭대기, 폐꼭대기(폐첨)
arytenoid cartilage [ǽritíːnɔid kártələdʒ]	모뿔연골(피열연골)
base of lung [beis ʌv lʌŋ]	허파바닥(폐저)
bronchiole [bráŋkioul]	세기관지
bronchus [bráŋkəs]	기관지
cardiac notch [kárdiæk natʃ]	심장패임(심절흔)
cricoid cartilage [krákɔid kártilidʒ]	반지연골(윤상연골)
cuneiform cartilage [kjúːniifɔrm kártilədʒ]	쐐기연골(설상연골)
epiglottic cartilage [épiglάːtik kártilədʒ]	후두덮개연골(후두개연골)
ethmoid sinus [éθmɔid sáinəs]	벌집굴(사골동)
frontal sinus [frʌntl sáinəs]	이마굴(전두동)
glottis [gládis]	성대문(성문)

용어	정의
horizontal fissure [hɔ:rizántl fíʃr]	수평틈새(수평열)
Kiesselbach's area [kislbaks eriʌ]	키이셀바하부위
laryngeal ventricle [lərìndʒiəl ventrikl]	후두실
larynx [lǽriŋks]	후두
lobular bronchus [lɔ́bjulr bráŋkəs]	엽기관지
lobule [lɔ́bju:l]	소엽(폐소엽)
lung [lʌŋ]	폐, 허파
main bronchus [mein bráŋkəs]	주기관지
maxillary sinus [mæksíləri sáinəs]	위턱굴(상악동)
mediastinum [mìdiəstáinəm]	가슴세로칸(종격)
nasal cavity [néizl kǽviti]	코안(비강)
nasal concha [néizl káŋkə]	코선반(비갑개)
nasal meatus [néizl miéitəs]	콧길(비도)
nasal septum [néizl séptəm]	코사이막(비중격)
nasal polypectomy [neizl palipéktmi]	비용종 절제술
nose [nouz]	코
oblique fissure [ɔblí:k fíʃr]	빗틈새, 경사열(사열)

2. 해부학

해부학

Anatomy

용어	정의
paranasal sinus [pærənéizl sáinəs]	코곁굴(부비동)
parietal pleura [pəráiəti plúrə]	벽쪽가슴막(벽측흉막)
pleura [plúrə]	가슴막(흉막)
pleural cavity [plúrəl kǽviti]	가슴막안(흉막강)
pleural recess [plúrəl rí:sɛs]	가슴막오목, 흉막오목(흉막동)
pulmonary segment [pʌ́lmənɛri sɛ́gmənt]	폐구역
respiratory bronchiole [rəspáirəto:ri bráŋkioul]	호흡세기관지
segmental bronchus [segméntl bráŋkəs]	구역기관지(구기관지)
sphenoidal sinus [sfí:nɔidl sáinəs]	나비굴, 접형동(접형골동)
terminal bronchiole [tə˞rminl bráŋkioul]	종말세기관지
thyroid cartilage [θáirɔid kártələdʒ]	방패연골(갑상연골)
trachea [tréikiə]	기관
tracheal cartilage [tréikiəl kártələdʒ]	기관연골

용어	정의
ventricular fold [vέntriculr fould]	실주름
visceral pleura [vísərəl plúrə]	내장쪽가슴막, 내장측흉막 (장측흉막)
vocal cord [vóukl kɔrd]	성대
vocal fold [vóukl fould]	성대주름

6. 순환계(circulatory system)

용어	정의
abdominal aorta [æbdáminl eiɔrtə]	배대동맥, 복부대동맥 (복대동맥)
afferent lymphatic vessel [ǽfərənt limfǽtik vésl]	들림프관(수입임파관)
anastomosis [ǽnəstəmóusis]	연결(문합)
anterior cerebral artery [æntíriur səríbrəl ártəri]	앞뇌대동맥(전대뇌동맥)
anterior communicating artery [æntíriur kʌmjù:ni keitiŋ ártəri]	앞교통동맥(전교통동맥)
aortic arch [eiɔ́rtik artʃ]	대동맥활(대동맥궁)
aortic valve [eiɔ́rtik vælv]	대동맥판막(대동맥판)
apex of heart [éipɛks ʌv hart]	심장끝(심첨)
artery [ártəri]	동맥
ascending aorta [əséndiŋ eiɔ́rtə]	오름대동맥(상행대동맥)
atrioventricular bundle [èitriəvéntrikjulr bʌ́ndl]	방실다발(방실속)
atrioventricular node [èitriəvéntrikjulr noud]	방실결절
atrium [éitriəm]	심방, 방
axillary artery [ǽksəléri ártəri]	겨드랑동맥(액와동맥)

용어	정의
axillary vein [æ̀lsəléri vein]	겨드랑정맥(액와정맥)
azygous vein [ǽzìgəs vein]	홀정맥(기정맥)
base of heart [beis ʌv hart]	심장바닥, 심장저부(심저)
basilar artery [bǽsilʊr ártəri]	뇌바닥동맥, 뇌기저동맥(기저동맥)
basilic vein [bəsílək vein]	자쪽피부정맥, 척골측피부정맥 (척측피정맥)
bicuspid valve [baikʌ́spid vælv]	이첨판
brachial artery [bréikjəl ártəri]	위팔동맥(상완동맥)
brachial vein [bréiljəl vein]	위팔정맥(상완정맥)
brachiocephalic trunk [bréikiosɛ́fəlik trʌŋk]	팔머리동맥(완두동맥)
bronchial artery [bráŋkiəl ártəri]	기관지동맥
capillary [kǽpilɛri]	모세혈관
cavernous sinus [kævʊrnóusəs sáinəs]	해면정맥굴(해면정맥동)
celiac trunk [sí:liæk trʌŋk]	복강동맥
cephalic vein [sifǽlik vein]	노쪽피부정맥, 요골측피부정맥 (요측피정맥)
cerebral arterial circle [séribrəl árteriəl sʊrkl]	대뇌동맥고리(대뇌동맥륜)
chordae tendineae [kɔ́rdi téndini]	힘줄끈(건삭)

해부학

Anatomy

용어	정의
common hepatic artery [kámən hεpǽtik ártəri]	온간동맥(총간동맥)
common iliac artery [kámən íliæk ártəri]	온엉덩동맥(총장골동맥)
coronary artery [kɔ:rənεri ártəri]	심장동맥(관상동맥)
coronary sinus [kɔ́:rənεri sáinəs]	관상정맥동, 심장정맥굴
deep vein [di:p vein]	깊은정맥, 심부정맥(심정맥)
descending aorta [disέndiŋ eiɔrtə]	내림대동맥(하행대동맥)
ductus arteriosus [dʌ́ktəs artíriosəs]	동맥관
ductus venosus [dʌ́ktəs veinousəs]	정맥관
dural venous sinus [dju(:)rəl véinəs sáinəs]	경질막정맥굴(경막정맥동)
efferent lymphatic vessel [éfərənt limfǽtik vésl]	날림프관(수출임파관)
endocardium [èndokárdiəm]	심장속막(심내막)
external carotid artery [ekstə́rnl kərátid ártəri]	바깥목동맥(외경동맥)

용어	정의
external jugular vein [ekstə́rnl dʒʌ́gjulʊr vein]	바깥목정맥(외경정맥)
facial artery [féiʃəl ártəri]	얼굴동맥(안면동맥)
femoral artery [fέmərəl ártəri]	넙다리동맥(대퇴동맥)
foramen ovale [foréimən òuvæli]	타원구멍, 타원공(난원공)
fossa ovalis [fɔ́sə óuvəlis]	타원오목(난원와)
germinal center [dʒə́rminl séntr]	종자중심, 배중심(종중심)
great saphenous vein [greit səfí:nəs vein]	큰두렁정맥(대복재정맥)
heart [hart]	심장
hepatic vein [hεpǽtik vein]	간정맥
inferior rectal vein [infíriʊr rεktl vein]	아래곧창자정맥(하직장정맥)
inferior vena cava [infíriʊr ví:nə kéivə]	아래대정맥(하대정맥)
interatrial septum [intəréitriəl sέptəm]	심방사이막, 심방중격(심방간중격)
intercostal artery [íntʊrkástəl ártəri]	갈비사이동맥(늑간동맥)
intermediate cubital vein [intʊrmí:dieit kjù:bitəl vein]	팔오금중간정맥(주정중피정맥)
internal carotid artery [intə́rnl kərátid ártəri]	속목동맥(내경동맥)

해부학 Anatomy

용어	정의
internal jugular vein [intɚ́nl dʒʌ́gjulʊr vein]	속목정맥(내경정맥)
interventricular septum [inturvéntrikjulʊr sɛ́ptəm]	심실사이막, 심실중격 (심실간중격)
jugular foramen [dʒʌ́gjulʊr foréimən]	목정맥구멍(경정맥공)
lacteal duct [lǽktiəl dʌkt]	유미관
left atrium [left éitriəm]	왼심방(좌심방)
left common carotid artery [left kámən kərátid artəri]	왼온목동맥(좌총경동맥)
left gastric artery [left gǽstrik ártəri]	왼위동맥(좌위동맥)
left subclavian artery [left sʌbklǽviən ártəri]	왼빗장밑동맥(좌쇄골하동맥)
left ventricle [left véntrikl]	왼심실(좌심실)
leukocyte [luːkəsait]	백혈구
ligamentum arteriosum [lìgəméntəm artíriosəm]	동맥관인대(동맥관삭)
lymphatic capillary [limfǽtik kǽpilɛri]	림프모세관(모세림프관)
lymphatic nodule [limfǽtik nádʒuːl]	림프소절

용어	정의
lymphatic organ [limfǽtik ɔrgən]	림프기관
lymphatic vessel [limfǽtik vésl]	림프관
lymph node [limf noud]	림프절
lymphocyte [límfəsait]	림프구
maxillary artery [mǽksəlɛri ártəri]	위턱동맥(상악동맥)
mesenteric artery [mɛ́səntérək ártəri]	창자간막동맥(장간막동맥)
middle cerebral artery [midl séribrəl ártəri]	중간대뇌동맥(중대뇌동맥)
middle rectal vein [midl rɛktəl vein]	중간곧창자정맥(중직장정맥)
mitral valve [máitrəl vælv]	승모판
myocardium [máiokárdiəm]	심장근육, 심근(심근층)
popliteal fossa [pàplətí:əl fɔ́sə]	다리오금(슬와)
posterior communicating artery [pastí:riʊr kəmjù:nəkeitiŋ áɚtəri]	뒤교통동맥(후교통동맥)
pulmonary valve [pʊ́lmənəri vælv]	폐동맥판, 허파동맥판
pulmonary vein [pʊ́lmənəri vein]	폐정맥, 허파정맥

용어	정의
Purkinje fiber	푸르킨예섬유(푸르키니에섬유)
radial artery [réidiəl ártəri]	노동맥(요골동맥)
renal artery [renəl ártəri]	콩팥동맥, 신장동맥(신동맥)
right lymphatic duct [rait limfǽtik dʌkt]	오른림프관(우임파관)
S-A node	굴심방결절, 동심방결절(동방결절)
sigmoid sinus [sígmɔid sáinəs]	구불정맥굴, 구불정맥동 (S상정맥동)
sinoatrial node [sainəéitriəl noud]	굴심방결절, 동심방결절 (동방결절)
small saphenous vein [smɔ:l səfí:nəs vein]	작은두렁정맥(소복재정맥)
splenic artery [splí:nik ártəri]	지라동맥, 비장동맥(비동맥)
splenic vein [splí:nik vein]	지라정맥, 비장정맥(비정맥)
straight sinus [streit sáinəs]	곧은정맥굴(직정맥동)
subclavian artery [sʌbklǽviən ártəri]	빗장밑동맥(쇄골하동맥)
subclavian vein [sʌbklǽviən vein]	빗장밑정맥(쇄골하정맥)
subcutaneous vein [sʌbkjutéinjəs vein]	피부밑정맥(피하정맥)
superior vena cava [səpíriur ví:nə kéivə]	위대정맥(상대정맥)

용어	정의
thoracic aorta [θɔːrǽsik eiɔ́rtə]	가슴대동맥, 흉부대동맥 (흉대동맥)
thoracic duct [θɔːrǽsik dʌkt]	가슴림프관(흉관)
tricuspid valve [traikʌ́spid vælv]	삼첨판
ulnar artery [ʌ́lnə ártəri]	자동맥(척골동맥)
umbilical artery [ʌmbílikəl ártəri]	배꼽동맥(제동맥)
valve [vælv]	판막, 판
vein [vein]	정맥
ventricle [véntrikl]	심실
vertebral artery [vúrtəbrəl ártəri]	척추동맥(추골동맥)

2. 해부학

7. 신경계(nervous system)

용어	정의
abducens nerve [æbdjú:səns nə:rv]	갓돌림신경(외전신경)
accessory nerve [æksɛ́səri nə:rv]	더부신경(부신경)
anterior column [æntí:riʊr káləm]	앞기둥(전주)
anterior horn [æntí:riʊr hɔrn]	앞뿔(전각)
anterior ramus [æntí:riʊr réiməs]	앞가지(전지)
arachnoid [əræknɔid]	거미막(지주막)
arachnoid granulation [əræknɔid grænjuléiʃən]	거미막과립(지주막과립)
astrocyte [ǽstrousait]	별아교세포(성상세포)
axillary nerve [ǽksilɛri nə:rv]	겨드랑신경(액와신경)
axon [ǽksən]	축삭
brachial plexus [bréikjəl plɛ́ksəs]	팔신경얼기(완신경총)
brain [brein]	뇌
brain stem [brein stem]	뇌줄기(뇌간)
cauda equina [kɔ:də ɛ́:kwinə]	말총(마미총)
caudate nucleus [kɔ:deit nu:kliəs]	꼬리핵(미상핵)

용어	정의
cell body [sel bádi]	세포체
central sulcus [séntrəl sʌlkəs]	중심고랑(중심구)
cerebellum [sèribέləm]	소뇌
cerebral aqueduct [séribrəl ǽkwidʌkt]	대뇌수도관(중뇌수도)
cerebral nucleus [séribrəl nuːklíai]	대뇌핵
cerebral peduncle [séribrəl pεdʌŋkl]	대뇌다리(대뇌각)
cerebrum [sύribrəm]	대뇌
cervical nerve [sύrvikəl nəːrv]	목신경(경신경)
choroid plexus [kóːrɔid plέksəs]	맥락얼기(맥락총)
cochlear nerve [kákliυr nəːrv]	달팽이신경(와우신경)
common peroneal nerve [kámən pèrɔniːəl nəːrv]	온종아리신경(총비골신경)
commissural fiber [kəmjùːnikéiʃən fáibr]	맞교차섬유(교련섬유)
cranial nerve [kréinjəl nəːrv]	뇌신경
dendrite [dέndrait]	가지돌기(수상돌기)
diencephalon [dàiεnsέfəlàn]	사이뇌(간뇌)
dura mater [djúrə méitr]	경(질)막

Anatomy

용어	정의
facial nerve [féiʃəl nə:rv]	얼굴신경(안면신경)
falx cerebelli [fælks sérəbɛli]	소뇌낫(소뇌겸)
falx cerebri [fælks sérəbrì]	대뇌낫(대뇌겸)
femoral nerve [fémərəl nə:rv]	넙다리신경(대퇴신경)
filum terminale [fáiləm tʊ́rminl]	종말끈(종사)
fourth ventricle [fɔrθ véntrikl]	넷째뇌실(제4뇌실)
globus pallidus [glóubəs pǽlidəs]	창백핵(담창구)
glossopharyngeal nerve [glɔ́səfərìndʒiəl nə:rv]	혀인두신경(설인신경)
hypoglossal nerve [háipəglàsəl nə:rv]	혀밑신경(설하신경)
hypothalamus [hàipoθǽləməs]	시상하부
insula [ínsʊlə]	섬, 도, 대뇌섬(뇌섬엽)
interventricular foramen [intʊrvéntrikjulʊr foréimən]	뇌실사이구멍(뇌실간공) (실간공)
lateral ventricle [lǽtərəl véntrikl]	가쪽뇌실(측뇌실)

용어	정의
lumbar nerve [lʌ́mbɚ nə:rv]	허리신경(요신경)
lumbar plexus [lʌ́mbɚ plɛksəs]	허리신경얼기(요신경총)
mandibular nerve [mændíbjulʊr nə:rv]	아래턱신경(하악신경)
maxIllary nerve [mǽksíləri nə:rv]	위턱신경(상악신경)
median nerve [mí:diən nə:rv]	정중신경
medulla oblongata [medʌ́lə àblɔŋgeitə]	숨뇌(연수)
mesencephalon [mèzenséfəlan]	중(간)뇌(중뇌)
musculocutaneous nerve [mʌskjulokjutéinjəs nə:rv]	근육피부신경(근피신경)
nerve block [nɚrv bloc]	신경차단술
nerve fiber [nɚrv fáibr]	신경섬유
nerve plexus [nɚrv plɛ́ksəs]	신경얼기(신경총)
neuroglia [nuráglia]	신경아교(신경교)
neuron [nȷ̂uroun]	신경세포, 뉴런(신경원)
obturator nerve [àbtʃuréitər nə:rv]	폐쇄신경
oculomotor nerve [ákjulomóutr nə:rv]	눈돌림신경(동안신경)
olfactory nerve [alfǽktəri nə:rv]	후각신경(후신경)

해부학

Anatomy

용어	정의
ophthalmic nerve [afθǽlmik nə:rv]	눈신경(안신경)
optic nerve [ɔ́ptik nə:rv]	시(각)신경
parasympathetic nerve [pǽrəsìmpəθέtik nə:rv]	부교감신경
pia mater [pi:ə méitr]	연(질)막
pons [panz]	다리뇌(교뇌)
postcentral gyrus [poustsentrɔl dʒáirəs]	중심뒤이랑(중심후회)
posterior column [pastí:riʊr káləm]	뒤기둥(후주)
posterior horn [pastí:riʊr hɔrn]	뒤뿔(후각)
posterior ramus [pastí:riʊr réiməs]	뒤가지(후지)
precentral gyrus [prisentrəl dʒáirəs]	중심앞이랑(중심전회)
projection fiber [prədʒékʃən fáibr]	투사섬유
putamen [pju:téimen]	조가비핵(피각)
radial nerve [réidiəl nə:rv]	노신경(요골신경)

용어	정의
red nucleus [red nu:kliəs]	적(색)핵
reticular formation [retíkjulr fɔrméiʃən]	그물체(망상체)
sacral nerve [sǽkrəl nə:rv]	엉치신경(천골신경)
sacral plexus [sǽkrəl plέksəs]	엉치신경얼기(천골신경총)
stereotactic surgical technique [steriətǽktik sə́:rdʒikəl tekník]	뇌정위적 수술기법
sulcus [sʌ́lkəs]	고랑, 홈(구)
sympathetic nerve [sìmpəθétik nə:rv]	교감신경
tentorium cerebelli [tentóuriəm sέribεli]	소뇌천막
thalamus [θǽləməs]	시상
third ventricle [θurd vέntrikl]	셋째뇌실(제3뇌실)
thoracic nerve [θɔ:rǽsik nə:rv]	가슴신경(흉신경)
tibial nerve [tíbiəl nə:rv]	정강신경(경골신경)
trigeminal nerve [traidʒéminl nə:rv]	삼차신경
trochlear nerve [trákliur nə:rv]	도르래신경(활차신경)
ulnar nerve [ʌlnɔr nə:rv]	자신경(척골신경)
vagus nerve [véigəs nə:rv]	미주신경

용어	정의
ventricle of brain [véntrikl ʌv brein]	뇌실
vestibular nerve [vέstibjulur nə:rv]	안뜰신경(전정신경)
vestibulocochlear nerve [véstibjulokákliur nə:rv]	속귀신경(전정와우신경)

8. 비뇨기계(urinary system)

용어	정의
adipose capsule [ǽdipous kǽpsu:l]	지방껍질(지방피막)
bladder [blǽdr]	방광
Bowman's capsule [kǽpsu:l]	보우만낭
glans penis [glænz pí:nis]	음경귀두
glomerular capsule [glouméruIr kǽpsu:l]	토리주머니, 사구체주머니(사구체낭)
glomerulus [glouméruləs]	토리(사구체)
juxtaglomerular cell [dʒʌkstəglouméruIr sɛl]	토리곁세포, 사구체옆세포(사구체근접세포)
kidney [kidni]	콩팥(신장)
major calyx [méidʒr kéiliks]	큰콩팥잔(대신배)
minor calyx [máinr kéiliks]	작은콩팥잔(소신배)
nephron [néfran]	콩팥단위, 신장단위(신원)
nephroscopy [nefrouskoupi]	신장경검사
prostate [prásteit]	전립샘(전립선)
renal artery [rinəl ártəri]	콩팥동맥, 신장동맥(신동맥)
renal column [rinəl káləm]	콩팥기둥, 신장원주(신주)
renal corpuscle [rinəl kɔrpʌsl]	콩팥소체(신소체)
renal cortex [rinəl kɔrtɛks]	콩팥겉질(신장피질)

Anatomy

용어	정의
renal hilus [rinəl háiləs]	콩팥문(신문)
renal medulla [rinəl medʌ́lə]	콩팥속질(신장수질)
renal papilla [rinəl pæpílə]	콩팥유두(신장유두)
renal pelvis [rinəl pɛ́lvis]	신우, 콩팥깔때기
renal pyramid [rinəl pírəmid]	콩팥피라미드, 신장피라미드(신추체)
renal tubule [rinəl tu:bju:l]	콩팥요세관(세뇨관)
ureter [jurí:tr]	요관
urethral sphincter [jurí:θrəlsfíŋktr]	요도조임근(요도괄약근)
urinary bladder [jú:rinɛri blǽdr]	방광
vesical sphincter [vɛ́sikəl sfínktr]	방광조임근(방광괄약근)

9. 생식기계(reproductive system)

용어	정의
amnion [ǽmniən]	양막
ampulla of uterine tube [æmpʌ́lə ʌv jú:tərin tu:b]	자궁관팽대, 난관팽대 (난관팽대부)
body of penis [bádi ʌv pí:nɪs]	음경몸통(음경체)
broad ligament [brɔ:d lígəmənt]	(자궁)넓은인대(광인대)
bulbourethral gland [bʌ́lbəs jurí:θrəlis glǽnd]	망울요도샘, 구요도선 (요도구선)
cervix [surviks]	자궁목(자궁경부)
chorion [kó:rian]	융모막, 융털막
chorionic villus [kó:rianik víli]	융모막융모
cleavage [klí:vədʒ]	분할, 난할, 절단
clitoris [klítəris]	음핵
corpus albicans [kɔ́rpəs ǽlbìkənz]	백색체(백체)
corpus cavernosum penis [kɔ́rpəs kǽvrnóusəm pí:nis]	음경해면체
corpus luteum [kɔ́rpəs lùtiəm]	황체
corpus redness [kɔ́rpəs rednəs]	적체

해부학

Anatomy

용어	정의
corpus spongiosum penis [kɔ́rpəs spʌ́ndʒiosəm pí:nis]	요도해면체
decidua [disídʒuə]	탈락막
diagonal conjugate [daiǽgənl kándʒugeit]	빗앞뒤지름, 대각결합경(대각결합선)
ductus deferens [dʌ́ktəs défərəns]	정관
ejaculatory duct [idʒǽkjùlətò:ri dʌkt]	사정관
embryo [émbriou]	배아, 배, 씨눈
endometrium [éndomí:triəm]	자궁내막, 자궁속막
epididymis [épidídiməs]	부고환
estrogen [éstrədʒn]	에스트로겐
external os [ekstə́:nl os]	경관외구
Fallopian tube [fælopiən tu:b]	자궁관(난관)
fertilization [furtəlizéiʃən]	수정
fetus [fí:təs]	태아
fimbriae of uterine tube [fímbrii ʌv jú:tərim tu:b]	자궁관술(난관채)
fornix of vagina [fɔ́rniks ʌv vədʒáinə]	질천장(질원개)

용어	정의
Graafian follicle [grǽfiən fálikl]	성숙난포, 삼차난포
greater vestibular gland [greitr vestíbjulr glænd]	큰질어귀샘(대전정선)
hymen [háimən]	처녀막
implantation [implæntéiʃən]	착상, 이식, 삽입
infundibulum [ínfʌndíbjuləm]	깔때기(누두)
internal os [intə́ːnl os]	속구멍, 내공(경관내구)
intervillous space [ìnturvíləs speis]	융모사이공간(융모간강)
isthmus [ísməs]	잘룩(협부)
labium major [léibiəm méidʒɔ̀r]	대음순
labium minor [léibiəm máinɔ̀r]	소음순
Leydig cell [leidig sɛl]	라이디히세포
mammary gland [mǽməri glænd]	젖샘(유선)
menarche [minárki]	초경, 첫월경
menopause [ménəpɔːz]	폐경
menstruation [menstruéiʃən]	월경
ovarian follicle [ouvέriən fálikl]	난포
ovary [óuvəri]	난소
oviduct [óuvidʌkt]	자궁관(난관)

해부학

Anatomy

용어	정의
ovulation [ouvjuléiʃən]	배란
ovum [óuvəm]	난자
penis [pí:nis]	음경
perineum [periní:əm]	샅(회음)
placenta [pləsέntə]	태반
placental villus [pləséntəl víli]	태반융모
prostate [prásteit]	전립샘(전립선)
rectouterine pouch [rektəju:tərin pautʃ]	직장자궁오목, 곧창자자궁오목
round ligament [raund l ígəmənt]	원인대
scrotum [skróutəm]	음낭
seminal vesicle [sέminəl vésikl]	정낭
seminiferous tubule [sέminífərəs tju:bju:l]	정세관
sperm [spurm]	정자, 정액
testis [tέstis]	고환
true conjugate [tru:kándʒugeit]	참앞뒤지름, 해부앞뒤지름 (진결합선)

용어	정의
true pelvis [tru:pélvis]	작은골반(진골반)
uterine cavity [jú:tərin kǽviti]	자궁안(자궁강)
uterine orifice [jú:tərin ɔ:rifis]	자궁구멍(자궁구)
uterus [jú:tərəs]	자궁
vagina [vədʒáinə]	질
vestibule [véstibju:l]	안뜰, 전정, 어귀
vulva [vʌ́lvə]	음문, 외음(외음부)

10. 내분비계(endocrine system)

용어	정의
adrenal cortex [ædrí:nl kɔ́rtɛks]	부신겉질(부신피질)
adrenal gland [ædrí:nl glænd]	부신, 콩팥위샘
adrenal medulla [ædrí:nl mədjulə]	부신속질(부신수질)
adrenocorticotropic hormone [ǽdri:noukɔrtikoutroufik hɔ́rmoun]	부신겉질자극호르몬 (부신피질자극호르몬)
antidiuretic hormone [æntidàijurɛ́tik hɔ́rmoun]	항이뇨호르몬
endocrine gland [ɛ́ndokrən glænd]	내분비샘(내분비선)
exocrine gland [ɛ́ksokrain glænd]	외분비샘(외분비선)
follicle stimulating hormone [fa:likl stímjuléitiŋ hɔ́rmoun]	난포자극호르몬
glucocorticoid [glì:kəkɔrtikɔid]	글루코코르티코이드 (당류피질호르몬)
growth hormone [grouθ hɔ́rmoun]	성장호르몬

용어	정의
interstitial cell-stimulating hormone [inturstíʃəl sel stìmjuléitiŋ hɔ́rmoun]	사이질세포자극호르몬(간질세포자극호르몬)
luteinizing hormone [lù:tiniziŋ hɔ́rmoun]	황체형성호르몬
mineralocorticoid [mínərəlkɔrtikɔid]	광물부신겉질호르몬, 광물코르티코이드(염류피질호르몬)
parathyroid gland [pǽrəθáirɔid glænd]	부갑상샘(부갑상선)
pituitary gland [pitjú:ətɛri glænd]	뇌하수체
progesterone [proudʒéstəroun]	프로게스테론(황체호르몬물질)
prolactin [prolǽktin]	프로락틴, 젖분비호르몬(유선자극호르몬)
testosterone [testástəroun]	테스토스테론(남성호르몬)
thyroid gland [θáirɔid glænd]	갑상샘(갑상선)
thyrotropic hormone [θáirətroufik hɔrmoun]	갑상샘자극호르몬(갑상선자극호르몬)

11. 감각계(sensory system)

용어	정의
anterior chamber [æntí:riur tʃéimbr]	앞방(전방)
apocrine gland [ǽpəkrain glænd]	부분분비샘, 아포크린샘 (아포크린선)
aqueous humor [éikwiəs hjú:mur]	방수
arrector pili muscle [ərékt píli mʌsl]	털세움근(입모근)
auditory tube [ɔ:ditɔri tu:b]	귀관(이관)
auricle [ɔ:rikl]	귓바퀴(이개)
axillary gland [ǽksileri glænd]	겨드랑샘, 액와샘(액와선)
central fovea [sɛntrəl fóuviə]	황반중심오목, 망막중심와(중심와)
cerumen [sirú:mən]	귀지
ceruminous gland [siru:mínəs glænd]	귀지샘, 귀지선(이도선)
choroid [kɔ̀:rɔid]	맥락막, 얼킴막
ciliary body [síliɛri bádi]	섬모체(모양체)
ciliary muscle [síliɛri mʌsl]	섬모체근, 모양체근
cochlea [kákliə]	달팽이(와우)
cochlear duct [kákliur dʌkt]	달팽이관(와우관)

용어	정의
cochlear window [kákliur windou]	달팽이창(와우창)
cone cell [koun sel]	원뿔세포(원추세포)
conjunctiva [kándʒʌŋktáivə]	결막, 이음막
cornea [kɔ́rniə]	각막
dermis [durməs]	진피
dilator pupillae muscle [dailéitur pju:pílə mʌsl]	동공확대근, 동공산대근
endolymph [éndolimf]	속림프(내림프)
epidermis [èpidə˞urməs]	표피
external acoustic meatus [ekstə́˞:nl əkú:stik miéitəs]	바깥귀길(외이도)
external ear [ekstə́˞:nl ir]	바깥귀(외이)
extraocular muscle [ɛ́kstrəákjulur mʌsl]	바깥눈근육(외안근)
eyeball [aibɔ:l]	안구, 눈알
fibrous layer [fáibrəs leir]	섬유판, 섬유층
germinal cell layer [dʒə́˞:minl sel leir]	배아층세포
hair bulb [hɛə˞ bʌlb]	털망울(모구)
hair follicle [hɛə˞ fálikl]	털집, 털주머니(모낭)
hair papilla [hɛə˞ pəpílə]	털유두(모유두)
hair root [hɛə˞ ru:t]	털뿌리(모근)

해부학

Anatomy

용어	정의
hair shaft [hɛə ʃæft]	털줄기(모간)
horny layer [hɔ́əni leir]	각질(각질층)
hyperopia [hàipuropiə]	원시
incus [íŋkəs]	모루뼈(침골)
inferior oblique muscle [infíriur ɔblí:k mʌsl]	아래빗근(하사근)
inferior rectus muscle [infíriur rɛ́ktəs mʌsl]	아래곧은근(하직근)
inner ear [ínr ir]	속귀(내이)
integument [intégjumənt]	외피, 덮개, 층
iris [áiris]	홍채
lacrimal gland [lǽkriməl glænd]	눈물샘(누선)
Langer's line [læŋrz lain]	랑거선
laser trabeculoplasty [léizər trəbékjuləplǽsti]	레이저 모양주성형술
lateral rectus muscle [lǽtərəl réktəs mʌsl]	가쪽곧은근(외측직근)
lens [lenz]	수정체, 렌즈
lunula [lú:njulə]	초승달(반월)

용어	정의
macula lutea [mǽkjulə lu:tiə]	황반
malleus [mǽliəs]	망치뼈(추골)
mastoid air cell [mǽstɔid ɛə sɛl]	꼭지벌집, 유돌벌집(유돌봉소)
mastoid process [mǽstɔid prásɛs]	꼭지돌기, 유돌기(유양돌기)
medial rectus muscle [mí:diəl réktəs mʌsl]	안쪽곧은근(내측직근)
Meibomian gland [meibomiən glænd]	눈꺼풀판샘, 마이봄선(검판선)
membranous labyrinth [mémbrənəs lǽnbərinθ]	막미로
middle ear [midl ir]	가운데귀(중이)
myopia [máiopiə]	근시
nail [neil]	손 · 발톱
nail matrix [neil méitriks]	손발톱바탕질, 조갑기질(조기질)
nail root [neil ru:t]	손발톱뿌리, 조갑근(조근)
nervous layer [nə́:vəs leir]	신경층
olfactory epithelium [ɔlfǽktəri èpiθí:ljəm]	후각상피
optic nerve disk [áptik nə:rv disk]	시(각)신경원반, 시(각)신경유두(시신경원반)
optic papilla [áptik pəpílə]	시(각)신경유두(시신경유두)
oval window [óuvəl windou]	안뜰창(난원창)
papillary layer [pəpíləri leir]	유두층

해부학

Anatomy

용어	정의
posterior chamber [pastí:rir tʃéimbr]	뒷방(후방)
pupil [pjú:pæ]	동공
reticular layer [rétikjulur leir]	그물층, 망상층
retina [rέtinə]	망막
rod cell [rad sεl]	막대세포(간상세포)
round window [raund windou]	달팽이창(정원창)
Schlemm's canal [ʃlεmz kənæl]	슈렘관
sclera [sklέrə]	공막, 흰자위막
scleral sinus [sklĩ:rəl sáinəs]	공막정맥굴(공막정맥동)
sebaceous gland [sibéiʃəs glænd]	피부기름샘(피지선)
semicircular canal [sεmisə́:kjulə kənæl]	반고리뼈관(반고리관)
skin [skin]	피부
sphincter pupillae muscle [sfíŋktr pju:pílə mʌsl]	동공조임근(동공괄약근)
spinous layer [spáinəs leir]	가시층(극층)
spiral organ [spáirəl ɔrgən]	나선기관

용어	정의
stapes [stéipi:z]	등자뼈(등골)
stapes mobilization [stéipi:z moubilizéiʃən]	등골가동술
subcutaneous tissue [sʌbkjutéinjəs tíʃu:]	피부밑조직(피하조직)
superior levator muscle [səpíriə lɛvéitur mʌsl]	눈꺼풀올림근(안검거근)
superior oblique muscle [səpíriur oblí:k mʌsl]	위빗근(상사근)
superior rectus muscle [səpíriur réktəs mʌsl]	위곧은근(상직근)
sweat gland [swɛt glænd]	땀샘(한선)
synechiolysis	유착박리술
tarsal gland [tarsəl glænd]	눈꺼풀판샘, 안검판선(검판선)
taste bud [teist bʌd]	맛봉오리(미뢰)
tympanic membrane [timpǽnik mémbrein]	고막
vascular layer [vǽskjulur leir]	맥관층, 혈관층
vestibular organ [véstibjulr ɔrgən]	안뜰기관(전정기관)
vitreous body [vítriəs bádi]	유리체(초자체)

2. 해부학

F 기본간호학

Fundamentals of Nursing

학습목표

1. 간호의 기본 개념이 되는 간호용어를 이해할 수 있다.
2. 인간의 요구에 따른 간호과정을 적용 시 용어를 이해할 수 있다.
3. 투약 및 치료적 간호와 관련된 용어를 터득할 수 있다.

목 차

Fundamentals of Nursing

1. 간호, 건강, 간호과정, 기록

용어	정의
actual problem [æktʃuʌl]	실제적 문제
acute illness [ʌkjut ilnəs]	급성 질병
assessment [əsésmənt]	사정
certification [sè:rtifikéiʃən]	자격, 인증, 증명
change of shift report [tʃenʒ ʌv ʃift rəpɔrt]	근무교대 보고
chronic illness [kranək ilnəs]	만성 질병
client record [klaiənt rɛkɔrd]	대상자 기록
collaborative (interdependent) nursing intervention [kʌlæbərətiv nʊrsiŋ intərvenʃən]	협동적(상호의존적) 간호중재
consultation, referral [kansʊlte:ʃən]	자문(의뢰)
continuing education [kəntinjuiŋ èdʒuké:ʃiən]	보수교육
dependent nursing intervention [dipɛndənt nʊrsiŋ intərvenʃən]	의존적 간호중재
dependent nursing action [dipɛndant nʊrsiŋ ækʃən]	의존적 간호활동
diagnosis [dàiəgnóusis]	진단

용어	정의
diagnosis related group (DRG) [dàiəgnóusis riléitid grup]	포괄수가제(질병군 포괄수가제)
discharge plan [distʃardʒ plæn]	퇴원계획
discharge summary [distʃardʒ sʌmʊri]	퇴원요약
disease [dizi:z]	병, 질병, 질환
evaluation [ivæljueiʃən]	평가
flow sheet [flow ʃit]	상례기록
goal, objective, outcome [goul, ʌbʒɛktəv, autkʌm]	목적, 목표, 결과
health problem [hélθ pralm]	건강문제
health promotion [hélθ prmóuʃən]	건강증진
hierarchy of basic needs [hàiərà:rki əf béisik ni:ds]	기본욕구의 단계
holistic health care [hɔlistik hɛlθ ker]	전인적 건강관리
illness [ilnəs]	병, 질병(불건강)
implementation [impləmɛntiŋ]	수행
incident report [insidɛnt ripɔrt]	사건보고

기본간호학

Fundamentals of Nursing

용어	정의
independent nursing intervention [indəpɛndənt nʊrsiŋ intʊrvɛnʃən]	독자적 간호중재
in-service education [insʊrvəs ɛdʒukeʃən]	실무교육
interview [intʊrvju]	면담, 면접
kardex care plan [kardɛx ker plæn]	카덱스 간호계획
malpractice [mælpræktʌs]	의료 과실(과실)
medication record [mɛdəkeʃn rɛkɔrd]	투약기록
narrative note [nɛrʌtiv nout]	서술 기록
negligence [néglidʒəns]	태만
nursing [nursiŋ]	간호
nursing accident [nursiŋ æksədɛnt]	간호 사고
nursing audit [nursiŋ ɔdit]	간호 감사
nursing care conference [nʊrsiŋ ker konfʊrɛns]	간호 집담회
nursing care plan [nursiŋ ker plæn]	간호계획

용어	정의
nursing care round [nursiŋ ker raund]	간호회진
nursing diagnosis [nursiŋ daijʌgnousəs]	간호진단
nursing history [nursiŋ histri]	간호력
nursing order [nursiŋ ɔrdr]	간호지시
nursing process [nursiŋ prasɛs]	간호과정
nursing theory [nursiŋ θi:əri]	간호이론
objective data [abjɛktəv detə]	객관적 자료
observation [absʊrveʃən]	관찰
physical assessment [fizəkl ʌsɛsmənt]	신체사정
plan [plæn]	계획
potential problem [potɛnʃəl prabləmz]	잠재적 문제
problem-oriented record [prablm ɔriɛntəd rɛkurd]	문제중심 기록
professional [profɛʃən]	전문직
progress notes [pragrɛs nouts]	경과기록
quality of life [kwáləti láif]	삶의 질
rapport [əræpɔr]	라포르, 치료적 소통관계(친밀감)
report [rəpɔrt]	보고
risk factor [risk fæktr]	위험인자(위험요소)

기본간호학

Fundamentals of Nursing

용어	정의
risk management [risk mænədʒmənt]	위험도관리(위기관리)
self efficacy [sélf éfikəsi]	자기효능
SOAP format [soup fɔrmæt]	SOAP형식
source oriented record [sɔrs ɔriɛntd rɛkʊrd]	정보중심기록
subjective data [sʌbjɛktəv detə]	주관적 자료
wellness [wɛlnəs]	안녕

2. 병원환경, 감염, 안전

용어	정의
admission [ədmiʃən]	입원
aerobic [ɛəróubik]	산소성(호기성의)
ambulatory facility [ǽmbjulətɔ̀ri fəsíləti]	통원시설
anaerobic [ǽnəróubik]	무산소(혐기성의)
antibody [ǽntibádi]	항체
antigen [æntidʒən]	항원
antiseptic [æntəsέptək]	방부제
asepsis [əsέpsəs]	무균법, 무균
asphyxiation [æsfíksiéilən]	질식
bacteria [bæktiəriə]	세균
call bell [kú:l bél]	호출 벨
category-specific isolation system [kætəg(ə)ri-spəsifək àisəléiʃən sistəm]	범주별 관리
consultation [kánəltéiʃən]	자문(의뢰)
coordination [koɔrdənèiʃən]	조정
discharge [distʃárdʒ]	퇴원
disinfection [disinfékʃən]	소독
emergency treatment [imə́:rdʒənsi trí:tmənt]	응급처치

Fundamentals of Nursing

용어	정의
endogenous [ɛndádʒənəs]	내부, 내인(내인성의)
fall [fɔ́:l]	낙상
follow-up [fáloʌp]	추후관리
fungus [fʌndʒai]	곰팡이, 진균
glove [glʌv]	장갑
gram-negative bacteria [græm nέgətəv bæktíriə]	그람음성균
gram-positive bacteria [græm pázətəv bæktíriə]	그람양성균
hospital [háspitl]	병원
immune response [imjún rəspáns]	면역 반응
incubation period [inkjubéiʃən pí ə·riəd]	잠복기
infection [infέkʃən]	감염
inflammatory response [inflǽmətɔ́:ri rispáns]	염증반응
injury [í ndʒə·ri]	손상, 부상
isolation [àisəléiʃən]	분리, 격리
localized symptom [lóukəlàizd sí mtəm]	국소 증상

용어	정의
mask [mæsk]	마스크
medical asepsis [médəkl əsépsəs]	내과적 무균법
normal flora [nɔ́:rməl flora]	정상균 무리(정상균주)
nosocomial infection [nòusoukámiəl infékʃən]	병원내 감염(병원감염)
opportunistic infection [àpərtúnəstik infékʃən]	기회감염
pathogen [pǽθədʒən]	병원체
poisoning [pɔ́izəniŋ]	중독
progress note [prágres nout]	경과기록
resident flora [rézədent flɔ́rə]	토박이 균무리(상주균)
restraint [ristréint]	억제대
side rail [sáid reil]	침상난간
sterilization [stèrəlizéiʃən]	멸균
surgical asepsis [súrdʒəkl əsépsəs]	외과적 무균법
susceptibility [səsèptəbiləti]	감수성
transfer [trænsfr]	이동
virulence [ví rjuləns]	독력, 발병력, 균력(독성)

3. 기본간호학

3. 상처, 개인위생, 활동, 안위, 체위, 수면, 영양, 배변

용어	정의
accident report [ǽksədɛnt ripórt]	사고 보고서
acne [ǽkni]	여드름
assistive active exercise [ǽktəyəsí ǽktiv ɛ́ksərsàiz]	능동적 보조운동
active exercise [ǽktiv ɛ́ksərsàiz]	능동 운동
acute pain [əkjút pein]	급성 통증
ambulation [æmbjuleʃən]	보행, 이동
analgesic [ænɔldʒí sək]	진통제
ankylosis [æŋkəlòusəs]	관절굳음(관절강직)
anorexia [ænərɛ́ksiə]	식욕부진, 입맛 없음
anthropometry [ǽnθrəpəmî́tri]	인체계측
applicator [ǽpləkeitr]	면봉
arousal [əráuzl]	각성
asphyxiation [æsfî ksiéiʃən]	질식
auditory [ɔdətɔ̀ri]	청각
bandage scissors [bǽndədʒ sízʊrz]	붕대 가위

용어	정의
basal metabolism [béisl mɛtǽbəlizəm]	기초 대사
bed rest [bɛd rɛst]	침상 안정
body mechanics [bɑ́dí məkǽnəks]	신체역학
bowel incontinence [báuəl inkɑ́ntənəns]	장실금
bowel movement [báuəl múvmənt]	창자운동(장운동, 배변)
bowel training [báuəl tréiniŋ]	배변훈련(장훈련)
bowl [boul]	사발, 주발, 볼
bulimia [bulímiə]	폭식증(식욕항진)
calorie [kǽləri]	칼로리, 열량
causalgia [kɔzǽldʒiə]	작열통
cholesterol [kəlɛ́stərɔ̀l]	콜레스테롤
chronic pain [krɑ́nək pein]	만성 통증
chyme [kaim]	미즙(유미즙)
colon [kóuln]	잘록창자(결장)
colostomy [kəlɑ́stəmi]	잘록창자창냄술(결장루)
complete protein [kəmplít próuti:n]	완전단백질
constipation [kɑ́nstəpéiʃən]	변비
contracture [kəntrǽktʃər]	구축, 오그라듦(경축)
cotton ball [kɑ́tn bɔ:l]	코튼볼

3. 기본간호학

기본간호학

Fundamentals of Nursing

용어	정의
curet [kjurέt]	퀴레트(큐렛)
cutaneous pain [kjutéiniəs pein]	피부 통증
debridement [dəbrí dmənt]	죽은조직제거술, 데브리망 (변연절제술)
decubitus ulcer [dəkju:bətəs ʌ́lsr]	욕창궤양(욕창)
delta sleep [dέltə slip]	델타 수면
dental caries [kεriz]	치아우식(충치)
deprivation [dέprəvéiʃən]	박탈
dermis [dɔrməs]	진피
diarrhea [dàiəríə]	설사
dorsal recumbent position [dɔrsəl ricʌmbənt pəzíʃən]	배횡와위
drain [drein]	배출관, 드레인
dressing cart [drέsinŋ kart]	드레싱 카트
dressing set [drέsinŋ sεt]	드레싱 셋
emollient [əmɑ́ljənt]	피부연화제(윤활제)
enema [έnəmə]	관장
enteral nutrition [έntərəl nutríʃən]	장관영양(경장영양)

용어	정의
enuresis [ènjurísəs]	유뇨증
erect / standing position [ərékt ɔr stǽndiŋ pəzíʃən]	직립위
exudate [éksudèit]	삼출물
fatty acid [fǽti ǽsəd]	지방산
fecal impaction [físiz impǽkʃən]	대변 메막힘(분변매복)
feces [físiz]	대변(분변)
flaccidity [flæksidəti]	이완, 무기력
flatulence [flǽtʃuləns]	위창자내공기참(고창)
flatus [fléitəs]	위창자가스, 방귀
footdrop [fʊtdrɑp]	발처짐(족하수)
forceps [fɔ́:rsəps]	집게, 겸자(섭자)
friction [fríkʃən]	마찰
gauze [gɥ:z]	거즈
gingiva [dʒíndʒəvə]	잇몸(치은)
gingivitis [dʒíndʒəváitəs]	잇몸염(치은염)
gustatory [gʌstətɔ̀ri]	미각
halitosis [hǽlətóusəs]	입냄새(구강악취)
hemorrhoid [hémərɔid]	치핵(치질)
hemostat [hi:məstæt]	지혈집게(지혈겸자, 지혈섭자)
hole towel [houl tawl]	공포
ileostomy [íliɔstəmi]	돌창자창냄술(회장루)

기본간호학

Fundamentals of Nursing

용어	정의
incision [insíʒən]	절개
inner canthus (medial canthus) [ínər kǽnθəs]	안쪽눈구석(내안각)
insomnia [insámniə]	불면, 불면증
isokinetic exercise [áisoukənɛ́tək ɛ́ksʊrsàiz]	등역학 운동
isometric exercise [áisəmɛ́trək ɛ́ksʊrsàiz]	등척운동
isotonic exercise [àisoutánək ɛ́ksʊrsàiz]	등장운동
jar [dʒar]	통
kelly [kɛli]	켈리
kinesthesia [kínisθiziə]	운동감각
knee-chest position [ni-tʃest pəsíʃən]	무릎 가슴 자세(슬흉위)
knife handle [naif hǽndl]	나이프 핸들
laxative [lǽksətiv]	완하제, 설사제
lipid [lípəd]	지질
lithotomy position [ləθátəmi pəzíʃən]	돌제거술 자세(쇄석위)

용어	정의
narcolepsy [nárkəlɛ́psi]	발작수면, 기면증(수면발작증)
necrosis [nəkróusəs]	괴사
needle holder [ní:dl hóuldr]	바늘집게(니들홀더)
nitrogen balance [náitrədʃən bǽləns]	질소평형
non-rapid eye movement sleep [nón-rǽpəd ai múvmənt slip]	NREM 수면, 비급속안구운동수면
nutrient [nútriənt]	영양소
nutrition [nútríʃən]	영양
obesity [oubísəti]	비만, 비만증
occult blood [əkult blʌd]	잠재혈액, 숨은혈액
olfactory [ɔlfǽktəri]	후각
opioid [óupiɔid]	아편 유사제
pain [pein]	통증
pain threshold [pein θrɛ́ʃhould]	통증 역치
pain tolerance [pein tálərəns]	통증 내성
parenteral nutrition [pærɛ́ntərəl nutríʃən]	비경구 영양
passive exercise [pǽsəv ɛ́ksursàiz]	피동 운동(수동 운동)
perception [pursɛ́pʃən]	지각, 인지

Fundamentals of Nursing

용어	정의
perceptual alteration [pərsέpʃuəl ɔltəréiʃən]	지각적 변화
peristalsis [pέrəstɔ́lsis]	꿈틀운동(연동운동)
personal hygiene [pʊrsənl háidʒin]	개인위생
phantom pain [fǽntəm pein]	헛통증, 환상통증
placebo [pləsí:bou]	속임약, 플라세보
plaster [plǽstʊr]	반창고
podiatrist [poudáiətrəst]	발전문가(족치료사)
polysomnography [pálisamnágrəfi]	수면다원검사
presbycusis [prὲzbəkúsəs]	노년난청(노인성 난청)
pressure sore [prέʃr ʌlsr]	압박궤양, 욕창
probe [proub]	더듬자, 탐색자(프로브)
prone position [proun pəzíʃən]	엎드린자세(복위)
pus pan [pʌs pæn]	곡반, 농반
range of motion [reinʒ ʌv móuʃən]	관절 가동범위
rapid eye movement sleep [rǽpəd ai múvmənt slip]	REM수면, 급속안구운동수면

용어	정의
reactive hyperemia [riǽktəv hàipurímiə]	반응충혈(반응적 충혈)
reception [risɛ́pʃən]	수용
referred pain [rifərd pein]	연관통증
rest [rɛst]	휴식
restraint [ristréint]	억제대
reticular activating system [ritíkjul æktəvéitiŋ sístm]	망상활성계
saturated fatty acid [sætʃərèitid fǽti ǽsəd]	포화지방산
scalpel [skǽlpl]	작은칼, 스캘펄
scissors [sizurz]	가위
sebaceous gland [səbéiʃəs glænd]	피부기름샘, 피지선
sensory alteration [sɛ́nsəri ɔltəréiʃən]	감각적 변화
sensory deprivation [sɛ́nsəri dèprəvéiʃən]	감각박탈
sensory overload [sɛ́nsəri òuvərlóud]	감각과잉
Sim's position [síms pəzíʃən]	심스 체위
sitting position [sítiŋ pəzíʃən]	앉은자세(좌위)
sleep [slip]	잠, 수면
sleep apnea [slip æpníə]	수면무호흡

Fundamentals of Nursing

용어	정의
sleep cycle [slip saikl]	수면주기
sleep deprivation [slip dɛ́prəvéiʃən]	수면박탈
somatic pain [soumǽtək pein]	몸통증(체성 통증)
somnambulism [samnǽmbjulìzm]	몽유병
sterile towel [stɛ̀rl tawl]	멸균포
stimulus [stímjuləs]	자극
stoma [stóumə]	스토마, 구멍(장루)
suffocation [sʌfəkéiʃən]	질식
supine position [səpáin pəzíʃən]	바로 누운자세, 앙와위
suppository [səpázətori]	좌약
surgical blade [surdʒəkl bleid]	외과용 칼날
suture [su:tʃʊr]	봉합, 꿰맴, 봉합사
tactile [tǽktil]	촉각
tartar [tɑ́rtər]	치석
total parenteral nutrition [tóutl pæréntərəl nju:tríʃən]	완전 비경구영양, 완전정맥영양

용어	정의
tongue depressor [tʌŋ dipresər]	혀누르개(설압자)
tonus [tóunəs]	긴장, 긴장도
tray [trei]	쟁반(트레이)
unsaturated fatty acid [ʌnsǽtʃərèitəd fǽti ǽsəd]	불포화 지방산
vaginal speculum [vædʒənl spɛ́kjuləm]	질경
Valsalva maneuver [valsælvə mənuver]	발살바 조작
visceral [vísəral]	내장
visceral pain [vísurəl pein]	내장통증, 장기통증
visual [víʒuəl]	시각

4. 배뇨, 활력승상, 신제검신, 산소화, 제논뉴시

용어	정의
adventitious breath sound [ædvəntíʃəs breθ sáund]	비정상적 호흡음
alcohol swab [ǽlkəhɔl swáb]	알코올 솜
alveoli [ælvíəlài]	허파꽈리(폐포)
antipyretic [æntipairétək]	해열제
anuria [ʌnjúriə]	무뇨
arrhythmia [əriθmiə]	부정맥
auscultation [ɔskəltéiʃən]	청진
ballooning [bəlú:niŋ]	풍선확장
bedpan [bed pæn]	실내용 변기(침상변기)
blood pressure [blʌd préʃr]	혈압
body temperature [bádi témpəritʃər]	체온
bradycardia [brædípniə]	느린맥, 서맥
bradypnea [brædípniə]	호흡완만, 느린호흡(서호흡)
bronchial sound [bráŋkiəl saund]	기관지소리, 기관지음
bronchovesicular sound [bráŋkouvəsikjulr saund]	폐포음
bruit [brwit:]	쉿소리, 잡음

용어	정의
catheter [kǽθiter]	카테터, 도관, 이끌관
catheterization [kæθəturizéiʃən]	카테터 삽입(인공도뇨)
chilling [fʃiliŋ]	냉각, 오한감
circadian rhythm [sərkéidiən ríðm]	하루 주기 리듬(24시간 리듬)
cold [kould]	한랭, 저온, 찬, 감기(냉)
condom catheter [kándəm kǽθitr]	콘돔 카테터(콘돔 도뇨관)
core temperature [kor témpəritʃər]	중심체온, 심부체온
crackle [krǽklz]	거품소리, 수포음(악설음)
cyanosis [sàiənóusəs]	청색증
diastolic pressure [dàiəstálək préʃer]	확장기압(이완기혈압)
diffusion [dəfjúʒən]	확산, 퍼짐
disposable pad [dispóuzəbl pæd]	일회용 패드
dry cold [drai kould]	건냉
dry heat [drai hit]	마른열, 건열
dullness [dʊlnəs]	둔탁음(탁음)
dyspnea [dispníə]	호흡곤란
dysuria [disjúriə]	배뇨통, 배뇨장애(배뇨곤란)
ecchymosis [èkimóusəs]	반(상)출혈, 얼룩출혈

기본간호학

Fundamentals of Nursing

용어	정의
edema [ədímə]	부종
eupnea [jùpniə]	정상호흡
exhalation [èkshəléiʃən]	날숨, 호기, 증발
expiration [ɛ̀kspiréiʃən]	날숨, 호기, 사망
febrile [fíbrʊl]	열, 열성
flatness [flǽtnəs]	탁음(평탄음)
flushing [flʌʃiŋ]	홍조
foley catheter [foli kæθitɚ]	폴리도뇨관, 폴리카테터 (유치도뇨관)
fremitus [frɛmitʌs]	진동감(진탕음)
functional incontinence [fʌŋkʃənəl inkántənəns]	기능적 요실금
gas exchange [gæs ikstʃéinʒ]	가스 교환
glycosuria [glàikəsúriə]	당뇨
heat [hit]	열
heat loss [hit lɔs]	열손실(열소실)
heat production [hit prədʌkʃən]	열생산
hematuria [hímətúriə]	혈뇨

용어	정의
humidification [hjumìdəfəkéiʃən]	가습요법
hyperpyrexia [hàipʊrpairɛ́ksiə]	고열
hyperresonance [hàipʊrɛ́zonɔns]	과다공명(과공명음)
hypertension [hàipʊrtɛ́nʃən]	고혈압
hyperthermia [hàipʊrθʊrmiə]	고열, 고체온
hyperventilation [hàipʊrvɛ̀ntəléiʃən]	과다환기, 과호흡(과도환기)
hypotension [hàipotɛ́nʃən]	저혈압
hypothermia [hàipoθʊrmiə]	체온저하, 저체온
hypoventilation [hàipovɛ̀ntəléiʃən]	저환기, 호흡저하(과소환기)
hypoxia [haipáksiə]	저산소증
ileal conduit [iliəl kánduit]	돌창자통로(회장도관)
incontinence [inkántənəns]	실금, 새기, 실조
indwelling catheter [indwɛlliŋ kǽθətr]	유치도뇨관
inhalation [ínhəléiʃən]	흡입
inspection [inspɛ́kʃən]	시진
inspiration [ìnspʊréiʃən]	들숨, 흡기
irrigation [írəgéiʃən]	세척, 관류

기본간호학
Fundamentals of Nursing

용어	정의
jaundice [dʒɔndəs]	황달
Korotkoff sound [kɔratkɔf sáund]	코로트코프음
lubricant [lúbrəkənt]	윤활제
lysis [láisəs]	용해, 분해
mass [mæs]	덩이, 종괴
micturition, urination, voiding [mìktʊ́ríʃən, júrənéiʃən, vɔidiŋ]	배뇨
moist cold [mɔist kould]	습냉
moist heat [mɔist hit]	습열
murmur [mər:mə]	잡음
nasal speculum [néizl spékjuləm]	비경, 코벌리개
Nelaton's catheter [nɛ́lətàn kǽθitr]	넬라톤카테터(단순도뇨관)
neurologic hammer [nurəladʒik hǽmr]	신경계 망치
nocturia [nɑktjúria]	야간뇨, 야뇨증(야뇨)
nodule [nádʒu:l]	결절, 작은결절, 소절
oliguria [ɔ́ligúriə]	소변감소, 요감소(핍뇨)

용어	정의
ophthalmoscope [ɑfθǽlməskòup]	눈보개(검안경)
orthopnea [ɔərθəphniə]	앉아숨쉬기(좌위호흡)
orthostatic hypotension [ɔrθəstǽtək hàipoténʃən]	기립저혈압 (직립성 저혈압, 체위성 저혈압)
otoscope [óutəskòup]	귀보개(이경)
oxygen therapy [áksədʒən θérəpi]	산소요법
pallor [pǽlɔr]	창백
palpation [pæ̀lpéiʃən]	촉진
penlight [pénlàit]	소형 만년필형 손전등
percussion hammer [pərkʌʃən hǽmr]	타진 망치
perfusion [pʊrfjúʒən]	관류
petechia [pətékiə]	출혈점(점상출혈)
pleural friction rub [plúərəl fríkʃən rʌb]	가슴막마찰음(흉막마찰음)
polyuria [pálijúriə]	다뇨
postural drainage [pástʃʊrl dréinədʒ]	체위배출술
precordium [prikɔrdiəm]	명치부위(전흉부)
proteinuria [pròutinjúriə]	단백뇨
pulse [pʌls]	맥박
pus pan [pʌs pæn]	곡반, 농반

3. 기본간호학

용어	정의
pyuria [paijúriə]	고름뇨(농뇨)
pyrexia [paiəˑréksiə]	열, 발열
rebound tenderness [ribáund téndərnis]	반동압통
reflex incontinence [ríflɛks inkántənəns]	반사요실금
residual urine [rizídʒuəl jʊrin]	잔뇨
resonance [rɛ́zənənts]	공명, 공명음
respiration [rɛ́spəré:ʃan]	호흡
rhonchus [ráŋkəs]	삑삑거림(건성수포음)
safety pin [séifti pin]	안전핀
scale [skeil]	저울(체중기)
Snellen chart [snɛlen tʃart]	시력표
sphygmomanometer [sfigmoumənómətər]	혈압계
sterile glove [stɛ́rl glouvs]	소독장갑, 멸균장갑
stertorous [stʊrtərəs]	코고는
stethoscope [stɛ́θəskòup]	청진기

용어	정의
stress urinary incontinence [strɛs jurəneri inkántinəns]	복압오줌새기, 스트레스요실금(복압성 요실금)
stridor [stráidər]	그렁거림, 협착음(천명음)
suction [sʌkʃn]	빨기(흡인)
systolic pressure [sistálək prɛ́ʃr]	수축기압(수축기혈압)
tachycardia [tǽkəkárdiə]	빠른맥, 빈맥
tachypnea [tǽkipniə]	빠른호흡, 빈호흡
tactile fremitus [tǽktail]	촉각 진동감(촉감 진탕음)
tape measure [tæppe meʒər]	줄자
tenderness [téndərnis]	압통, 누름통증
thermometer [θərmámətər]	체온계
thrill [θril]	떨림(진동)
tongue depressor [tʌŋ dəprɛ́sr]	혀 누르개, 설압자
total incontinence [tóutl inkántənəns]	완전요실금
tremor [trɛ́mər]	떨림, 진전
tuning fork [túniŋ fɔrk]	소리굽쇠, 음차
turgor [tə́:rgər]	피부긴장도
tympany [tímpəni]	가스 팽만음(고창음, 고음)
urge incontinence [ə·dʒ inkántinəns]	절박찔끔증, 절박 요실금, 절박새기증(긴박성 요실금)

기본간호학 Fundamentals of Nursing

용어	정의
urinary incontinence [júrənɛri inkántənəns]	오줌새기, 오줌지림(요실금)
urinary retention [júrənɛri ritɛnʃən]	요정체
urinary urgency [júrineri urdʒənsi]	소변 못참음, 요절박(긴박뇨)
urination [júrinéiʃən]	소변보기(배뇨)
ventilation [vèntəléiʃən]	환기
vesicular breathing [visíkjulr bríðiŋ]	폐포호흡음(폐포성 호흡음)
vital sign [váitl sɑin]	활력징후
voiding [vɔidiŋ]	배뇨
wheezing [hwíziŋ]	쌕쌕거림, 천명(천명음)

5. 투약

용어	정의
absorption [æbsɔ́rpʃən]	흡수
allergy [ǽlurdʒi]	알레르기
ampule [æmpjul]	앰플
anaphylactic reaction [ænəfəlǽktək riǽkʃən]	아나필락시스반응, 초과민반응
chemical name [kέmikel neim]	화학명
cumulative effect [kjú:mjulətiv ifέkt]	누적효과, 축적효과(축적작용)
drug abuse [drʌg ʌbjú:s]	약물 남용
drug dependence [drʌg dipέndənts]	약물 의존
drug misuse [drʌg misjí:s]	약물 오용
excretion [əkskrí:ʃən]	배설, 배설물
generic name [dʒənέrək neim]	속명, 일반명
heparin lock [hεpərən lak]	헤파린 록
inhalation [inhəléiʃən]	흡입
injection [indʒέkʃən]	주사
instillation [ìnstəléiʃən]	점적주입, 방울주입
intradermal injection [intrədərməl inndʒέkʃən]	피부내주사, 피내주사

3. 기본간호학

Fundamentals of Nursing

용어	정의
intramuscular injection [intræmʌ́skjulr indʒέkʃən]	근육내주사, 근육주사
intravenous route [intrævíːnəs ruːt]	정맥투여
irrigation [ìrgéiʃən]	세척, 관류
medication [mεdikéiʃən]	투약
medication order [mεdikéiʃən ɔrdr]	투약 처방
metabolism [mətǽbəlizm]	대사
official name [ɔfíʃl neim]	약전명
parenteral [pæ̀rəntérəl]	비경구
pharmacology [farməkɑ́lədʒi]	약리학
piggyback infusion [pigibæk infjúːʒən]	피기백 주입
prescription [priskrípʃən]	처방
subcutaneous injection [sʌbkjuːtéinjəs indʒέkʃən]	피부밑주사, 피하주사
tolerance [tɑ̀lərəns]	내성
trade name [treid neim]	상품명
vial [vaiəl]	바이알, 작은병

용어	정의
Z-track technique [zi-træk tεknik]	Z-track 주사방법

6. 약어

용어	정의
abd (abdomen)	복부
ABGA (arterial blood gas analysis)	동맥혈 가스 분석
ABR (absolute bed rest)	절대 침상 안정
a.c. (before meals)	식전
amp (ampule)	앰플
BE (barium enema)	바륨 관장
b.i.d. (twice a day)	하루 두 번
BR (bed rest)	침상 안정
BUN (blood urea nitrogen)	혈액요소질소
c- (with)	~와 함께
C&S (culture and sensitivity)	배양과 감수성
Ca (cancer)	암
Cal (calorie)	칼로리
CC (chief complaint)	주호소
CNS (central nervous system)	중추신경계
CS (chest surgery)	흉부외과
D/C(dc) (discontinue)	중단, 정지
DER (dermatology)	피부과

용어	정의
DOA (death on arrival)	도착시 사망
Dr (doctor)	의사
DW (dextrose in water)	포도당
Dx (diagnosis)	진단
EENT (eyes, ears, nose and throat)	안, 이, 비, 인후
EM (emergency medicine)	응급의학과
ENT (otorhinolaryngology)	이비인후과
ER (emergency room)	응급실
ESR (erythrocyte sedimentation rate)	적혈구 침강속도, 혈침속도
Fahrenheit	화씨
FH (family history)	가족력
GB (gallbladder)	쓸개(주머니), 담낭
GI (gastrointestinal)	위장
gm (gram)	그램
GS (general surgery)	일반외과
gtt. (drop)	방울
HB (hemoglobin)	혈색소, 헤모글로빈
HBV (hepatitis B virus)	B형 간염 바이러스
HCT (hematocrit)	적혈구용적률, 헤마토크리트
h.s. (hour of sleep)	취침시
ht (height)	신장, 키

기본간호학 Fundamentals of Nursing

용어	정의
HTN (hypertension)	고혈압
Hx (history)	환자병력
I&O (intake and output)	섭취량과 배출량(섭취와 배설)
ICU (intensive care unit)	중환자실
IV (intravenous)	정맥내
KUB (kidney, ureter, bladder)	콩팥 요관 방광 단순촬영 (신장, 요관, 방광)
Lab (laboratory)	실험실
Lb, lb (pound)	파운드
LLQ (left lower quadrant)	좌측 하부 1/4
lt or Ⓛ (left)	왼쪽
LUQ (left upper quadrant)	좌측 상부 1/4
M (male)	남성
MD (mid-day)	정오
min (minute)	분
MN (mid-night)	자정
MRSA (methicillin resistant Staphylococcus aureus)	메티실린 저항성 황색포도알균 (메치실린 저항성 황색포도상구균)
Neg (negative)	음성

용어	정의
NPN (nonprotein nitrogen)	비단백질 질소(비단백 질소)
NPO (nothing by mouth)	금식
OBGY (obstetrics and gynecology)	산부인과
OP (operation)	수술
OPD (outpatient department)	외래
OPH (ophthalmology)	안과
OR (operating room)	수술실
OZ (ounce)	온스
P (pulse)	맥박
p.c. (after meals)	식후
PE (physical examination)	신체검진
PED (pediatrics)	소아과
PH (past history)	과거력
PO (by mouth)	경구적
post op (post operative)	수술 후
pre op (pre operative)	수술 전
prep (preperation)	준비
PRN(p.r.n.) (whenever necessary)	필요시에
PS (plastic and reconstructive surgery)	성형외과

Fundamentals of Nursing

용어	정의
Psy (psychiatry)	정신과
pt (patient)	환자
pt (pint)	파인트
q.2h. (every two hours)	매 2시간마다
q.d. (every day)	매일
q.h. (every hour)	매시간
q.i.d. (four times a day)	하루 네 번
qt (quart)	쿼트
r (rate)	율
R (respiration)	호흡
RBC (red blood cell)	적혈구
RDA (recommended dietary allowance)	영양권장량, 음식물권장량
RLQ (right lower quadrant)	우측 하부 1/4
RM (rehabilitation medicine)	재활의학과
RN (registered nurse)	공인간호사(등록간호사)
ROM (range of motion)	관절가동범위
ROS (review of system)	체계적 고찰
RR (recovery room)	회복실

용어	정의
rt or ® (right)	오른쪽
RUQ (right upper quadrant)	우측 상부 1/4
S- (without)	~없이
Sol (solution)	용액
SOS (if there is need)	위급시
sow (sips of water)	소량의 물
stat. (immediately)	즉시
Sx (symptom)	증상
T (temperature)	체온
TB (tuberculosis)	결핵
t.i.d. (three times a day)	하루 세 번
TPR (temperature, pulse, respiration)	체온, 맥박, 호흡
U (unit)	단위
UA (urinalysis)	소변검사
URO (urology)	비뇨기과
VO (verbal order)	구두지시
VRE (vancomycin resistant enterococcus)	반코마이신 저항성 창자알균 (반코마이신 저항성 장내구균)
VRSA (vancomycin resistant staphylococcus aureus)	반코마이신 저항성 황색포도알균 (반코마이신 저항성 황색포도상구균)
VS (vital sign)	활력징후
WBC (white blood cell)	백혈구

용어	정의
WNL (within normal limits)	정상범위내
Wt (weight)	체중

성인간호학

Medical - Surgical Nursing

학습목표

성인의 건강문제를 해결하기 위해 필요한 용어를 습득한다.

1. 각 system에 따른 일반적인 증상, 진단, 검사 및 치료에 관련된 용어를 정의하고 설명할 수 있다.
2. 각 system에 따른 수술에 관련된 용어를 정의하고 설명할 수 있다.
3. 각 system에 따른 의무기록에서 사용하는 약어를 설명할 수 있다.

목 차

성인간호학

Medical - Surgical Nursing

1. 소화기계

1) 증상과 진단에 관련된 용어

용어	정의
abdominal pain [æbdámənəl pein]	복통, 배앓이
abscess [æbsɛs]	**고름집, 농양**: 조직의 괴사에 의한 농의 국소적 집합
absorption [æbsɔːrpʃən]	흡수
achalasia [ækəleiʒiə]	**이완불능증, 이완못함증**: 식도의 분문 괄약근이 이완되지 않는 상태
achlorhydria [æklɔrhaidriə]	위산없음증, 무위산증
acidosis [ǽsidóusəs]	산증
adhesion [ædhiːʒən]	유착, 부착
alkalosis [ǽlkəlosəs]	알칼리증
anal fistula [einl fistʃjulə]	항문샛길, 항문루
anal fissure [einl fiʃr]	항문열창
anorectal abscess [ǽnəréktəl ǽbses]	항문직장농양
anorexia [ænərɛksiə]	식욕부진, 입맛없음
aphagia [əfeidʒiə]	못삼킴증, 연하불능증
aphthous stomatitis [əfθáuz stòumətáitəs]	아프타입안염, 아프타구내염

용어	정의
appendicitis [əpɛndəsaitəs]	충수염, 막창자꼬리염
ascites [əsaiti:z]	복수
asterixis [æstə́:risis]	자세고정못함증, 자세고정불능증
belching [bɛltʃiŋ]	트림
biliary colic [bílieri kálək]	쓸개급통증, 담석산통
bulimia [bu:limiə]	폭식증
cachexia [kəeksiə]	**카켁시아(악액질)**: 전신상태가 매우 쇠약한 상태
cholangioma [kəlændʒioumə]	쓸개관종, 담관종
cholangitis [halændʒaitəs]	쓸개관염, 담관염
cholecystitis [kaləsistaitəs]	쓸개염, 담낭염
choledocholithiasis [kalədəkouliθαiəsəs]	온쓸개관돌증, 총담관결석증
cholelithiasis [kaləθaiəsəs]	쓸개돌증, 담석증
cholestasis [kouləsteisəs]	쓸개즙정체, 담즙정체 : 담즙 흐름의 정지
cirrhosis [sʊrousəs]	경화증
colic pain [kalək pein]	급통증, 산통
colitis [kouláitəs]	잘록창자염, 결장염
colorectal cancer [kʌ́lréktəl kǽnsər]	잘록곧창자암, 결장직장암
constipation [kanstəpeiʃən]	변비
dehydration [di:haidréiʃən]	탈수

성인간호학

Medical - Surgical Nursing

용어	정의
dental caries [dentl kɛri:z]	치아우식
diabetes mellitus [daiəbi:təs məlitəs]	당뇨병
diarrhea [daiəri:ə]	설사
digestion [didʒéstʃən]	소화
diverticulitis [daivʊrtikjulaitəs]	곁주머니염, 게실염
diverticulosis [daivʊrtikjulousəs]	**곁주머니증, 게실증**: 장벽의 근층이 약해져 자루 모양으로 돌출된 것.
dumping syndrome [dʌmpiŋ sindroum]	**빠른비움증후군, 덤핑증후군**: 위공장 문합술 후에 나타나는 증상으로 위와 공장을 연결한 부위의 직경이 커서 위내에 있는 음식이 너무 빨리 공장으로 내려가서 발생함
duodenal ulcer [dju:ədi:nəl ʌlsr]	샘창자궤양, 십이지장궤양
dysentery [disəntɛri]	이질
dyspepsia [dispɛpsiə]	소화불량
dysphagia [disfeiʒiə]	삼킴곤란, 연하곤란
elimination [iliminéiʃən]	배설, 제거

용어	정의
enteritis [ɛntəraitis]	창자염, 장염
enterocolitis [ɛntərokəlaitəs]	작은창자큰창자염, 소장결장염
epidemic parotitis [èpədέmək pǽrətáitəs]	유행귀밑샘염, 볼거리 (유행성이하선염)
eructation [irʌkteiʃən]	트림
esophageal diverticulum [isáfədʒiəl dàivə:rtikjúləm]	식도곁주머니, 식도게실
esophageal stricture [isáfədʒiəl striktʃər]	식도협착
esophageal varix [isàfədʒiəl vέ:riks]	식도정맥류
esophagitis [isáfədzaítəs]	식도염
fatigue [fətí:g]	피로
fatty liver [fǽti livr]	지방간
fecal impaction [fi:kəl impækʃan]	**대변메막힘(매복변)**: 변이 너무 딱딱해서 배출이 안 되는 상태. 이때는 손가락을 넣어 제거해 줌
fecal incontinence [fi:kəl inkantənəns]	대변실금, 대변새기
fetor hepaticus [fi:tər hipǽtikəs]	간탓숨냄새, 간성악취
flatulence [flætʃuləns]	위창자내공기참, 고창
gastric paresis [gæstrik pəri:səs]	위불완전마비

용어	정의
gastric retention [gæstrik ritɛnʃən]	위정체
gastric ulcer [gæstrik ʌlsr]	위궤양
gastritis [gəestraitəs]	위염
gastroduodenitis [gæstrouduadənaitəs]	위샘창자염, 위십이지장염
gastroenteritis [gæstrouentəraitəs]	위창자염, 위장염
gastroptosis [gæstraptousəs]	위처짐, 위하수
gingivitis [dʒindʒəvaitəs]	**잇몸염, 치은염**: 잇몸의 염증
halitosis [hælitousəs]	입냄새, 구취
hematemesis [hi:mətəmìsəs]	**토혈, 혈액구토**: 위에서 출혈된 혈액을 구토하는 것
hematochezia [himətokiziə]	혈변배설
hemolytic jaundice [hi:məlitək dʒa:ndəs]	용혈황달(용혈성황달)
hemorrhage [hémərid ʒ]	출혈
hemorrhoid [hέmərɔid]	치핵
hepatic abscess [hipætək æbsɛs]	간고름집, 간농양

용어	정의
hepatic coma [hipætək koumə]	간성혼수
hepatic encephalopathy [hipætik ɛnsɛfəlapəθi]	**간성뇌병증:** 간장애에 의해서 생기는 정신신경증상 및 의식장애
hepatic failure [hipætik féiljɔr]	간기능상실, 간부전
hepatitis [hɛpətaitəs] - infectious hepatitis [infɛkʃəs hɛpətaitəs] - serum hepatitis [sirəm hɛpətaitəs]	**간염** **전염성간염(감염성간염):** 오염된 음식물과 대변을 통해 전염된다. A형 간염, E형 간염을 말한다. **혈청간염(혈청성간염):** 오염된 주사바늘, 수혈 등을 통해 전염된다. B형 간염, C형 간염, G형 간염 등을 말한다.
hepatoma [hepətouma]	간암
hepatomegaly [hɛpətoumɛgəli]	간비대
hernia [hʊrniə]	탈장
hiatal hernia [haiéitl hʊrniə]	틈새탈장(열공탈장)
hiccough [hikʌp]	딸꾹질
hyperbilirubinemia [hàipʊrbiliru:bəni:miə]	고빌리루빈혈증
hypercalcemia [hàipʊrkælsi:miə]	고칼슘혈증
hyperglycemia [hàipʊrglaisi:miə]	고혈당증(고혈당)

용어	정의
hypernatremia [hàipurnéitri:miə]	고나트륨혈증
hypochlorhydria [haipəklɔrhaidria]	위산저하증(저염산증)
hypoglycemia [hàipouglaiзi:miə]	저혈당증(저혈당)
hypokalemia [hàipokéilimiə]	저칼륨혈증
icterus [iktərəs]	황달
ileitis [iliaitis]	돌창자염, 회장염
ileocolitis [ilioukoulaitəs]	돌잘록창자염, 회장결장염
ileus [iliəs]	창자막힘증, 장폐색증
indigestion [indədʒestʃan]	소화불량
inflammation [infləmeiʃən]	염증
intestinal diverticulosis [intɛstənl daivurtikjulousəs]	창자곁주머니증, 장게실증
intestinal obstruction [intɛstənɔl əbstrʌkʃən]	창자막힘, 장폐쇄
intussusception [intəssəsɛpʃən]	창자겹침증, 장중첩증

용어	정의
jaundice [dʒɔndəs]	**황달**
- obstructive jaundice	**폐쇄황달(폐쇄성황달)**: 담즙의 흐름이 차단되어 초래하는 황달
- hepatic(hepatocellular) jaundice	**간(세포)성황달**: 간세포의 기능부전으로 인해 초래되는 황달
- hemolytic jaundice	**용혈황달(용혈성황달)**: 적혈구가 지나치게 파괴되어 초래하는 황달
leukoplakia [lukouplekiə]	백(색)판증, 백반
lithiasis [liθaiəsəs]	결석증, 돌증
liver cirrhosis [livr sirousəs]	간경화증
malabsorption syndrome [mæ̀ləbsɔ̀irpʃən sindroum]	흡수장애증후군
malaise [məleiz]	병감, 권태
malignant tumor [məlignənt tjúmɚ]	악성종양
Meckel's diverticulum [mɛcklz daivʊrtikjuləm]	메켈곁주머니, 메켈게실
melena [məlinə]	흑색변
multiple polyposis [mʌltipl palipousəs]	다발폴립증(다발성폴립증)
mumps [mʌmps]	볼거리, 유행귀밑샘염, 유행성이하선염
nausea [nɔziə]	욕지기, 구역(오심)
necrosis [nəkrousəs]	괴사

Medical - Surgical Nursing

용어	정의
obesity [oubi:səti]	비만, 비만증
obstruction [abstrʌkʃan]	막힘, 폐쇄
occult blood [akɔltblʌd]	**잠재혈액, 숨은혈액**: 대변 속에 혈액이 숨어있는 것으로 육안으로 구별하기 어렵다.
odynophagia [ədinəfeiʒiə]	삼킴통증, 연하통
pancreatitis [pæŋkriataitəs]	이자염, 췌장염
paralytic ileus [pǽrəlitək iliəs]	마비창자막힘증, 마비성장폐색증
parotitis [pǽrətaitəs] parotiditis [pərátiditis]	귀밑샘염, 이하선염
peptic ulcer [pὲptək ʌlsr]	소화성궤양
perforation [purfəreiʃən]	천공, 뚫림
peritoneal abscess [pèrətòuniəl ǽbsεs]	복막농양
peritonitis [peritənaitəs]	복막염, 배막염
pharyngitis [fǽrindʒáitəs]	인두염
pilonidal cyst [pàilənáidl sist]	**모발둥지낭(모소낭)**: 요추부에서 볼 수 있는 선천성 기형종으로, 흔히 모발이 있으며 누공을 만들어 염증을 유발한다.
plaque [plæk]	치태, 플라크

용어	정의
polyp [paləp]	폴립(용종)
polyphagia [pələfeiʒiə]	다식증
portal hypertension [pɔrtlhàipurtɛnʃən]	문맥고혈압(문맥성고혈압)
prolapse [proulæps]	탈출
pruritus [pruəráitəs]	가려움증(소양증)
ptyalism [ptáiəlizm]	침과다증
salivation [sǽləvéiʃən]	침분비, 과다침흘림
pulpitis [pʊlpáitəs]	속질염, 치수염
pyloric obstruction [pailɔrək əbstrəkʃən]	날문막힘, 유문폐쇄
pyloric stenosis [pailɔrək stənousəs]	날문협착증, 유문협착증
pylorospasm [pailourəplǽsti]	날문연축, 유문연축
rebound tenderness [ribáund téndʊrnəs]	반동압통: 압박을 제거했을 때 통증을 느끼는 것
rectocele [rɛktəsil]	직장탈출, 곧창자탈출증(직장류)
regional enteritis [ridʒʌnl ɛntəráitəs]	국소소장염
regurgitation [ri:gʊ́rdʒətèiʃən]	역류
sialoadenitis [saiəlædinaitəs]	침샘염, 타액선염
sialolithiasis [saiəloliθiasəs]	침돌증(타석증)
steatorrhea [stì:ətərí:ə]	지방변증(지방변)
stoma [stóumə]	스토마, 구멍

4. 성인간호학

성인간호학

Medical - Surgical Nursing

용어	정의
stomatitis [stóumətáitəs]	입안염, 구내염
tarry stool [tari stu:l]	**타르변**: 상부 위장 출혈시에 나타나는 검은색 변
tenderness [tɛndʊrnəs]	압통, 누름통증
tenesmus [tʌnézmas]	**뒤무직(이급후증)**: 배변시 충분히 배설하지 못해 뒤가 무지룩한 상태
thrush [θrʌʃ]	아구창, 구강칸디다증
trauma [trɔ:mə]	외상
tumor [tú:mr]	종양
ulcer [ʌlsr]	궤양
ulcerative colitis [ʌlsʊreitəv koulaitəs]	궤양잘록창자염, 궤양성대장염
umbilical hernia [ambiləkl hʊrnia]	**배꼽탈장(제대탈장)**: 배꼽으로 장의 일부가 탈출한 것
uvulitis [juvjulaitəs]	목젖염, 구개수염
varix [vɛ̃:rəks]	정맥류
volvulus [válvjuləs]	**창자꼬임, 장염전**: 장이 꼬인 상태
vomiting [vámətíŋ]	구토
xerostomia [zi:rəstoumiə]	입안마름증, 구강건조증
Zollinger-Ellison syndrome [zələnʒr ɛləsn sindroum]	졸링거-엘리슨 증후군

2) 검사와 치료에 관련된 용어

용어	정의
antacid [æntiæsid]	제산제
antiemetic [æntiəmɛtək]	항구토제(진토제)
cholangiography [kəlændʒiagrəfi]	쓸개관조영술, 담관조영술
- PTC (percutaneous transhepatic cholangiography)	피부간경유쓸개관조영술, 경피담관조영술
- surgical cholangiography	외과적 담관조영술
- MRCP (magnetic resonance cholangiopan creatography)	자기공명담관췌장조영술 자기공명쓸개이자조영술
cholecystography [kolisitagrəfi]	쓸개조영술, 담낭조영술
colonic transit study [kóulənik trǽnsit stʌ́di]	대장통과시간측정검사
colonoscopy [kóulənaskəpi]	대장내시경검사
decompression [di:kəmprɛʃən]	감압술
digital examination [dídʒitl ɛgzæmənéiʃən]	**직장손가락검사(지두검진)**: 손가락을 항문에 삽입하여 직장을 촉진하는 검사
endoscopic ultrasound [éndəskòupik ʌ́ltrəsáund]	내시경초음파
esophagography [isɑfəgəgrəfi]	식도조영술

4. 성인간호학

성인간호학

Medical - Surgical Nursing

용어	정의
gastric analysis [gæstrik ənǽləsis]	위액검사
gastric emptying study [gæstrik émptiŋ stʌ́di]	위배출속도측정검사
gastric lavage [gæstrik ləvadʒ]	위세척
gastrointestinal series (G.I. series) [gæstrouintɛstənl siriz]	위장관촬영
- upper GI series (barium swallow)	상부위장관촬영
- lower GI series (barium enema)	하부위장관촬영
gastroscopy [gæstraskəpi]	위내시경검사법, 위보개검사법
gavage feeding [gævɑ́:ʒ fi:dəŋ]	위관영양
guaiac test [gwáiək test]	잠혈검사
hyperalimentation [háipərælimenteiʃən]	과영양, 고영양
laparoscopy [læpəraskəpi]	복강경검사, 배안보개검사
lavage [lævədʒ]	씻어냄, 세척
laxative [læksətiv]	완하제, 설사제

용어	정의
liver biopsy [livr báiapsi]	간생검
liver function test [livr fʌŋkʃən tɛst]	간기능검사
low residue diet [lou rizidʒuə dáiət]	저잔류음식(저섬유소식이)
paracentesis [pærasɛnti:səs]	천자
proctosigmoidoscopy [práktəsigmɔidaskəpi]	직장구불창자경검사 (직장S상결장경검사법)
regimen [rɛdʒəmən]	요법
sigmoidoscopy [sígmɔidaskəpi]	구불창자내시경검사 (S상결장경검사법)
tube feeding [tju:b fi:diŋ]	튜브영양(관영양)
ultrasound [ʌ́ltrəsáund]	초음파촬영술
- abdominal ultrasound	복부초음파촬영술
- hepatobiliary ultrasound	간담도초음파촬영술
- gallbladder ultrasound	담낭초음파촬영술

3) 수술과 관련된 용어

anastomosis [ænæstəmousəs]	연결, 문합
anoplasty [ǽnouplæsti]	항문성형술
antrectomy [æntrɛktoumi]	유문방절제술(날문방절제술)

Medical - Surgical Nursing

용어	정의
A-P resection (abdominoperineal resection)	배샅절제술, 복회음절제술
appendectomy [æpəndɛktəmi]	충수절제술, 막창자꼬리절제술
cecostomy [si:kastəmi]	막창자창냄술(맹장개구술)
cheiloplasty [kailóuplæsti]	입술성형술
cholangiojejunostomy [kəlændʒioudʒədʒu:nastəmi]	쓸개관빈창자연결술 (담관공장문합술)
cholecystectomy [kɑlisistɛktəmi]	쓸개절제술, 담낭절제술
cholecystotomy [kaləsistəmi]	쓸개절개술, 담낭절개술
cholecystostomy [kaləsistostəmi]	쓸개창냄술, 담낭조루술
choledochoduodenostomy [kɑlidəkou dju:ədɛnastəmi]	온쓸개관샘창자연결술, 총담관십이지장연결술
choledochojejunostomy [kɑlidəkoudʒədʒu:nastəmi]	온쓸개관빈창자연결술, 총담관공장연결술
choledocholithotomy [kʌlidəkouliθatəmi]	온쓸개관돌제거술, 총담관결석제거술

용어	정의
choledocholithotripsy [kʌlidəkouliθatrəpsi]	온쓸개관돌부숨술, 총담관쇄석술
choledochostomy [kʌlidəkoustəmi]	온쓸개관창냄술, 총담관조루술
choledochotomy [kʌlidəkoutəmi]	온쓸개관절개술, 총담관절개술
colectomy [kʌlɛktəmi]	결장절제술, 잘록창자절제술
- segmental colectomy	분절결장절제술
- subtotal colectomy	부분결장절제술
- total colectomy	전체결장절제술
colon interposition [kóuln intə·pəziʃən]	결장간치술
colostomy [kʌlastəmi]	잘록창자창냄술(결장루술)
diverticulectomy [daivʊrtikjulɛktəmi]	곁주머니절제술, 게실절제술
endoscopic sclerotherapy [éndəskoupik sklirouθerəpi]	내시경경화요법
esophagectomy [isafədʒɛktəmi]	식도절제술
esophagoenterostomy [isàfəgəèntəroustəmi]	식도작은창자연결술, 식도소장연결술
esophagogastrostomy [isafəgogæstrɛ́ktəmi]	식도위연결술
esophagomyotomy [isàfəgəmaiátəmi]	식도근절개술
exploratory laparotomy [iksplɔ́rətoːri lǽpərátəmi]	탐색개복술

4. 성인간호학

용어	정의
fistulectomy [fistjulɛktəmi]	샛길절제술, 누공절제술
fissurectomy [fiʃurɛktəmi]	열창절제술, 치열절제술
frenulotomy [frέnjulatəmi]	**주름띠절단술, 설소대절단술**: 혀가 구강저부에 붙어 있는 것을 절개하는 것
gastrectomy [gæstrέktəmi]	위절제술
- gastroduodenostomy (Billorth I)	위샘창자연결술, 위십이지장연결술
- gastrojejunostomy (Billorth II)	위빈창자연결술, 위공장연결술
- total gastrectomy	전체위절제술
gastroenterostomy [gæstræntəróustəmi]	위창자연결술, 위소장연결술
gastrostomy [gæstróustəmi]	위창냄술, 위조루술
- PEG (percutaneous endoscopic gastrostomy	피부경유내시경위창냄술, 경피적내시경위조루술
- PEJ(percutaneous endoscopic jejunostomy)	피부경유내시경빈창자창냄술 (피하내시경공장루술)
gastropexy [gæstroupέksi]	위고정술
glossectomy [glaséktəmi]	혀절제술
hemiglossectomy [hèmiglɔsɛktəmi]	**반쪽혀절제술**: 혀의 반을 절제하는 것

용어	정의
hemorrhoidectomy [hɛmərɔidɛktəmi]	치핵절제술(치질절제술)
herniorrhaphy [hʊrniourɔpi]	탈장꿰맴술, 탈장봉합술
ileoanal anastomosis [ilioeinl ʌnæstəmousəs]	돌창자항문연결술 (회장항문문합술)
ileocolostomy [ilioukəlástomi]	돌잘록창자연결술, 회장결장연결술
ileostomy [iliastomi]	돌창자창냄술, 회장조루술
jejunostomy [dʒidʒu:nəstomi]	빈창자창냄술, 공장조루술
laparotomy [læpəratəmi]	개복술, 배벽절개술
liver transplantation [livər trænsplǽnteiʃən]	간이식술(간이식)
LLC (laser laparoscopic cholecystectomy)	레이저복강경담낭절제술 레이저배안보개쓸개절제술
mandibulectomy [mǽndəbəlɛktəmi]	아래턱뼈절제술, 하악골절제술
Miles' operation [mailes apəreiʃən]	**마일즈 수술**: S상 결장 하부암 및 직장암을 복강과 회음을 통해 수술하며 영구적 결장루를 만들고 골반부 결장, 결장 간막 및 인접 림프절을 제거하고 직장과 항문 등 광범위한 절제를 행하는 수술
modified radical neck dissection [mádifaid rædikəl nek disèkʃən]	변형근치목수술 (변형근치경부절제술)

4. 성인간호학

Medical - Surgical Nursing

용어	정의
palatoplasty [pǽlətoplǽsti]	입천장성형술, 구개성형술
pancreatectomy [pæ̀ŋkriətɛ́ktəmi]	이자절제술, 췌장절제술
pancreatojejunostomy [pæ̀ŋkriətədʒədʒúːnastomi]	이자빈창자연결술 (췌장공장문합술)
parotidectomy [pərátədɛ́ktəmi]	귀밑샘절제술(이하선절제술)
percutaneous cholecystolithotomy [pɚkjutéiniəs kolesistoithotəmi]	피부경유담석절개(술), 피부경유쓸개돌절개(술)
portosystemic shunt	문맥전신순환션트
proctocolectomy [práktəkəlɛktəmi]	큰창자절제술, 대장절제술
proctoplasty [práktəplǽsti]	직장성형술
pyloromyotomy [pailòuroumaiɔtəmi]	날문근육절개술, 유문근층절개술
pyloroplasty [pailòurəplæ̀sti]	날문성형술, 유문성형술
radical neck dissection [rædikl nɛk dəsɛkʃən]	근치목수술(근치경부절제술)
sialoadenectomy [sailadənɛctəmi]	침샘절제술, 타액선절제술
splenectomy [splinɛ́ktəmi]	지라절제술, 비장절제술

용어	정의
vagotomy [vægatəmi]	미주신경절단술
Whipple's operation [wiplz apureʃən]	췌장두부암절제술, 이자머리암절제술

4) 약어

A/G ratio (albumin/globulin ratio)	알부민/글로불린비율
AFP (alpha fetoprotein)	알파태아단백질
ALP (alkaline phosphatase)	알칼리인산분해효소
ALT(alanine aminotransferase) 또는 SGPT	알라닌아미노전달효소
aPTT (activated partial thromboplastin time)	활성화부분트롬보플라스틴시간
AST(aspartate aminotransferase) 또는 SGOT	아스파르테이트아미노전달효소
BaE (barium enema)	바륨관장
CEA (carcinoembryonic antigen)	암배아항원
CT (computed tomography)	컴퓨터단층촬영술
EGD (esophagogastro-duodeneoscopy)	식도위십이지장 내시경검사

용어	정의
ERCP (endoscopic retrograde cholangio-pancreatography)	내시경역행쓸개이자조영술, 내시경역행담췌관조영술
ESWL (extracorporeal shock wave lithotripsy)	체외충격파쇄석술, 몸밖충격파돌깸술
EUS (endoscopic ultrasound)	내시경초음파
EVL (esophageal variceal ligation)	식도정맥류결찰
Explo-Lapa (exploratory laparotomy)	탐색개복술
GBS (gallbladder series)	담낭촬영
GERD (gastroesophageal reflux disease)	위식도역류병(위식도역류질환)
GFS (gastrofiberscopy)	위내시경검사
GI tract (gastrointestinal tract)	위창자길, 위장관
GGT (gamma glutamyl transferase)	감마글루타밀전이효소
GTT (glucose tolerance test)	당부하검사
HDL (high density lipoprotein)	고밀도지질단백질

용어	정의
IBD (inflammatory bowel disease)	염증창자질환, 염증성장질환
IBS (irritable bowel syndrome)	과민대장증후군(과민성장증후군)
LAP (leucine aminopeptidase)	류신아미노펩티드분해효소
LDH (lactic dehydrogenase)	젖산탈수소효소(유산탈수소효소)
LDL (low density lipoprotein)	저밀도지질단백질
LES (lower esophageal sphincter)	하부식도조임근
LFT (liver function test)	간기능검사
LGI Series (lower gastrointestinal series	하부위장촬영
MAC (mid arm circumference)	중간팔둘레
MAMC (mid arm muscle circumference)	중간팔근육둘레
MPEC (multipolar electrocoagulation)	다극전기응고술
MRI (magnetic resonance imaging)	자기공명영상
NG tube (NGT) (nasogastric tube)	코위관(비위관)
PCA (patient-controlled analgesia)	자가조절진통(자가통증조절기)

용어	정의
PPN (peripheral parenteral nutrition)	말초비경구영양
PT (prothrombin time)	프로트롬빈시간
PTBD (percutaneous transhepatic biliary drainage)	피부간경유쓸개관배액술, 경피경간담즙배액술
PTHC (percutaneous transhepatic cholangiography)	피부간경유쓸개관조영술, 경피담관조영술
RGC (retrograde cholangiography)	역방향쓸개관조영술, 역행담관조영술
RUQ (right upper quadrant)	우측상부 1/4
SB tube (Sengstaken -Blakemore tube	**상스타켄블레이크모어관**: 식도정맥류 출혈시 지혈목적으로 사용하는 관
SBS (small bowel series)	소장촬영
TST (triceps skinfold thickness)	세갈래근피부주름두께 (삼두근피부주름두께)
TPN (total parenteral nutrition)	완전비경구영양(총비경구영양)
UBT (^{13}C-urea breath test)	^{13}C-urea **호기검사**: 위내에 H. pylori 균 존재 유무를 알기위한 호흡검사

용어	정의
UGI Series (upper gastrointestinal series)	상부위장촬영
USG (ultrasonography)	초음파촬영술
VLDL (very low density lipoprotein)	초저밀도지질단백질

2. 호흡기계

1) 증상과 진단에 관련된 용어

용어	정의
adenocarcinoma [ǽdinoukàrsənoumə]	샘암종, 선암종
adventitious sound [ǽdvəntiʃəs saund]	비정상음
airway [εərwéi]	기도, 숨길
anosmia [ænɔzmiə]	후각상실증(무후각증)
anthracosis [ænθrəkosəs]	**석탄가루증, 탄분증**: 폐에 석탄가루가 침착되는 것
aphonia [eifounjə]	소리못냄증, 발성불능증
apnea [æpni:ə]	무호흡
asbestosis [æzbεstóusəs]	**석면증(석면침착증)**: 폐에 석면이 침착되는 것
asphyxia [æsfiksiə]	질식
aspiration [æspəréiʃən]	흡인
asthma [æzmə]	천식
atelectasis [ætilèktəsis]	**무기폐, 폐확장부전**: 폐에 공기가 없는 상태
barrel chest [bærəltʃεst]	술통가슴, 통모양가슴

용어	정의
Biot's respiration [baiout rέspurèiʃən]	**Biot 호흡**: 정상보다 빠르고 깊은 호흡을 하다가 갑자기 무호흡으로바뀌고, 무호흡 후 다시 4~5번 깊이가 같은 빠른 호흡으로 바뀐다. 이 호흡은 주로 뇌의 염증이나 손상 시에 나타난다.
bradypnea [brædí pni:ə]	**호흡완만, 느린호흡**: 정상보다 호흡 수가 느린 형태
bronchial sound [bráŋkiəl saund]	기관지음
bronchiectasis [braŋkiεktəsəs]	**기관지확장증**: 기관지가 만성적으로 확장된 상태
bronchitis [bronchaitəs]	기관지염
bronchopneumonia [braŋkonu:mouniə]	기관지폐렴
bronchosinusitis [braŋkosainəsaitiəs]	기관지부비동염
bronchospasm [braŋkəspǽzm]	기관지연축(기관지경련)
bronchostenosis [braŋkostinousəs]	기관지협착
bronchovesicular sound [bráŋkouvəsikjulr saund]	기관지 폐포음
chest pain [tʃest pein]	가슴통증, 흉통

Medical - Surgical Nursing

용어	정의
Cheyne-Stokes respiration [tʃeins-stoks réspuréiʃən]	**체인-스토크스호흡**: 호흡의 깊이가 규칙적으로 증감하며, 무호흡기가 교대하는 호흡으로 특히 신경중추장애에 의한 혼수에서 나타난다.
chilling [tʃíliŋ]	오한감
consolidation [kənsálədéiʃən]	경화, 굳어지기
cor pulmonale [kɔr pʌ́lməneli]	**폐심장증(폐성심)**: 폐질환이나 폐혈관질환으로 인해 이차적으로 발생하는 만성 또는 급성우심실의 비대를 말한다.
cyanosis [sàiənòusəs]	청색증
cystic fibrosis [sistik faibróusis]	낭성섬유증(낭포성섬유증)
diaphragmatic respiration [dáiəfrægmǽtək rèspurèiʃən]	가로막호흡, 횡격막호흡
diphtheria [difθiriə]	디프테리아
dyspnea [dispniə]	호흡곤란
edema [ədi:mə]	부종
emphysema [èmfəsi:mə]	공기증, 폐공기증
empyema [èmpi:mə]	고름집, 농흉

용어	정의
epiglottitis [epəglɔtaitəs]	후두덮개염, 후두개염
epistaxis [èpəstǽksis]	코피, 비출혈
eupnea [jùfniə]	정상호흡
exertional dyspnea [igzə́irʃən dispniə]	운동성호흡곤란
expiration [èkspʊréiʃən]	날숨, 호기
fatigue [fətí :g]	피로
flail chest [fleil tʃɛst]	동요가슴(연가양흉곽)
fremitus [frɛ́mətəs]	진동감
funnel chest [fʌnl tʃɛst]	**오목가슴**: 칼돌기(xiphoid process) 위에 있는 흉골하부가 움푹 들어간 가슴
gasping [gǽspiŋ]	헐떡임
hemoptysis [himáptəsəs]	**객혈**: 폐에서의 출혈
hemothorax [hí :məθɔ:ræks]	**혈액가슴, 혈흉**: 흉막강 내 혈액이 고인 상태
hoarseness [hɔrsnəs]	쉰소리(쉰목소리)
hydrothorax [hàidrouθɥ:ræks]	**물가슴증, 수흉증**: 흉막강 내 체액이 고인 상태
hypercapnia [háipʊrkʌpniə]	고탄산혈증
hyperresonance [hàipʊrrɛ́zənənts]	과다공명
hyperventilation [hàipʊrvɛ́ntəléiʃən]	과다환기, 과호흡

4. 성인간호학

Medical - Surgical Nursing

용어	정의
hypopnea [háipəpniə]	호흡저하
hypoventilation [hàipurèntəléiʃən]	저환기, 호흡저하
hypoxemia [háipaksi:miə]	저산소혈증
hypoxia [haipáksiə]	저산소증
influenza [influɛ́nzə]	인플루엔자(유행성감기)
inspiration [inspireiʃən]	들숨, 흡기
Kussmaul respiration [kusmɔlz rɛspureʃn]	**쿠스마울호흡**: 발작적인 호흡곤란으로 빠르고 깊은 호흡이다. 당뇨병성 혼수 시 발생한다.
kyphosis [kaifóusəs]	**척주뒤굽음증, 척주후만증**: 흉추의 만곡이 둥글게 증가된 상태로 낙타등과 같다.
laryngalgia [lærəŋgǽldʒiə]	후두통
laryngitis [lǽrəndʒàitis]	후두염
laryngospasm [ləríŋgouspæ̀zm]	성대문연축(후두경련)
lung abscess [lʌŋ æ̀bses]	폐농양
lung cancer [lʌŋ kæ̀nsər]	폐암
mediastinitis [mi:diæstənáitəs]	세로칸염, 종격염

용어	정의
nasal fracture [néizəl frǽktʃər]	코뼈골절(비골절)
nasopharyngitis [neizoufærindʒaitəs]	코인두염(비인두염)
obstructive pulmonary disease [əbstrʌ́ktiv pʌ́lmənéri dizi:z]	폐쇄폐병(폐쇄성폐질환)
orthopnea [ɔrθapni:ə]	**앉아숨쉬기, 좌위호흡**: 앉은 상태에서 호흡하는 상태
pansinusitis [pænsainəsaitəs]	범코곁굴염, 범부비동염
paradoxical respiration [pærədáksikl réspuréiʃen]	**모순호흡(역리호흡)**: 늑골이 여러개 골절된 상태에서 볼 수 있다. 골절된 부위와 그 밑에 있는 폐조직은 정상적인 흉곽의 움직임과는 반대로 움직여 흡기시에는 안으로 들어가고 호기시는 밖으로 부풀어 나온다.
parotitis [pæretaitəs]	귀밑샘염, 이하선염
perfusion [purfjúʒən]	**관류**: 폐포에 혈액이 흐르는 것
pharyngalgia [færiŋgældʒiə]	인두통증(인두통)
pharyngitis [færindʒáitis]	인두염
pigeon breast [pídʒin brest]	새가슴
pleura [plúrə]	가슴막, 흉막
- visceral pleura [vísərəl plúrə]	내장쪽가슴막, 내장측흉막

용어	정의
- parietal pleura [pəráiətl plúrə]	벽쪽가슴막, 벽측흉막
pleural effusion [plurl ifjú:ʒən]	가슴막삼출, 흉막삼출액
pleural friction rub [plúrl fríkʃən rʌb]	가슴막마찰음, 흉막마찰음
pleurisy [plu:rəsi]	가슴막염, 흉막염
pneumoconiosis [nú:mokóuniasəs]	**폐먼지증, 진폐증**: 미세한 가루를 장기적으로 흡입했을 때 폐에 섬유화가 일어나는 질환으로 탄광, 유리공장, 시멘트 공장에서 일하는 사람에게 잘 걸린다.
pneumonia [numónjə]	폐렴, 허파염
pneumothorax [nú:mouθɔ:ræks]	**공기가슴증, 기흉**: 흉막강에 공기가 있는 상태
postural drainage [pástʃurul dréinədʒ]	**체위배출술, 체위배액술**: 환자의 체위를 이용하여 폐분비물을 밖으로 배출하는 방법
pulmonary edema [pʌlməneri ədi:mə]	**폐수종**: 폐포나 폐조직에 수분이 고여있는 상태
pulmonary embolism [pʌlməneri émbəlizəm]	폐색전증

용어	정의
pulmonary emphysema [pʌlməneri èmfəzi:mə]	**폐공기증, 폐기종**: 폐포에 공기가 갇혀 있어 폐포가 팽창되어 있는 상태
pulmonary fibrosis [pʌlməneri faibrousəs]	**폐섬유증**: 폐가 섬유조직으로 두꺼워진 상태
pulmonary mycosis [pʌlməneri maikóusəs]	**폐진균증, 폐곰팡이병**: 곰팡이 균에 의해 폐가 감염된 상태
pulmonary tuberculosis [pʌlməneri tu:brkjulóusəs]	폐결핵
pyothorax [páiəθɔ:ræks]	**고름가슴증, 농흉**: 흉막강내에 고름이 고인 상태
rale [reil]	거품소리, 수포음
resonance [rέzənənts]	**공명음**: 타진시 폐에서 나는 정상적인 소리
respiratory failure [rέspərətɔ̀ri féiljur]	**호흡기능상실, 호흡부전**: 호흡기능이 악화되는 것
restrictive respiratory disorder [ristriktiv rέspərətɔ̀ri disɔ̀irdər]	억제성호흡기질환
rhinitis [rainàitəs]	**코염, 비염**: 코의 염증
rhinorrhea [rainəri:ə]	**콧물, 비루**: 코의 분비물
rhinoplasty [rainəplæsti]	코성형술(비성형술)
rhonchus [ráŋkəs]	**삑삑거림, 건성수포음**: 비정상적인 호흡음으로서 기관지가 부분적으로 막혔을 때 나는 소리

Medical - Surgical Nursing

용어	정의
scoliosis [skoliousəs]	척주옆굽음증, 척주측만증
secretion [sikri:ʃən]	분비, 분비물
shortness of breath [ʃɔrtnəs ʌv brɛθ]	호흡곤란, 숨참
silicosis [siləkóusəs]	규폐증
sinusitis [sainəsaitəs]	코곁굴염, 부비동염
sputum [spjú:təm]	가래(객담)
status asthmaticus [stéitəs æzmǽtikəs]	천식지속상태, 천식지속증
substernal pain [sʌbsturnl pein]	복장뼈밑통증, 흉골하통증
swelling [swέliŋ]	부기, 종창
tachypnea [tæ̀kí pnia]	빠른호흡, 빈호흡
tension pneumothorax [tέnʃn nu:mouθɔ́ræks]	긴장공기가슴증, 긴장기흉
tonsillitis [tànsəláitəs]	편도염
ventilation [vѐntəléiʃən]	환기
vesicular sound [vəsíkjulr saund]	폐포호흡음(폐포음)

용어	정의
wheeze [hwíz]	쌕쌕거림, 천명

2) 검사와 치료에 관련된 용어

용어	정의
airway management [ɛəwei mænidʒmənt]	기도관리
bronchodilator [broŋkədaileitr]	기관지확장제
bronchography [bronŋkɔ́grɔfi]	기관지조영술
bronchoscopy [braŋkáskòupi]	기관지경술, 기관지보개술
chest bottle [tʃest batl]	흉곽배액병
chest drainage [tʃest dreinidʒ]	흉곽배액술(흉곽배액)
chest physiotherapy [tʃest fiziouθérəpi]	폐물리요법
chest tube [tʃest tju:b]	가슴관(흉관)
endoscopy [ɛndáskəpi]	내시경검사
endotracheal tube [endoutreikiəl tju:b]	기관내관
extubation [èkstjubéiʃən]	관제거, 발관

성인간호학

Medical - Surgical Nursing

용어	정의
incentive spirometry [inséntiv spairámitri]	유발폐활량측정법 (보상호흡측정법)
inhalation therapy [inhəleiʃən θérəpi]	흡입요법
laryngoscopy [læriŋgáskəpi]	후두경검사
lung biopsy [lʌŋ báiapsi]	폐생검
mechanical ventilation [mikænikəl ventileʃən]	기계환기
mucolytic [mjú:koulitəc]	점액용해제
nebulizer [nébjulàiz]	분무기
oxygen therapy [áksədʒən θérəpi]	산소요법
percussion [pəirkʌʃəŋ]	타진(두드리기)
positive pressure ventilation [pázətiv préʃər véntəléiʃən]	양압환기
postural drainage [pástʃurl dréinədʒ]	체위배액
pulmonary angiography [pʌlməneri ændʒiɔ́grɔfi]	폐혈관조영술
pulse oximetry [pʌls aksimitri]	맥박산소측정

용어	정의
sinography [sainəgrəfi]	굴조영술(부비강조영술)
spirometry [spərámətri]	폐활량측정법
suction [sʌkʃən]	흡인, 빨기
thoracentesis [θɔrʌsɛntisəs]	흉강천자, 가슴천자
thoracoscopy [θɔrʌkəskóupi]	흉강경검사, 가슴안보개검사
tracheotomy tube [tréikiəstəmi tju:b]	기관절개튜브(기관절개관)
vibration [vaibréiʃən]	진동
water-seal drainage [wɔ́:tər si:l dréinidʒ]	밀봉배액

3) 수술에 관련된 용어

용어	정의
adenoidectomy [ǽdenɔidὲktəmi]	아데노이드절제술
cordectomy [kərdéktəmi]	성대절제술
decortication [dikæpəteiʃn]	겉질제거, 피질제거
endoscopic thoracotomy [éndəskoupik θòrəkátəmi]	내시경가슴절개술, 내시경적개흉술
ethmoidectomy [εθmɔidεktəmi]	벌집절제술, 사골동절제술
FESS (functional endoscopic sinus surgery)	기능내시경코결굴수술, 기능내시경부비동수술: 내시경으로 부비동을 수술하는 것

용어	정의
hemilaryngectomy [hemilærindʒéktəmi]	반쪽후두절제술
laryngectomy [læ̀rənʒέktəmi]	후두절제술
- partial laryngectomy	**부분후두절제술**: 단지 한쪽 성대에만 암이 침범되었으며, glottic(성대문)부위에만 있는 초기암 때 행함
- supraglottic(Horizontal) laryngectomy	**성대문위후두절제술**: 성대문 위암 제거 시에 행함
- hemivertical laryngectomy	**반쪽수직후두절제술**: 암이 성대에 퍼졌지만 1cm 이하이고 성대문 아래 부위에 국한되었을 때 행함
- total laryngectomy	**전체후두절제술**
laryngotomy [læriŋgatəmi]	후두절개술
lobectomy [loubεctəmi]	엽절제술
lung transplantation [lʌŋ trænsplæntéiʃən]	폐이식술
nasal polypectomy [néizəl páləpέktəmi]	코폴립절제술(비용종절제술)
pneumonectomy [nú:mənέktəmi]	폐절제술, 허파절제술
polypectomy [páləpέktəmi]	폴립절제술(용종절제술)
rhinoplasty [ráinəplǽsti]	코성형술

용어	정의
segmentectomy [ségməntéktəmi]	구역절제술, 분엽절제술
septectomy [sɛptéktəmi]	사이막절제술, 중격절제술
septoplasty [sɛkʃənɔlist]	코사이막성형술, 비중격성형술
SMR (submucous resection)	점막밑절제술, 점막하절제술
thoracoplasty [θɔːrəkòupləsti]	**가슴성형술(흉곽성형술)**: 늑골을 절제하여 흉곽의 모양을 변형시키는 수술
thoracotomy [θɔrəkatəmi]	가슴절개술, 개흉술
tonsillectomy [tànsəléktəmi]	편도절제술
T&A (tonsillectomy and adenoidectomy)	편도절제술과 아데노이드절제술
tracheostomy [treikiastəmi]	기관절개술
tracheotomy [tréikiɔtəmi]	기관절개술
turbinectomy [turbənéktəmi]	코선반절제술, 비갑개절제술
wedge resection [wɛdʒ risɛkʃən]	쐐기절제술

4) 약어

ABGA (arterial blood gas analysis)	동맥혈가스분석
ABR (absolute bed rest)	절대침상안정

Medical - Surgical Nursing

용어	정의
ARDS (acute respiratory distress syndrome)	급성호흡곤란증후군 (성인호흡장애증후군)
AST (after skin test)	피부반응 검사 후
CMV (continuous mechanical ventilation)	기계조절환기 (지속적인 인공호흡)
COAD (chronic obstructive airway disease)	만성기도폐쇄질환
COPD (chronic obstructive pulmonary disease)	만성폐쇄폐질환 (만성폐쇄성폐질환)
CPAP (continuous positive airway pressure)	지속성기도양압
CPR (cardiopulmonary resuscitation)	심폐소생술, 심장허파소생술
CRPD (chronic restrictive pulmonary disease)	만성억제성폐질환
ECMO (extra corporeal membrane oxygenation)	체외막산소공급(체외막산소화법)
HBO (hyperbaric oxygenation)	고압산소요법
ICS (intercostal space)	갈비사이공간, 늑간강
IPPB (intermittent positive pressure breathing)	간헐양압호흡

용어	정의
MDI (metered-dose inhaler)	계량흡입기
NPPV (noninvasive positive pressure ventilation)	비침습양압환기
PAP (pulmonary artery pressure)	폐동맥압, 허파동맥압
PAWP (pulmonary artery wedge pressure)	폐동맥쐐기압, 허파동맥쐐기압: 좌심실 확장기말 압력과 좌심방 압력을 나타냄
PCNA (percutaneous needle aspiration biopsy)	피부경유바늘흡인생검(폐생검)
PCWP (pulmonary capillary wedge pressure)	폐모세혈관쐐기압, 허파모세혈관쐐기압
PEEP (positive end expiratory pressure)	날숨끝양압, 호기말양압
PFT (pulmonary function test)	폐기능검사
PPD (purified protein derivative)	정제단백질유도체 (정제 무단백 투베르쿨린)
PSV (positive support ventilation)	압력보조환기
SOB (shortness of breath)	호흡곤란, 숨참
SOW (sips of water)	물을 조금씩 마시는 것
TB (tuberculosis)	결핵, 폐결핵
URI (upper respiratory infection)	상기도감염

3. 심맥관계

1) 증상과 진단에 관련된 용어

용어	정의
action potential [ǽktion pətén∫əl]	활동전위(활동전압)
acute pulmonary edema [ekju:t pʌlməneri ədi:mə]	급성폐부종(급성폐수종)
afterload [ǽftə:lóud]	후부하
aneurysm [ǽnjurizm]	자루(동맥류)
angina pectoris [ændʒáinə péktərəs]	**협심증, 가슴조임증**: 관상동맥의 협착으로 인해 심근에 충분한 혈액공급이 되지않아 허혈상태가 오며 이때 심한 흉통을 일으키는 상태를 말한다.
aortic dissection [aoŕtic disék∫ən]	대동맥박리
aortic regurgitation [aoŕtic ri:gʊrdʒətéi∫ən]	대동맥판역류(대동맥판막역류증)
aortic stenosis [aoŕtic stinóusəs]	대동맥판협착증 (대동맥판막협착증)
arrhythmia [əriðmiə]	부정맥
arterial blood pressure [artiriəl blʌd pré∫r]	동맥혈압, 동맥압

용어	정의
arteriosclerosis obliterans [artiriousklʌróusəs əblitərənz]	폐쇄동맥경화증(폐색성동맥경화증)
arteriosclerosis [artiriousklərόusəs]	동맥경화증: 동맥벽이 두꺼워지며 변형, 경화되는 상태
asthmatic wheezing [æzmǽtik hwíziŋ]	천식음
atherosclerosis [æθərousklərόusəs]	**죽경화증, 죽상경화증**: 동맥혈관의 내막에 지질의 국소침착으로 혈관내강의 폐쇄를 초래하여 주요 장기 및 조직에 국소빈혈이나 괴사를 초래한다.
atrial fibrillation [étriəl fibrəléiʃən]	**심방세동, 심방잔떨림**: 심방에서 발생되는 몹시 빠르고 불규칙한 자극에 의해 심방의 근섬유가 대단히 빠른 빈도로 제각기 수축하여 심방표면이 떨리게 되는 상태이다.
atrial flutter [étriəl flʌdr]	**심방조동, 심방된떨림**: 심방이 빠른 빈도로 규칙적으로 흥분하는 상태이다.
atrioventricular block [èitriəvέntrikjulr blak]	방실차단(방실블럭)
baroreceptor [bæ̀rouriséptər]	압력수용기(압수용기)
bradycardia [bræ̀dikárdiə]	느린맥(서맥)
cardiac arrest [kárdiæk ərέst]	심장정지(심박동정지)

4. 성인간호학

성인간호학

Medical - Surgical Nursing

용어	정의
cardiac asthma [kárdiæk æzmə]	심장천식(심인성천식)
cardiac compression [kárdiæk kəmpréʃən]	심장압박
cardiac decompensation [kárdiæk dikàmpɛnséiʃən]	**심장보상실패, 심장보상기전상실(심장대상부전)**: 심부전이 발생되면 심장은 보유능력을 총 동원하여 자체의 힘을 보강함으로써 조직의 대사요구를 충족시키는데 이러한 보상기전을 하지 못하는 상태를 말한다.
cardiac dysrhythmia [kárdiæk distríθmiəs]	심장박동장애(심부정맥)
cardiac output [kárdiæk áutput]	심장박출량(심박출량)
cardiac tamponade [kárdiæk tæmpənéid]	**심장눌림증(심장압전)**: 심낭강 내에 삼출액의 축적으로 심장이 압박받는 상태이다.
cardiogenic shock [kárdiədʒénək ʃak]	심장성쇼크(심인성쇼크)
cardiomyopathy [kɑːrdiəmaióupəθi]	심장근육병증, 심근병증(심근증)
cardioplegic solution [káːrdiəplédʒik səlúːʃən]	심장정지액(심마비액)

용어	정의
carditis [kardáitəs]	심장염
cerebral arteriosclerosis [séribrəl artiriousklərόusəs]	뇌동맥경화증
chemoreceptor [kéməriséptər]	화학수용체(화학수용기)
circulation [sɒrkjuleiʃən]	순환
circulatory failure [sɒrkjulʌtɔri féiljʊr]	순환기능상실(순환부전)
collateral circulation [kəlǽtərl sɒrkjuléiʃən]	곁순환(측부순환)
conduction system [kəndʌ́kʃən sístem]	전도계
coronary angiography [kɔ́:rəneri ӕ̀ndʒióugrəfi]	관상동맥조영술, 심장동맥조영술
cyanosis [saiənóusəs]	청색증
depolarization [di:poulərəzéiʃən]	탈분극(탈분극상태)
diastolic pressure [dàiəstálək préʃr]	확장기압(이완기혈압)
dilated cardiomyopathy [diléitid ká:rdioumaiápəθi]	확장심장근육병증, 확장심근병증(확장성 심근증)
dissection aortic aneurysm [disékʃən aórtic ǽnjurizm]	대동맥류 절개술
embolic [ɛmbálək]	색전(색전성)
embolism [émbəlizm]	**색전증**: 순환하는 혈액에 부유하는 혈전이나 이물질이 어떤 부위에 막히는 경우

성인간호학

Medical - Surgical Nursing

용어	정의
endocarditis [endoukardáitəs]	심장내막염(심내막염)
exertional dyspnea [igzə́irʃən dispní:ə]	운동성호흡곤란
Frank starling's law [frǽŋk stá:rliŋ lɔ́:]	심근의 수축력은 심근 섬유길이에 비례한다.
heart block [ha:rt blak]	심장차단(심블럭)
heart rate [ha:rt réit]	심장박동수, 심박수(심박동수)
hemoptysis [himáptəsis]	객혈(혈담)
hyperlipoproteinemia [hàipʊrlipoproti:nimia]	고지방단백혈증(과지방단백혈증)
hypertension [hàipʊrtέnʃən]	고혈압
hypertrophic cardiomyopathy [háipərtráfik ka:rdioumaiápəθi]	비대심장근육병증, 비대심근병증(비후성심근증)
hypertrophy [hàipʊ́rtrəfi]	비대
hypotension [hàipotέnʃən]	저혈압
infarction [infárkʃən]	경색증, 경색
intermittent claudication [intʊrmítənt klɔ:dikéiʃən]	**간헐절뚝거림, 간헐파행(간헐적파행증):** 동맥질환에서 가장 흔한 증상으로 운동을 하면근육에 경련성 통증을 초래하고 휴식을 취하면 증

용어	정의
	상이 완화되는 것으로 운동-통증-휴식의 주기가 반복되는 것을 말한다.
ischemia [iskí:miə]	허혈(국소빈혈)
ischemic heart disease [iskí:miə há:rt dəzí:z]	허혈심장병(허혈성심질환)
liver engorgement [lívər ingɔ́ədʒimənt]	간울혈
lymphadenopathy [limfædinápəθi]	림프절병증(림프절병)
lymphedema [limfiədí:mə]	림프부종
lymphocytopenia [limpəsaitəpí:niə]	림프구감소증
mitral insufficiency [mitral insəfiʃənsi]	승모판기능부전 (승모판폐쇄부전증)
mitral regurgitation [mítrəl ri:gʊrdʒətéiʃən]	승모판역류(승모판역류증)
mitral stenosis [mítrəl stinóusəs]	승모판협착증
multiple myeloma [mʊ́ltipl màiəlomə]	다발골수종(다발성골수종)
murmur [mʊ́rmur]	잡음(심잡음)
myocardial infarction [maiəkardiəl infárkʃən]	심근경색증
myocarditis [maiəkardáitis]	심근염
orthopnea [ɔrθəpni:ə]	앉아숨쉬기, 좌위호흡(기좌호흡)

4. 성인간호학

Medical - Surgical Nursing

용어	정의
palpitation [pælpitéiʃən]	두근거림(심계항진)
paradoxical pulse [pærədáksikl pʌls]	**모순맥박(기이맥)**: 흡기시 수축기 혈압이 10mmHg 이상 낮아지는 것을 말한다.
paroxysmal nocturnal dyspnea [pæraksizml naktə:rnl dispníə]	**발작야간호흡곤란**: 좌심부전의 임상 증상의 하나로 주간은 이상이 없이 야간수면 중에 일어 나는 발작성 호흡곤란을 말한다.
paroxysmal supraventricular tachycardia [pǽraksizml sju:prəventrí kjulur tækikárdia]	발작성심실위빠른맥, 발작심실상성빈맥 (발작성심실상부빈맥)
pericardial effusion [perikáərdəl ifju:ʒən]	심낭삼출액
pericarditis [perikardáitəs]	심장막염(심막염, 심낭염)
pericardium [perikardiəm]	심장막(심막, 심낭)
phlebitis [fləbáitəs]	정맥염
pitting edema [pitiŋədi:mə]	**오목부종, 함요부종(함몰부종)**: 경골의 앞부분을 손가락으로 눌렀을 때 누른 자국이 되돌아오지 않는 상태의 부종
preload [prilóud]	전부하

용어	정의
premature contraction [prí:mətʃùər kəntrǽkʃən]	조기수축
pressoreceptor [prèsouriséptə]	압력수용체, 압력수용기 (압수용기)
primary hypertension [práimәri hàipurténʃən]	원발성고혈압(본태성고혈압): 원인을 모르는 고혈압이다.
pulmonary artery pressure [púlmənɛri ártəri préʃr]	폐동맥압, 허파동맥압
pulmonary embolism [púlmənɛri émbəlizm]	폐색전증
pulmonary infarction [púlmənɛri infárkʃən]	폐경색증, 허파경색증(폐경색)
regurgitation [ri:gurdʒətéiʃən]	역류
repolarization [ri:pòulərizéiʃən]	재분극
restrictive cardiomyopathy [ristríktiv ka:rdioumaia:pəθi]	제한심장근육병증, 제한심근병증(억제성심근증)
rheumatic fever [ru:mǽtək fi:vr]	류마티스열(류마티스성열)
rheumatic heart disease [ru:mǽtək hart dəzí:z]	류마티스심장병 (류마티스성심질환)
secondary hypertension [sécənderi hàipurténshən]	2차 고혈압(2차성 고혈압)
septal defect [septl difékt]	사이막결손(중격결손)
sinoatrial block [sainəuéitriəl blok]	굴심방차단, 동심방차단 (동방블럭)

용어	정의
sinus arrest [sáinəs ərést]	굴정지(동정지)
sinus arrhythmia [sáinəs əríθmiə]	굴부정맥(동성부정맥)
sinus bradycardia [sáinəs brædikárdia]	**굴느린맥(동성서맥)**: PR 60회/min 이하
sinus dysrhythmia [sáinəs disríθmiə]	동성박동장애(동성박동이상)
sinus tachycardia [sáinəs tækikárdia]	**굴빠른맥(동성빈맥)**: 100회/min 이상
stable angina [stéibl ændʒáinə]	안정협심증(안정형협심증)
stenosis [stənóusəs]	협착증
stroke volume [stróuk válju:m]	일회박출량(일회박동량)
syncope [síŋkəpi]	실신
systolic hypertension [sístəlik hàipurténʃən]	수축기고혈압
systolic pressure [sístəlik préʃr]	수축기압(수축기혈압)
tachycardia [tækikárdiə]	빠른맥(빈맥)
thrombosis [θrambóusəs]	혈전증

용어	정의
tricuspid regurgitation [traikʌ́spid ri:gurdʒətéiʃən]	삼첨판역류(삼첨판막역류증)
tricuspid stenosis [traikʌ́spid stinóusəs]	삼첨판협착증(삼첨판막협착증)
unstable angina [stéibl ændʒáinə]	불안정협심증(불안정형협심증)
varices [vǽrəsi:z]	정맥류, 맥관류
vasoconstriction [væsoukʌnstrikʃən]	혈관수축
vasodilatation [væsoudàiləteiʃən]	혈관확장
valvular heart disease [vǽlvjulər ha:rt dəzi:z]	판막성심장병(판막성심장질환)
ventricular hypertrophy [ventríkjulur hàipurtrəfi]	심실비대

2) 검사와 치료에 관련된 용어

용어	정의
angiocardiography [ændʒiokárdiagrəfi]	심장혈관조영술(심혈관조영술)
angiography [ændʒiágrəfi]	혈관조영술, 동맥조영술
anticoagulant [æntikouǽgjuələnt]	항응고제
arteriopuncture [artirioupʌŋtʃur]	동맥천자, 동맥뚫기

4. 성인간호학

Medical - Surgical Nursing

용어	정의
artificial pacemaker [artəfiʃl peismèikr]	인공박동조율기(인공심박조율기)
cardiac catheterization [kárdiæk kæθəturəzéison]	**심장도관삽입, 심장카테터삽입(심도자법)**: 말초정맥이나 동맥을 통하여 심장내에 카테터를 삽입하여 순환기계의 구조와 기능에대한 자세한 정보를 얻는 방법이다.
cardiac massage [kárdiæk məsáʒ]	심장마사지
cardiocentesis [kà:rsinodʒɛnəsəs]	심장천자
cardioversion [kardiəvurʒən]	**심장율동전환(심율동전환)**: 전기충격으로 부정맥을 제거하는 방법이다.
circadian rhythm [sərkéidiən riðm]	하루주기리듬(24시간리듬)
counter shock	맞충격, 역충격(세동제거)
defibrillation [di:fibrəleiʃən]	세동제거, 잔떨림제거
defibrillator [di:fibriléitɚ]	세동제거기, 잔떨림제거기(제세동기)
echocardiography [ekoukárdiagrəfi]	심(장)초음파검사, 심장초음파술

용어	정의
extracorporeal circulation [ekstrəkɔ:rpɔ́riəl sʊrkjuleiʃən]	체외순환, 몸밖순환
fluoroscopy [flɔraskəpi]	투시검사(형광투시진단법)
heart-lung machine [hart lʌŋ məʃi:n]	**인공심폐기(인공심폐장치)**: 심장이 박동하지 않고 혈액이 없는 상태로 수술할 수 있도록 심장과 폐의 기능을 대신하는 것으로, 심폐기는 체외에서 기능을 함으로 체외순환이라 부른다.
hemodynamic monitoring [hi:moudainǽmik mάnitəriŋ]	혈역학감시, 혈역학모니터링
holter monitor [houltər mάnitər]	휴대용 심전도
inotropic agent [ìnətrάpik éidʒənt]	강심제
intra-aortic ballon pump [intrə aόrtic bælάn pʌmp]	대동맥내풍선펌프 (대동맥순환보조장치)
myocardial scan [máiəka:rdiəl skǽn]	심근스캔
pacemaker [péismeikr]	박동조율기(심박조율기)
phonocardiogram [founoukardiəgræm]	**심장음도, 심음도**: 전자측정기에 의해 특수 심음용지에 심음을 기록하는 방법
precordial thump [prikɔrdiəl θʌmp]	**흉벽고타법**: 심장정지시 심장에 자극을 주기위해 흉벽을 주먹으로 때리는 것

용어	정의
stress test [strɛs tɛst]	부하검사, 자극검사(운동부하검사): 운동으로 심장에 부담을 주면서 심전도를 찍는 방법
thrombolytic [θrambolitək]	혈전용해제
vasodilator [væ̀soudailətéitər]	혈관확장제
venipuncture [veinəpʌŋktʃur]	정맥천자
ventricular assist device [ventríkjulur əsíst diváis]	심실보조기구(심실보조장치)

3) 수술과 관련된 용어

용어	정의
angioplasty [ændʒiəplæ̀sti]	혈관성형술
승모판막 협착증 수술로는 :	
(1) mitral commissurotomy [mitrəl kəmíʃurátəmi]	승모판연결부절개술
- closed commissurotomy	심장기능을 그대로 유지하면서 하는 폐쇄식 승모판연결부절개술이다.
- open commissurotomy	체외순환법을 이용한 승모판연결부절개술 이다.

용어	정의
(2) annuloplasty [ænjuloplǽsti]	고리성형술
(3) valvulo replacement [vǽlvju:lʊr ripléismənt]	인공판막대치술
arterial bypass graft [a:rtiriəl baipæss græft]	동맥우회술
cardiac valve replacement [káəˑdiæk vælv ripléismənt]	심장판막대치술
cardiac transplantation [káəˑdiæk trænsplæntéiʃən]	심장이식술
coronary stent placement [kɔ:rənəi stent pléismənt]	관상동맥 스텐트삽입술
embolectomy [embəlɛktəmi]	색전제거술
fibrinolytic therapy [faibrinəlítik θérəpi]	섬유소용해요법
heart transplantation [ha:rt trænsplæntéiʃən]	심장이식술
laser angioplasty [léizər ændʒiəplæsti]	레이저혈관성형술
median sternotomy [mí:diən stə:nátəmi]	정중복장뼈절개술, 정중흉골절개술
open heart surgery [oupən hart sə:rdʒəri]	**개심수술, 심장절개수술**: 체외순환을 하거나, 대사성 요구를 더 낮추고 산소의 요구량을 감소하기 위해 저체온(25°C) 상태에서 수술한다.

4. 성인간호학

용어	정의
patent ductus arteriosus ligation [pǽtʌ́n dʌ́ktʌ́s àrtirióso lǝgéʃn]	동맥관열림묶음(동맥관개존결찰)
pericardiotomy [perǝkardiatǝmi]	심장막절개술(심낭절개술)
sympathectomy [simpǝθɛktǝmi]	교감신경절제술
thrombectomy [θrambɛktǝmi]	혈전제거술
valvuloplasty [vælvjuloplǽsti]	판막성형술
valvulotomy [vælvjulátǝmi]	판막절개술
vein stripping [vein striping]	정맥류제거술

4) 약어

ACB (aortocoronary bypass graft)	관상동맥우회술(대동맥과 관상동맥간 우회술)
AI (aortic insufficiency)	대동맥판막기능부전(대동맥판막 폐쇄부전증)
A-line (arterial line)	동맥관
APT (atrial paroxysmal tachycardia)	심방발작빠른맥(심방발작성빈맥)

용어	정의
ASD (atrial septal defect)	심방사이막결손, 심방중격결손 (심방중격결손증)
A-V node (atrioventricular node)	방실결절
BBB (bundle branch block)	다발갈래차단(각차단)
BP (blood pressure)	혈압
CABG (coronary artery bypass graft)	심장동맥우회술(관상동맥우회술)
CBC (complete blood count)	온혈구계산, 전체혈구계산 (전혈검사)
CAD (coronary artery disease)	관상동맥병, 심장동맥병 (관상동맥질환)
C-line (central line)	중심정맥관
CCU (coronary care unit)	관상동맥집중치료실, 심장동맥 집중치료실(심혈관중환자실)
CHD (congenital heart disease)	선천심장병(선천성심질환)
CHF (congestive heart failure)	울혈심장기능상실, 울혈심부전 (울혈성심부전증)
CPR (cardiopulmonary resuscitation)	심장허파소생술(심폐소생술)
CTR (cardiothoracic ratio)	심장가슴비, 심흉비(심장흉곽비)
CVP (central venous pressure)	중심정맥압
DCA (directional atherectomy)	죽종절제술

Medical - Surgical Nursing

용어	정의
ECG (electrocardiogram)	심전도(심전도검사)
EKG (electrocardiogram)	심전도(심전도검사)
EPS (electrophysiologic study)	전기생리학적검사
ESR (erythrocyte sedimentation rate)	적혈구침강속도, 혈침속도
HB (heart block)	심장차단(심장블럭)
HCVD (hypertensive cardiovascular disease)	고혈압심장혈관병 (고혈압성심혈관질환)
HD (heart disease)	심장병
HDL (high density lipoprotein)	고밀도지질단백질
HHD (hypertensive heart disease)	고혈압심장병, 고혈압심장질환 (고혈압성심장질환)
HTVD (hypertensive vascular disease)	고혈압혈관병(고혈압성혈관질환)
IABP (intra-aortic balloon pump)	대동맥내풍선펌프 (대동맥순환보조펌프)
ICD (implantable cardioverter defibrillator)	삽입세동제거기(이식형제세동기)
LA (left atrium)	왼심방(좌심방)

용어	정의
LDH (lactic acid dehydrogenase)	젖산탈수소효소(유산탈수소효소)
LDL (low density lipoprotein)	저밀도지질단백질
LOF (low output failure)	저박출부전(저출력부전)
LV (left ventricle)	왼심실(좌심실)
LVH (left ventricular hypertrophy)	좌심실비대
M (murmur)	잡음
MAP (mean arterial pressure)	평균동맥압(평균혈압)
MDF (myocardial depressant factor)	심근억제인자
MI (myocardial infarction)	심근경색증
MS (mitral stenosis)	승모판협착증
MVR (mitral valve replacement)	승모판대치술
NSR (normal sinus rhythm)	정상굴리듬, 정상동리듬 (정상적인동음)
PAC (premature atrial contraction)	심방조기수축(심방성조기수축)
PAT (paroxysmal atrial tachycardia)	발작심방빠른맥(발작성심방빈맥)
PAWP (pulmonary artery wedge pressure)	폐동맥쐐기압, 허파동맥쐐기압

용어	정의
PBV (percutaneous balloon valvuloplasty)	피부경유풍선판막성형술, 경피풍선판막성형술 (경피적판막성형술)
PCI (percutaneous coronary intervention)	피부경유관상동맥중재 (경피적관상동맥중재술)
PCPS (percutaneous cardiopulmonary support)	피부경유심폐보조 (경피적심폐보조장치)
PDA (patent ductus arteriosus)	**동맥관열림증, 동맥관개존증:** 태생기에 하행대동맥과 좌측 폐동맥사이에 개관되어 있는 동맥관이 출생 후에 폐쇄가 불충분 하여 발생.
PJC (premature junctional contraction)	방실이음부조기수축, 방실접합부조기수축(방실결절성조기수축)
PJT (paroxysmal junctional tachycardia)	발작방실이음부빠른맥, 발작성방실접합부빈맥 (발작성방실결절성빈맥)
PSVT (paroxysmal supraventricular tachycardia)	발작성심실위빠른맥, 발작심실상성빈맥 (발작성상심실성빈맥)
PTCA (percutaneous transluminal coronary angioplasty)	피부경유혈관경유관상동맥성형술, 경피경관관상동맥성형술 (경피적관상동맥확장술)

용어	정의
PVC (premature ventricular contraction)	심실조기수축(심실성조기수축)
SA node (sinoatrial node)	굴심방결절, 동심방결절 (동방결절)
SBE (subacute bacterial endocarditis)	아급성세균심내막염 (아급성세균성심내막염)
SVC (superior vena cava)	위대정맥(상대정맥)
TEE (transesophageal echocardiogram)	식도경유심(장)초음파상, 식도경유심(장)에코사진 (식도초음파)
TFI (transfemoral coronary intervention)	넙다리동맥경유관상동맥중재, 대퇴동맥경유관상동맥중재 (경대퇴동맥관동맥중재술)
TIA (transient ischemic attack)	일과성허혈발작 (일과성뇌허혈발작)
TRI (transradial coronary intervention)	노동맥경유관상동맥중재, 요골동맥경유관상동맥중재 (경요골동맥관동맥중재술)
VHD (valvular heart disease)	판막성심장병(심장판막질환)
VSD (ventricular septal defect)	심실사이막결손(심실중격결손)
WPW syndrome (Wolff-Parkinson -White syndrome)	월프-파킨슨-화이트증후군 (WPW 증후군)

4. 혈액계

1) 증상과 진단에 관련된 용어

용어	정의
agranulocytosis [eigrænjulousaitóusəs]	무과립구증(무과립세포증)
anemia [ənimiə]	빈혈
- aplastic anemia [èplæstək ənimiə]	**재생불량빈혈, 무형성빈혈(재생불량성빈혈)**: 골수내에 적혈구 발생이 중단되어 순환 적혈구수가 부족하게 된 상태를 말한다.
- hemolytic anemia [himalitək ənimiə]	**용혈빈혈(용혈성빈혈)**: 적혈구가 정상적인 120일의 수명을 채우지 못하고 빨리 파괴되어 생기는 빈혈로 적혈구 파괴속도가 빨라 골수가 미쳐 적혈구를 생성해 내지 못할 때 빈혈로 나타난다.
- iron deficiency anemia [áirn dəfiʃənsi ənimiə]	**철결핍빈혈(철분결핍성빈혈)**
- megaloblastic anemia [mɛgʌləblæstək ənimiə]	**거대적혈모구빈혈(거대적아구성빈혈)**: 비타민 B12와 엽산결핍으로 DNA 합성에 장애를 일으켜 발생하는 빈혈
- pernicious anemia [pʊrniʃəs ənimiə]	**악성빈혈**: 적혈구 생성의 내적요소 결핍으로 인한 비타민 B12와 엽산부족으로 인해 발생하는 것이다. 거대적아구성 빈혈이라고도 한다.

용어	정의
- sickle cell anemia [sikl sɛl ənimiə]	**낫적혈구빈혈(겸상적혈구빈혈) (겸상적혈구성빈혈)**: 혈색소 분자의 결함으로 발생되는 유전적인 만성 용혈성 장애이다.
- thalassemia[θæləsi:miə] Cooley's anemia	**지중해빈혈**: 주로 지중해 연안 사람에게 나타나며, 유전성 만성 용혈성 빈혈로서 적혈구가 부서지기 쉽다.
angiomegaly [ændʒioumɛgəli]	혈관확장증
anisocytosis [ænaisəsaiəsəs]	**적혈구부동증(부동세포증)**: 적혈구의 크기가 다양한 것
aplasia [æpléiziə]	무형성(형성부전증)
atopic allergy [ətapək ælurdʒi]	아토피알레르기
atopy [ətapí]	아토피
autoimmune disease [ɔ:touimju:n dəzi:z]	**자가면역질환**: 자체항원과 자기항체와의 상호작용으로 초래되는 질환
blood dyscrasia [blʌd diskréiziə]	혈액병(혈액이상, 혈액질환)
bruit [brwi]	쉿소리, 잡음
Buerger's disease [búrgrz dəzí:z]	**버거병(뷰르거병)**: 폐색성 혈전 맥관염으로 혈전이나 비화농성 혈관염으로 인해 혈관이 막혀 말초순환부전을 일으키는 질환이다.

용어	정의
claudication [klɔ:dakéiʃən]	**절뚝거림, 파행**: 동맥질환 시에 나타나며 혈관폐쇄로 인해 조직에 산소공급이 부족할수록 증상이 심하다. 활동, 특히 걷거나 계단을 오를 때 증가하고 휴식 시에는 사라진다.
coagulation [kouæ̀gjuléiʃən]	응고
collagen disease [kalədʒən dəzi:z]	**콜라겐병(교원병)**: 교원섬유의 변화를 동반하는 질환
cytopenia [saitəpi:niə]	**혈구감소증, 일부혈구감소증**: 혈액의 성분이 부족한 것
desensitization [di:sɛnsətəzeiʃən]	**탈민감화, 민감소실법(탈감작)**: 생체가 특이 항원에 대하여 면역반응이 없는 상태 또는 반응하지 않게 되는 과정
dyscrasia [diskreizia]	병(악액질)
dysplasia [displeʒiə]	형성이상증(형성장애)
ecchymosis [ɛ̀kəmóusəs]	**반(상)출혈, 얼룩출혈**: 피하와 점막에 원형 또는 불규칙한 형상의 청색 또는 자색의 반점이 생긴다.
eosinophilia [i:əsinəfiliə]	호산구증가증
epistaxis [epəstæksəs]	코피, 비출혈

용어	정의
erythrocytosis [ɛrəθrousaitousəs]	적혈구증가증
erythropenia [ɛriθrəpiniə]	적혈구감소증
erythropoiesis [ɛriθroupɔisəs]	적혈구형성, 적혈구생성 (적혈구조혈)
glossitis [glɔsáitəs]	**혀염, 설염**: 혀의 염증
granulocytopenia [grænjulosaitəpi:niə]	과립백혈구감소증(과립구감소증)
granulocytosis [grænjulosaistosəs]	과립백혈구증가증, 과립구증가증
hemarthrosis [himarθrousəs]	**혈관절증, 출혈관절증(출혈성관절증)**: 관절에 혈액이 고인 상태
hematoma [hi:mətoumə]	혈종
hemochromatosis [hì:məkroumətóusəs]	혈색소증
hemolysis [hi:máləsəs]	용혈
hemophilia [himəfiliə]	혈우병
hemostasis [hì:moustéisəs]	지혈(울혈)
hereditary spherocytosis [hʌrɛdətəri sfirousaitóusis]	**유전공모양적혈구증, 유전구형적혈구증(유전성구상적혈구증)**: 만성 용혈성 빈혈로 유전되며, 공처럼 둥근 모양의 적혈구수가 많고 비장이 커지는 것이 특징이다.

4. 성인간호학

용어	정의
Hodgkin's disease [hadʒkənz dəzi:z]	**호지킨병**: 만성적이고 점진적으로 진행하는 림프조직의 신생물 질환이다.
hypovolemia [haipəvoulimiə]	혈량저하증(저혈량)
infectious mononucleosis [infɛkʃəs manənu: kliousəs]	감염단핵구증 (전염성 단핵세포증가)
leukemia [lu:kimiə]	백혈병
leukocytosis [lu:kousaitousəs]	백혈구증가증
leukopenia [lu:kəpi:niə]	백혈구감소증
multiple myeloma [mʌltəpl maiəloumə]	**다발골수종(다발성골수종)**: 악성종양 질환으로 비정상 혈장세포가 골수내에 생성되어 전신적인 뼈조직의 파손이 일어난다.
neutropenia [nu:trəpi:nia]	중성구감소증(호중구감소증)
neutrophilia [nu:trəfilia]	중성구증가증(호중구증가증)
oozing [u:ziŋ]	삼출, 진물(삼출성)
pancytopenia [pænsaitəpi:niə]	**범혈구감소증, 온혈구감소증**: 모든 혈세포의 비정상적인 감소증
petechia [pətɛ̀kiə]	출혈점(점상출혈)
poikilocytosis [pɔikəlosaitóusəs]	**변형적혈구증가증(변형적혈구증)**: 적혈구의 모양이 다양한 것

용어	정의
polycythemia [palisaiθí:mi:ə]	**적혈구증가증(다혈구증)**: 적혈구 수와 혈색소 농도가 함께 증가한 상태를 말한다.
polycythemia vera [palisaiθi:mi:ə vʊrə]	**진성적혈구증가증, 참적혈구증가증(원발성다혈구증)**: 적혈구, 골수내에 있는 백혈구, 혈소판이 과잉생산되는 질환이다.
pseudoagglutination [sju:doəglù:tinéiʃən]	**거짓응집, 가성응집(전적형성)**: 평평한 면의 점착에 의하여 쌓아 올린 동전과 같은 적혈구의 집적
purpura [pʊr:purə]	**자색반, 자색반병(자반증)**: 소량의 혈액이 조직과 점막으로 유출되는 현상
Raynaud's disease [reinɔ́:dz dəzi:z]	**레이노병**: 원발성 혈관 수축성 질환으로 손과 발의 동맥에 발작성 경련이 발생한다.
septicemia [sɛptəsi:miə]	패혈증: 혈액에 균이 있는 상태
thrombocytopenia [θràmbousàitəpi:niə]	혈소판감소증
thrombocytosis [θràmbousàitousəs]	혈소판증가증
thrombophlebitis [θrambouflәbaitәs]	혈전정맥염(혈전성정맥염)

2) 검사와 치료에 관련된 용어

arteriography [artíriágrəfi]	동맥조영술(동맥촬영술)

4. 성인간호학

용어	정의
blanching test [blæntʃiŋ tɛst]	**말초모세혈관재충만검사**: 손톱을 눌렀다 떼면 붉어지는 것으로 말초순환 상태를 알 수 있다. 정상이 2~3초이다.
blood transfusion [blʌd trænsfju:nʒən]	수혈
bone marrow transplantation [bóun mǽrou trænsplæntéiʃən]	골수이식(술)
capillary refilling test [kæpəlɛri tɛst]	모세혈관재충만검사
doppler [dáplər]	**도플러**: 혈액의 흐름을 듣는 기구
oscillometry [àsilámitri]	진동측정법

3) 수술과 관련된 용어

용어	정의
autograft [ɔtogræft]	자가이식, 동종이식
A-V shunt (arteriovenous shunt)	동정맥션트(동정맥루)
AVF (arteriovenous fistula)	동정맥샛길(동정맥루)

용어	정의
CABG (coronary artery bypass graft)	관상동맥우회술, 심장동맥우회술
femoral popliteal bypass graft [fɛmʊrəl poplitiəl baipæs græft]	넙다리오금동맥우회술, (대퇴슬와동맥우회술)
phlebotomy [fləbátəmi]	정맥절개술
PTA (percutaneous transluminal angioplasty)	피부경유혈관경유혈관성형술
PTCA (percutaneous transluminal coronary angioplasty)	피부경유혈관경유관상동맥성형술(경피경관관상동맥성형술)
stripping of varicose vein [striping ʌv vɛrəkos vein]	정맥류가 있는 혈관을 곧게 만들어 주는 것
thrombectomy [θrambɛktəmi]	혈전제거술
varicosectomy [værikouzektəmi]	정맥류절제술

4) 약어

Ab (antibody)	항체
AIDS (acquired immunodeficiency syndrome)	후천면역결핍증후군, 에이즈(후천성면역결핍증후군)
Ag (antigen)	항원

용어	정의
ALL (acute lymphocytic leukemia)	급성림프구백혈병 (급성림프성백혈병)
ALS (antilymphocytic serum)	항림프구혈청(항림프세포혈청)
AML (acute myelogenous leukemia)	급성골수성백혈병
ANLL (acute nonlymphocytic leukemia)	급성비림프구백혈병 (급성비임파구성백혈병)
aPTT (activated partial thromboplastin time)	활성화부분트롬보플라스틴시간 (활성부분적트롬보플라스틴시간)
CBC (complete blood count)	온혈구계산, 전체혈구계산 (전혈검사)
CLL (chronic lymphocytic leukemia)	만성림프구백혈병 (만성림프성백혈병)
CML (chronic myelogenous leukemia)	만성골수성백혈병
DIC (disseminated intravascular coagulation)	파종혈관내응고 (산재성혈관내응고)
DVT (deep venous thrombosis)	깊은정맥혈전증, 심부정맥혈전증 (심부정맥혈전)
ESR (erythrocyte sedimentation rate)	적혈구침강속도, 혈침속도
Hb (hemoglobin)	혈색소, 헤모글로빈

용어	정의
Hct (hematocrit)	적혈구용적률, 헤마토크리트
Hgb (hemoglobin)	혈색소, 헤모글로빈
NHL (non-hodgkin lymphoma)	비호지킨림프종
PET (positron emission tomography)	양전자방출단층촬영술 (양전자단층촬영술)
PT (prothrombin time)	프로트롬빈시간
PTT (partial thromboplastin time)	부분트롬보플라스틴시간
RBC (red blood cell)	적혈구
RES (reticuloendothelial system)	그물내피계통, 망상내피계 (세망내피계)
WBC (white blood cell)	백혈구

5. 신경계

1) 증상과 진단에 관련된 용어

용어	정의
agnosia [ægnousiə]	인식불능, 실인증(인지불능)
akinesia [ǽkəni:siə]	운동못함증(운동불능증)
alexia [əleksiə]	읽기언어상실증, 실독증(독서불능증)
algesia [ældʒi:ziə]	통각과민(통각예민)
Alzheimer's disease [ǽltsáimʊrz dəzi:z]	알츠하이머병
analgesia [ænɔldʒi:ziə]	무통증(무통각증)
anencephaly [ænɛnsɛfeli]	무뇌증, 뇌없음증
anesthesia [ænəsθi:zjə]	마취, 무감각, 마비
aneurysm [ǽnjurizəm]	자루, 동맥류
aphasia [əféiʒə]	언어상실증(실어증)
arachnoid [ərǽknɔid]	거미막(지주막)
arteriosclerosis [aɚti(:)riouskli(:)róusis]	동맥경화증
association area [əsóusiéiʃən ɛ:riə]	연합구역(연합영역)
asthenia [æsθi:njə]	힘없음증(무력증)
astrocyte [ǽstroʊsait]	별아교세포(성상교질세포)

용어	정의
ataxia [ʌtǽksiə]	**실조(운동실조)**: 근육 상호협조의 결여, 또는 근육기능의 불규칙
atrophy [ǽtrəfi]	위축(증)
automatic pathway [ɔ́:təmǽtik pǽθwei]	자동경로(자율경로)
basal ganglia [beisl gǽŋgliə]	바닥핵, 기저핵(기저신경절)
blepharoptosis [blɛfəraptóusəs]	눈꺼풀처짐(안검하수)
blepharospasm [blefərʌspǽzm]	눈꺼풀연축, 안검연축(안검경련)
brachial plexus [bréikjəl plɛ́ksəs]	팔신경얼기(상완신경총)
brain abscess [brein ǽbsɛs]	뇌고름집, 뇌농양
cerebellar astrocytoma [seribɛlr ǽstrosaitoumə]	**소뇌별아교세포종(소뇌신경교성상세포종)**: 성숙한 성상세포로 이루어지는 신경교종으로서 일반적으로 glioma라고 불리는 세포종이다
cerebellum [sɛrəbɛ́lm]	소뇌
cerebral palsy [səribrl pɔ́:lzi]	뇌성마비
cerebrum [séribrəm]	대뇌
chorea [kɔrí:ə]	**무도병**: 유아기에 잘 발생하는 경련성 신경병으로서 손발은 불수의적인 또는 불규칙적인 운동성을 나타내며 흥분 또는 우울과 더불어 정신 발육장애를 수반한다. 유전성 또는 유행성으로 발병한다.

성인간호학

Medical - Surgical Nursing

용어	정의
choroid plexus [kó:rɔid pléksəs]	맥락얼기(맥락총)
coma [kóumə]	혼수
concussion [kənkʌ́ʃəŋ]	진탕
confusion [kənfjí:ʒən]	혼동, 착란, 혼란
consciousness [kɔ́nʃəsnəs]	의식
contusion [kəntú:ʒən]	**타박상(좌상)**: 피부의 파열 없이 상해를 받는 것
convergence [kənvʊ́rdʒəns]	**눈모음, 폭주**: 가까이 있는 한 점을 주시 할 때 두 눈이 한 초점을 향하는 안구의 이동
convulsion [kənvʊ́lʃən]	경련, 발작
corpus callosum [kɔ̀ɚpəs kəlóusəm]	뇌들보(뇌량)
cranial nerve [kréiniəl nə:rv]	뇌신경
cranial venous sinus [kréinjəl ví:nəsis sáinəs]	머리정맥굴(두개정맥동)
dementia [dəménʃiə]	**치매**: 회복불능성인 지능저하, 기억력 상실, 혼돈이 나타남
diaphoresis [daiəfərí:səs]	땀남, 발한(발한작용)

용어	정의
diencephalon [daiensέfəlan]	**사이뇌(간뇌)**: 뇌와 중뇌의 중간에 위치하는 부위
diplegia [daìplí:dʒiə]	양쪽마비, 양측마비
dizziness [dízinəs]	어지럼(현기증)
drowsiness [drauzinəs]	졸음(기면)
dura mater [durə meitr]	**경(질)막**: 뇌 및 척수의 외막
dysarthria [disarθriə]	**조음장애, 구음장애(눌어증)**: 한 자씩 발음하기가 곤란한 구어장애
dyskinesia [diskənisiə]	운동이상증, 이상운동증 (운동장애)
dysphagia [disfeiʒiə]	삼킴곤란(연하곤란)
dysreflexia [disriflεksia]	반사기능장애 (자율신경반사조절장애)
dystonia [distouniə]	**근육긴장이상증(근긴장이상)**: 생체내에 있는 근골격근은 중추신경계와 관계하여 항상 일정한 긴장을 유지하고 가벼운 지속적 단축 상태에 있음
encephalitis [énsεfəláitəs]	뇌염
encephalomalacia [ensèfəlóuməléiʒiə]	뇌연화증
encephalopathy [ensèfəlóupəθi]	뇌병증
ependyma [epéndimə]	뇌실막

4. 성인간호학

Medical - Surgical Nursing

용어	정의
epidural hematoma [epidju:rɔl hi:mətoumə]	경질막바깥혈종(경막외혈종)
epilepsy [ɛ́pəlɛpsi]	간질
frontal lobe [frʌntl loub]	이마엽(전두엽)
ganglion [gæŋgliən]	신경절, 결절종
glioma [glióumə]	신경아교종, 교종(신경교종)
grand mal seizure [grænd mal si:ʒr]	대발작(대간질발작)
gray matter [grei mǽtɚ]	회색질(회백질)
headache [hɛdeik]	두통, 머리아픔
hemangioma [hi:mǽndʒióumə]	혈관종
hematoma [hí:mətóumə]	혈종
hemianopia [hɛ́miənapiə]	반맹, 편측시야결손
hemiparesis [hemipəri:səs]	반신불완전마비(편측부전마비)
hemiplegia [hɛmipli:dʒiə]	반신마비, 편마비(반신불수)
Huntington's chorea [hʌntiŋtɛnz coriə]	헌팅톤무도병
hydrocephalus [haidrousɛfəles]	물뇌증(수두증)

용어	정의
hyperesthesia [hàipurəsθiːʒiə]	감각과민증(지각과민)
hyperreflexia [hàipuríːflεksiə]	반사항진(반사이상항진)
hypothalamus [haipouθǽləməs]	시상하부
meninges [mənindʒiːz]	수막(뇌척수막)
meningioma [mənindʒióumə]	수막종
meningitis [mεnindʒáitəs]	수막염(뇌막염)
meningoblastoma [məniŋgoblæstoumə]	수막모세포종(수막아세포종)
meningocele [məniŋgosil]	**수막탈출증, 수막류(수막헤르니아):** 수막이 손상된 두개골이나 척추 밖으로 돌출되어 있는 상태.
meningoencephalitis [məniŋgouὲnsεefəláitəs]	수막뇌염
microglia [máikrɔ̀glaiə]	미세아교세포, 소교세포(미소교질세포)
migraine [máigrein]	편두통
multiple sclerosis [mʌltəpl sklirousəs]	**다발경화증(다발성경화증):** 뇌와 척수의 백질을 침범하여 신경 축삭의 수초탈락과 반흔조직이 덮여 신경 자극전도가 방해되어 근육약화, 마비 등의 증상이 나타난다.

용어	정의
myasthenia gravis [máiæsθi:nia grǽvəs]	중증근무력증
neuralgia [njurælʒiʌ]	신경통
neurocytoma [nu:ousaitoumʌ]	신경세포종
neuron [nu:rɔn]	신경세포, 뉴런(신경원)
neurosis [nurousəs]	신경증
occipital lobe [aksípitl loub]	뒤통수엽(후두엽)
oligodendroglia [áligoudendrɔ̀gliə]	희소돌기아교세포, 핍지교
paralysis [pærælәsəs]	마비
paraplegia [pεrəplidʒiʌ]	하반신마비 (대마비, 양측하지마비)
parasympathetic [pǽrəsimpəθétik]	부교감신경
paresis [pəi:səs]	불완전마비(부전마비)
parietal lobe [pəràiətl loub]	마루엽(두정엽)
pia mater [pàiə méitɚ]	연(질)막
plexus [plεksʌs]	얼기(신경총)

용어	정의
quadriplegia [kwádrəplí:dʒiʌ]	팔다리마비(사지마비)
rigidity [rədʒidəti]	경축, 과다긴음(경직, 강직)
seizure [si:ʒr]	발작(간질발작)
spina bifida [spainl baifəda]	**척추갈림증, 이분척추**: 선천적 기형으로 척추가 완전히 닫히지 않고 갈라진 틈으로 척수나 수막이 돌출된 상태
spinal cord [spainl kɔrd]	척수
spondylolisthesis [spàndiloulisθí:sis]	척추전방전위증(척추탈위증, 척추일출증)
spondylosis [spàndilóusis]	척추증, 척추관절강직증(척추강직)
stroke [strouk]	뇌졸중, 발작
subarachnoid space [sʌ́bəræ̀knɔid speis]	거미막밑공간, 지주막하공간(지주막하강)
sympathetic nerve [simpəθétik nə:rv]	교감신경
syncope [siŋkəpi]	실신(기절)
temporal lobe [tèmpərəl loub]	관자엽(측두엽)
thalamus [θæləməs]	시상
tremor [trémr]	떨림(진전)
ventricle [vɛntrikl]	뇌실, 심실
vertebral canal [və́:tibrəl kənǽl]	척주관

용어	정의
vertigo [vʊrtəgou]	현기증, 현훈(어지러움)
weakness [wí:knəs]	쇠약, 허약

2) 검사와 치료에 관련된 용어

용어	정의
cerebral angiography [sɛrəbrl ændʒíágrəfi]	뇌혈관조영술
discography [diskágrəfi]	추간판조영술
echoencephalography [ɛ́kòuɛ̀nsɛ́fəlagrəfi]	뇌초음파검사, 뇌초음파술
electroencephalogram [ilɛ́ktrouensɛ́fəlougræm]	뇌전도
myelography [màiəlágrəfi]	척수조영술
pneumoencephalography [nu:mʌensefəlagrəfi]	**공기뇌조영술(기뇌조영술)**: 요추천자를 통해 공기를 주입한 후, 공기가 척수관을 지나 뇌실에 차게 되면 X선 촬영을 하여 뇌의 병소를 밝혀낸다.
ventriculography [ventrikjulágrəfi]	**뇌실조영술**: 뇌실에서 뇌척수액을 제거하고 공기 또는 조영제를 주사하고 X선 촬영을 하는 법

3) 수술과 관련된 용어

용어	정의
aneurysm neck clipping [ænjurizm nɛk klipiŋ]	동맥류목묶음술 (동맥류경부결찰술)
carotid endarterectomy [kərάtəd ɛ̀ndɑrtərɛ́ktəmi]	목동맥내막절제술, (경동맥내막절제술)
chemonucleolysis [kèmənjù:kliάlisis]	화학핵소체용해술 (화학적 수핵용해술)
chordotomy [kɔ:rdɔ́təmi]	척수시상로절단술(성대절개술)
craniectomy [krèiniéktəmi]	머리뼈절제술(두개절제술)
cranioplasty [kréiniouplæsti]	머리뼈성형술(두개골성형술)
craniotomy [kréiniatəmi]	머리뼈절개술(개두술)
discectomy [diskɛ́ktəmi]	추간판절제술, 척추원반절개술
hemilaminectomy [hemilǽmənɛ́ktəmi]	반쪽고리판절제술, (편측후궁절제술)
laminectomy [lǽmənɛ́ktəmi]	척추후궁절제술, 고리판절제술
laminotomy [lǽmənάtəmi]	척추후궁절개술, 척추뼈고리절개술
lobectomy [loubɛ́ktəmi]	엽절제술
MVD (microvascular decompression)	미세혈관감압술
nerve block [nər:v block]	신경차단, 신경블록
neurectomy [njurəɛktəmi]	신경절제술
neurolysis [njurάləsəs]	신경박리술

4. 성인간호학

Medical - Surgical Nursing

용어	정의
neuroplasty [njurɔplæsti]	신경성형술
neurorrhaphy [njurɔ́refi]	신경봉합술
neurotomy [njurátəmi]	신경절개술, 신경절단술
rhizotomy [raizàtəmi]	신경뿌리절단술, 신경근절단술
percutaneous radio frequency trigeminal rhizotomy	피부경유고주파삼차신경뿌리 절단술 (경피적 고주파삼차신경근절단술)
stereotactic surgical technique	정위수술방법(뇌정위적 수술기법)
sympathectomy [simpaθέktəmi]	교감신경절제술
thalamotomy [θǽləmàtəmi]	시상파괴술
thymectomy [θaimέktəmi]	가슴샘절제술(흉선절제술)
trephination [trɛfənéiʃən]	**원형절제술, 천공술**: 관상거에 의해 두개골을 잘라내는 수술
TSA (transsphenoid approach)	나비굴경유접근법 (경접형동접근법)
vagotomy [veigátəmi]	미주신경절단술
ventricular shunt [ventrikjulá ʃʌnt]	뇌실션트(뇌실측로술)

용어	정의
ventriculoatrial shunt [ven-triḱju:-lou-eitri:-əl ʃʌnt]	뇌실심방션트(뇌실심방측로술)
ventriculoperitoneal shunt [ven-triḱju:-lou-pèritouníəl ʃʌnt]	뇌실복강션트(뇌실복강측로술)
ventriculostomy [ven-triḱju:-lastə-mi:]	뇌실창냄술(뇌실조루술)
vertebrectomy [vʊrtəbréktəmi]	척추절제술
vertebroplasty [vʊrtəbrəplǽsti]	척추성형술

4) 약어

CNS (central nervous system)	중추신경계통, 중추신경계
CSF (cerebrospinal fluid)	뇌척수액
CVA (cerebrovascular accident)	뇌혈관사고(뇌졸중)
CVE (cerebrovascular embolism)	뇌혈관색전증(뇌색전증)
CVT (cerebrovascular thrombosis)	뇌혈관혈전증(뇌혈전증)
DI (deterioration index)	치매지수
DTR (deep tendon reflex)	깊은힘줄반사, 심건반사 (심부건반사)
EDH (epidural hematoma)	경질막바깥혈종(경막외혈종)

성인간호학

Medical - Surgical Nursing

용어	정의
EEG (electroencephalography)	뇌파검사법(뇌파검사)
EVD (extraventricular drainage)	뇌실외배액술(뇌실외배액)
GCS (Glasgow Coma Scale)	글래스고혼수척도
HIVD (herniated intervertebral disc)	탈출추간판, 탈출척추원반 (추간판탈출)
HNP (herniated nucleus pulposus)	탈출속질핵(추간판탈출)
ICH (intracerebral hemorrhage)	뇌내출혈, 뇌속출혈
ICP (intracranial pressure)	머리속압력(두개내압)
I.P.S.P. (inhibitory postsynaptic potential)	억제시냅이후전위, 억제연접이후전위 (신경접합후부 억제성전압)
LOC (level of consciousness)	의식수준
LPR (light pupil reflex)	동공반사
MS (multiple sclerosis)	다발경화증(다발성경화증)
PEG (pneumoencephalography)	공기뇌조영술(기뇌조영술)

용어	정의
PLDD (percutaneous laser disk decompression)	피부경유레이저추간판감압술(경피적레이저추간판감압술)
SAH (subarachnoid hemorrhage)	거미막밑출혈(지주막하출혈)
SDH (subdural hematoma)	경막밑혈종(경막하혈종)
TIA (transient ischemic attack)	일과성허혈발작(일과성뇌허혈발작)
VB insufficiency (vertebrobasilar insufficiency)	척추뇌바닥부전, 척추뇌기저부전(척추뇌저부전)

6. 근골격계

1) 증상과 진단에 관련된 용어

용어	정의
abduction [æbdʌ́kʃən]	벌림, 외전
adduction [ædʌ́kʃən]	모음, 내전
amelia [eʌmí:liʌ]	팔다리없음증(무지증)
amputation [æmpjutéiʃən]	절단
ankylosing spondylitis [æŋkilóusiŋ spàndəláitəs]	강직척추염(강직성척추염)
ankylosis [æŋkilóusis]	관절굳음, 관절강직
arthralgia [aərθǽldʒiʌ]	관절통
arthritis [arθraitəs]	관절염
atrophy [ǽtrəfi]	위축
body cast syndrome [bɑ́di kæst sindroum]	석고붕대증후군
bunion [bʌnjən]	엄지건막류
bursitis [bʊrsáitəs]	윤활낭염(활액낭염)
callus [kæləs]	굳은살, 가골
carpal tunnel syndrome [káirpəl tʌ́nl sindroum]	손목굴증후군, 수근관증후군
cartilage [ká:rtilidʒ]	연골
chondritis [kɔndráitəs]	연골염

용어	정의
chondrosarcoma [kandrɔsarkóumə]	연골육종
claudication [klɔ:dikéiʃən]	절뚝거림, 파행
compartment syndrome [kəmpá:rtmənt sindroum]	구획증후군
contracture [kəntræktʃʊr]	구축, 오그리듦
cramp [kræmp]	경련, 근육경련
crepitus [krɛpitəs]	비빔소리, 마찰음
deformity [dəfɔ:rməti]	변형
delayed union [diléid jú:niən]	**지연유합**: 골절치유속도가 느린 경우
dislocation [disloukeiʃθn]	어긋남, 탈구
effusion [efju:ʒən]	삼출, 삼출물
eversion [ivə́:rʃən]	뒤집힘, 외번
Ewing's sarcoma [yu:ing sa:rkóumə]	**유잉육종**: 장골의 골간에 잘 나타나며 대개 5~15세 사이에 발생하는 악성 육종이다.
exostosis [éksəstousís]	뼈돌출증, 뼈연골종
extension [iksténʃən]	폄, 신전
fasciitis [fæʃiaitəs]	근막염
fat embolism [fæt embolizm]	지방색전증
fibrosarcoma [fáibrousarkòumʌ]	섬유육종

용어	정의
flexion [flékʃən]	굽힘, 굴곡
flap [flæp]	피부판, 피판
fracture [frǽktʃʊr]	골절
- closed fracture [klóuzd frǽktʃʊr]	폐쇄골절(폐쇄성골절): 뼈가 부러졌으나 개방성 상처가 없는 상태
- Colles' fracture [Colles frǽktʃər]	콜리스골절: 요골하단의 골절
- comminuted fracture [káminutəd frǽktʃʊr]	분쇄골절
- complete fracture [kəmplít frǽktʃʊr]	완전골절: 뼈가 완전히 골절된 상태
- compound fracture [kampaund frǽktʃʊr]	복잡골절(복합골절)
- compression fracture [kəmpréʃn frǽktʃʊr]	압박골절
- depressed fracture [diprést frǽktʃʊr]	함몰골절
- extracapsular fracture [ɛkstrakæpsulʊr frǽktʃʊr]	관절주머니바깥골절, 관절낭외골절
- greenstick fracture [grí:nstik frǽktʃʊr]	불완전굴곡골절(유연골절)

용어	정의
- impacted fracture [ímpæktəd frǽktʃʊr]	끼임골절(매복골절): 골절된 한쪽의 골편이 다른 쪽 뼈에 박히는 것
- incomplete fracture [inkəmplít frǽktʃʊr]	불완전골절: 뼈가 금만 가거나 열만 생겨 골절이 완전히 이루어지지 않은 상태.
- intracapsular fracture [intrəkæpsjulʊr frǽktʃʊr]	관절주머니속골절, 관절낭내골절
- longitudinal fracture [lonjitudinal frǽktʃʊr]	세로골절
- oblique fracture [əblíːk frǽktʃʊr]	경사골절(사선골절)
- open fracture [óupn frǽktʃʊr]	개방골절(개방성골절): 개방성 상처를 동반한 골절
- pathologic fracture [pæθəládʒək frǽktʃʊr]	병적골절(병리적골절): 뼈의 질환으로 인해 발생되는 골절
- simple fracture [simpl frǽktʃʊr]	단순골절, 폐쇄골절
- spiral fracture [spáirʊl frǽktʃʊr]	나선형골절(나선골절)
- transverse fracture [træensvʊrs frǽktʃʊr]	가로골절, 횡골절
genu valgum [dʒiːnju vælgʌm]	외반슬, 밖굽이무릎
genu varum [dʒinju vɛrəm]	내반슬, 안굽이무릎
gout [gaut]	통풍

용어	정의
gouty arthritis [gauti arθráitəs]	통풍관절염(통풍성관절염)
hallux valgus [hǽləks vælgəs]	엄지발가락가쪽휨증, 무지외반증
hallux varus [hǽləks verəs]	엄지발가락안쪽휨증, 무지내반증
hammer toe [hæmr tou]	**망치발가락(추상발가락):** 발가락의 첫 번째 관절은 신전되어 있고 두 번째 세 번째 관절은 굴곡되어 있는 상태
hemarthrosis [hèmarθrousəs]	혈관절증, 출혈관절증
hydrarthrosis [háidra:rθróusəs]	물관절증, 관절수증
hypertrophic arthritis [hàipʊrtrofək arθraitis]	**비후관절염(비대성관절염):** 뼈와 관절의 만성염증 질환으로 뼈의 비대와 관절의 퇴행성 변화를 초래하며 특히, 노인에게 주로 발생한다.
immobilization [imôubəlaizèiʃən]	고정, 부동화
inversion [invʊrʒən]	안쪽번짐, 내번
joint [dʒɔint]	관절

용어	정의
kyphosis [kaifóusəs]	척주뒤굽음증, 척주후만증
lordosis [lɔrdóusəs]	척주앞굽음증, 척주전만증
low back pain [lou bæk pein]	허리통증, 요통
meniscus injury [miniskəs indʒəri]	반달(연골)손상
multiple myeloma [mʌ́ltipl máiəlóumʌ]	다발골수종(다발성골수종)
muscle spasm [mʌ́səl spǽzəm]	근(육)연축
myasthenia gravis [màiæsθí:niə grævis]	중증근(육)무력증
myositis [máiəsáitəs]	근(육)염
numbness [nʌ́mnəs]	저림, 저린감
ostalgia [ɔstǽldʒiʌ]	뼈통증
osteoarthritis [ɔ́stiouárθráitəs]	뼈관절염, 골관절염
osteogenic sarcoma [ástioudʒénəc sarkóumə]	뼈육종, 골육종
osteomalacia [ástiouməléiʃiʌ]	뼈연화증, 골연화증
osteomyelitis [ásteomáil:itəs]	골수염, 뼈속질염
osteoporosis [ástiopo:róusəs]	뼈엉성증, 골다공증

용어	정의
Paget' s disease [pəzez dəzi:z]	파제트병(변형성골염)
paresthesia [pærəsθí:ʒiʌ]	감각이상(지각이상)
periostitis [pèriəstáitəs]	뼈막염, 골막염
phantom limb pain [fǽntəm lim pein]	헛팔다리통증, 환상사지통증
Pott's disease [pats dəzi:z]	척추결핵
pronation [prounéiʃən]	엎침, 회내
rheumatoid arthritis [ru:mætɔid arthraitəs]	류마티스관절염 (류마티스성관절염)
rigidity [rədʒídəti]	경축, 과다굳음
scoliosis [skoliosəs]	척주측만증, 척주옆뒤굽음증
spasm [spæzəm]	연축
spina bifida [spáinə baifədʌ]	척추갈림증, 이분척추
spondylitis [spandəláitəs]	척추염
sprain [spræin]	삠, 염좌
stiffness [stifnəs]	경직, 강직
strain [stræin]	염좌(좌상)
stump [stʌmp]	잘린끝, 절단단
subluxation [sublʌkseisʃən]	불완전탈구, 아탈구

용어	정의
supination [sù:pənéiʃən]	뒤침, 회외
synovial fluid [sinóuviəl flu:id]	윤활액, 활액
synovitis [sonɔrətiz]	윤활막염, 활(액)막염
tendinitis [téndináitis]	힘줄염, 건염
tenosynovitis [ténousinəváitəs]	힘줄윤활막염, 건초염
tetanus [tɛ́tənəs]	파상풍, 테타너스
tophus [tófəs]	통풍결절
torticollis [tɔrtikáləs]	**기운목, 사경,** wryneck: sternocleido mastoid muscle(흉쇄유돌근)의 경직성 구축으로 머리가 한쪽 옆으로 기울어진 상태.
tremor [trɛ́mʊr]	떨림, 진전
Volkmann's contracture [voúlkmənz kʌntrǽkʃʊr]	볼크만구축 허혈로 인해 아래팔과 손이 심각하게 굴곡 위축된 상태

2) 검사와 치료에 관련된 용어

용어	정의
arthrocentesis [arθrósεentí:səs]	관절천자
arthrogram [a:θrɔgræm]	관절조영상
arthrography [á:θrougrəfi]	관절조영술
arthroscopy [a:θroscapy]	관절경검사
blanching test [blæntʃinŋ tεst]	**말초모세혈관 재충만검사**: 손톱을 누르면 하얗게 되고 떼면 혈액이 차는 속도를 측정하는 검사이다. 이 검사로 말초순환을 확인할 수 있으며 정상은 2-3초이다.
bone scan [boun skæn]	**뼈스캔, 골스캔**: 방사성 동위원소를 이용 하여 골암의 전이를 확인하는 검사이다.
capillary refilling test [kæpilæri ri:filiŋ tεst]	말초모세혈관 재충만검사. blanching test와 같은 의미
cast [kæst]	석고붕대
countertraction [kauntυrtrækʃən]	반대견인, 맞당김
diskography [diskougrəfi]	추간판조영술, 척추원반촬영술
electromyogram [ilektroumaiɔgræm]	근전도, 근전도기록

용어	정의
electromyography [ilektroumaiɔgrəefi]	근전도검사법
goniometer [gouniamətʊr]	각도계, 측각기
log rolling technique [lɔ:g róuliŋ tɛkní:k]	**통나무 굴리는 방법:** 환자의 척주가 일직선으로된 상태를 유지하면서 체위변경을 하기 위해 사용하는 방법
myelography [màiəlágrəfi]	척수조영술
prosthesis [prasθis]	인공삽입물, 보형물
splint [splint]	덧대, 부목
traction [trǽkʃion]	당김, 견인

3) 수술과 관련된 용어

용어	정의
amputation [ǽmpjutéiʃən]	절단, 자름: 사지의 일부를 자르는 것
- A-E amputation (above elbow amputation)	팔꿉위절단, 상완부절단
- A-K amputation (above knee amputation)	무릎위절단, 대퇴부절단
- B-E amputation (below elbow amputation)	팔꿉밑절단, 전완부절단
- B-K amputation (below knee amputation)	무릎밑절단
arthrectomy [árθrɛktəmi]	관절절제술
arthrodesis [arθródəsəs]	관절유합술(관절고정술)
arthroplasty [a:θroplásti]	관절성형술
- THRA (total hip replacement arthroplasty)	전고관절치환술, 전엉덩관절치환술
- TKRA (total knee replacement arthroplasty)	전슬관절치환술, 전무릎관절치환술
arthrotomy [arθrɔtɔmi]	관절절개술
bone graft [boun gra:ft]	뼈이식, 골이식
bone trimming [boun trímiŋ]	뼈마름질(뼈정돈): 뼈를 깎아 다듬는 것

용어	정의
bunionectomy [bʌnjənɛktəmi]	엄지건막류절제(술)
bursectomy [bursɛ́ktəmi]	윤활낭절제(활액낭절제술)
chondrectomy [kɔndrɛ́ktəmi]	연골절제술
debridement [dəbrídmənt]	죽은조직제거술, 데브리망 (변연절제술)
diskectomy [diskektəmi]	추간판절제술
fasciectomy [fǽsiɛktəmi]	근막절제술
fasciotomy [fǽsiatəmi]	근막절개술
laminectomy [læminɛ́ktəmi]	척추후궁절제술, 고리판절제술
menisectomy [mɛ́nəsɛ́ktəmi]	반달(연골)절제술
ostectomy [ɔ́stiátomi]	뼈절제술(골절제술)
osteotomy [ɔ́stiátəmi]	뼈자름술, 절골술
reduction [ridʌ́kʃən]	**맞춤, 교정, 정복(술)**: 부러진 뼈를 본래의 위치로 놓는 것
- closed reduction [klouzd ridʌkʃθn]	CR, **비개방정복(술), 폐쇄정복(술)**: 절개하지 않고 골절을 복원하는 것
- open reduction [óupθn ridʌ́kʃθn]	OR, **개방정복(술)**: 수술로써 골절을 복원하는 것
saucerization [sɔ:surəzéiʃən]	**접시모양성형술**: 골수염에서 환부의 뼈를 광범위하게 깊숙히 제거하는 수술이다.
sequestrectomy [sí:kwɛstrɛ́ktəmi]	부골절제술, 죽은뼈절제술

성인간호학

Medical - Surgical Nursing

용어	정의
spinal fusion [spainl fjúːʒn]	척추유합술(척추고정술)
synovectomy [sinəvɛktəmi]	윤활막절제술, 활(액)막절제술
tenorrhaphy [tɛ̀nɔ́rəfi]	힘줄꿰맴술, 건봉합술
total joint replacement [tóutl dʒɔint ripléismənt]	전관절치환술(전관절대치술)

4) 약어

용어	정의
ADL (activities of daily living)	일상생활동작
C/R (closed reduction)	비개방정복술, 폐쇄정복술
CPM device (continuous passive motion device)	지속적 수동운동기구
DTR (deep tendon reflex)	깊은힘줄반사(심부건반사)
EMG (electromyogram)	근전도, 근전도기록
Fx (fracture)	골절
HIVD (herniated intervertebral disc)	탈출추간판, 탈출척추원반
IDK (internal derangement of knee)	무릎의 내부장애
I/F (internal fixation)	내(부)고정(내부고정술)
OA (osteoarthritis)	뼈관절염, 골관절염
O/R (open reduction)	개방정복술
OS (orthopedic surgery)	정형외과학
PT (physical therapy)	물리치료
RA (rheumatoid arthritis)	류마티스관절염
ROM (range of motion)	관절운동범위
SLE (systemic lupus erythematosus)	전신홍반루프스
TKA (total knee arthroplasty)	전무릎관절성형술

Medical - Surgical Nursing

7. 비뇨생식기계

1) 증상과 진단에 관련된 용어

용어	정의
albuminuria [ælbjù:minjú:riə]	알부민뇨
anuria [anju:riə]	무뇨
arteriovenous fistula [artiriəvéinəs fístʃulʌ]	동정맥샛길(동정맥루)
arteriovenous graft [artiriəvéinəs græft]	동정맥이식
arteriovenous shunt [artiriəvéinəs ʃʌnt]	동정맥션트(동정맥루)
azotemia [æzətí:miə]	질소혈증
bacteriuria [bæktiriju:riʌ]	세균뇨
bladder spasm [blǽdə spǽzem]	방광연축(방광경련)
cystic calculus [sistək kǽlkjuləs]	방광결석
cystitis [sistáitəs]	방광염
diabetic ketoacidosis [dàiəbétik kìtouǽsidòusis]	당뇨병케톤산증 (당뇨성케톤산독증)
dilation [daileiʃn]	확장, 늘어남, 팽창
diuresis [dàijurí:səs]	이뇨
dysuria [disju:riʌ]	배뇨통, 배뇨장애(배뇨곤란)

용어	정의
fistula [fístʃulʌ]	샛길, 누공(루)
frequency of urine [fri:kwənsi ʌv júrin]	잦은배뇨(빈뇨)
glomerulonephritis [glɔmérulounəfraitəs]	토리콩팥염(사구체신염)
glycosuria [glaikəsju:riə]	당뇨
gonorrhea [ganʌri:ʌ]	임질
hematuria [hemətu:riʌ]	혈뇨
hydronephrosis [háidrounefróusis]	물콩팥증(수신증)
hydroureter [háidroujurí:tə˞]	물요관증(요관수종)
hypernephroma [háipə˞nefróumə]	콩팥세포암종(부신종)
hyperuricemia [háipə˞jùrisi:miə]	고요산혈증
incontinence [inkántənəns]	새기, 실조(실금)
ketonuria [kìtounjŭ:riə]	케톤뇨
lithiasis [liθiáiəsəs]	돌증(결석증)
nephritis [nəfrάitəs]	콩팥염, 신장염(신염)
nephrolithiasis [nɛfrəliθaiʌsəs]	콩팥돌증, 신장결석증(신결석증)
nephropathy [nefróupəθi]	콩팥병증, 신장병증(사구체질환)
nephroptosis [nɛfróuptóusəs]	콩팥처짐증(신장하수증)

용어	정의
nephrosclerosis [nefróskli(:)róusis]	콩팥굳음증, 신장경화증 (신경화증)
nephrosis [nɛfróusəs]	콩팥증, 신장증(신증)
nephrotic syndrome [nɛfróutək sindroum]	콩팥증후군(신증후군)
nocturia [naktju:riʌ]	야간뇨, 야뇨증
obstruction [əbstrʌkʃn]	막힘, 폐쇄
oliguria [oligu:riə]	소변감소, 요감소(핍뇨)
polyuria [pálijú:riʌ]	다뇨(다뇨증)
prostatitis [prástətáitis]	전립샘염(전립선염)
proteinuria [prouti:nju:riʌ]	단백뇨
pruritus [prŭ:ráitəs]	가려움증(소양증)
pyelitis [pàiəláitəs]	깔때기염(신우염)
pyelonephritis [paiəlounəfraitəs]	깔때기콩팥염(신우신염)
pyuria [paiju:riʌ]	**고름뇨, 농뇨**: 소변내에 농 또는 백혈구가 많이 있는 것을 말한다.
renal calculus [rí:nl kǽlkjulài]	콩팥돌, 신장결석(신석)
renal failure [rí:nl féiljʊr]	콩팥기능상실, 신부전 (신기능부전)

용어	정의
renal osteodystrophy [rí:nəl ástioudistráfi]	신장성골형성장애, 콩팥뼈형성장애(신성골이영양증)
retention of urine [ritenʃn ʌv ju(:)rin]	소변정체(요정체)
strangury [strǽŋgju:ri]	통증배뇨(유통성 배뇨곤란: 소량의 소변이 느린 속도로 배출, 통증이 유발되는 배뇨곤란)
stricture [stríktʃʊr]	협착(협착증)
uremia [jurí:miʌ]	요독증
ureterectasis [jurí:tʊrɛktasəs]	요관확장증
ureterostenosis [jurí:tʊrɔstinóusəs]	요관협착증
urethritis [jurəθráitəs]	요도염
urinary incontinence [júrənèri inkántənəns]	오줌새기, 오줌지림(요실금)
Wilms' tumor	빌름스종양

4. 성인간호학

2) 검사와 치료에 관련된 용어

용어	정의
catheterization [kæθəturizéiʃn]	카테터삽입, 도관삽입(도뇨삽입)
cystogram [sistóugræm]	방광조영상(방광조영술)
cystometrography [sistóumí:trougrəfi]	방광내압측정술
cystoscopy [sistáskəpi]	방광보개검사(방광경검사)
dialysis [daiæləsəs]	투석
- hemodialysis	혈액투석
- peritoneal dialysis	복막투석
diuretic [dàijurέtək]	이뇨, 이뇨제
examination of urinary sediment [igzǽminéiʃən ʌ́vju(:)rineri sédimənt]	요침전검사
nephroscopy	신장경검사
renal angiography [rí:nl ænʒiágrəfi]	콩팥혈관조영술(신장혈관조영술)
renal biopsy [rí:nl báiapsi]	콩팥생검, 신장생검(신생검)
residual urine [rəzidʒuəl ju(:)rin]	잔뇨

용어	정의
retrograde pyelography [rétrougreid páiəlάgrəfi]	역방향신우조영술, 역방향깔때기조영술(역행성신우촬영술)
urea clearance test [jurí:ə klírəns tɛst]	요소청소율검사(요소제거율검사)
urethrography [jurí:θrɔgrəfi]	요도조영술(요도촬영술)
urodynamic study [jũ:rədainǽmik stʌ́diz]	요역동학검사(요로역동검사)
uroflowmeter [ju:rəflówmitɚ]	요유량계, 요흐름검사기(요흐름측정기)
vesicoureteral reflux [vésikouujurí:tərəl rí:flʌks]	방광요관역류

3) 수술과 관련된 용어

용어	정의
cystectomy [sistɛktəmi]	방광절제술, 낭종절제술
cystolithotomy [sistəliθátəmi]	방광돌제거술(방광결석제거술)
cystostomy [sistastəmi]	방광창냄술(방광루설치술)
electrohydraulic lithotripsy [ilèktrohaidrɔːlik liθətrìpsi]	전기수압쇄석술 (전기수력학적쇄석술)
kidney stone(신석)을 제거하는 수술:	
- cystolitholapaxy [sistəliθəpæksi]	방광쇄석술: 요도를 통해 방광으로 기계를 삽입하여 돌을 부수어 제거하는 것
- ESWL (extracorporeal shock wave lithotripsy)	몸밖충격파돌깸술 (체외충격파쇄석술)
- percutaneous nephrolithotomy [pəːrkjutéiniəs nèfrəliθátəmi]	피부경유콩팥절개돌제거술 (경피신장절개결석제거술)
- pyelolithotomy [paiələliθátəmi]	깔때기돌제거술(신우결석제거술)
- ureterolithotomy [juriːtʊrəliθátəmi]	요관돌제거술(요관결석제거술)
kidney transplantation [kidni trænsplæntéiʃən]	콩팥이식술(신장이식술)

용어	정의
nephrectomy [nəfrɛktəmi]	콩팥절제술(신장절제술)
nephrolithotomy [nɛfrəliθátəmi]	콩팥절개돌제거술, (신장절개결석제거술)
nephropexy [nɛfrəpɛ́ksi]	콩팥고정술(신고정술)
percutaneous lithotripsy [pəːrkjutéiniəs líθətrìpsi]	경피적 쇄석술
percutaneous renal biopsy [pəːrkjutéiniəs ríːnl baiápsi]	피부경유콩팥생검(경피신장생검)
prostatectomy [prastətéktəmi]	전립샘절제술
prostatomyomectomy [prastátəmàiəmɛktəmi]	전립샘근종절제술
pyelostomy [paiəlɔstəmi]	깔때기창냄술(신우개구술)
pyelotomy [paiəlɔtəmi]	깔때기절개술(신우절개술)
renal transplantation [ríːnl trænsplæntéiʃən]	신장이식술
stress incontinence(스트레스성 실금) 시에 행하는 수술 : - abdominal suspension of the bladder - elevation of the bladder neck - vaginal repair	
transureteroureterostomy [trænsjuriːtərəjuriːtərəstəmi]	요관사이건너이음술, (경요관요관루설치술)

4. 성인간호학

용어	정의
transurethral resection [trǽnsjurí:θrəl ri(:)sékʃən]	요도경유절제술
ureterocystostomy [juri:tərəsistastəmi]	요관방광연결술(요관방광문합술)
ureteroileosigmoidostomy [juri:tərouiliástəmi]	요관회장S상결장문합술
ureterosigmoidostomy [juri:turəsigmɔidɔstəmi]	요관구불창자연결술 (요관S상결장문합술)
ureterostomy [juri:turɔstəmi]	요관창냄술(요관조루술)
ureterotomy [juri:turɔtəmi]	요관절개술
urethroplasty [jũ:riθrɔplæsti]	요도성형술
urinary diversion [júrinɛ̀ri divə́:rʒn]	요로전환술

방광절제시에 행하는 요로전환:

A. ureteroenterocutaneous diversions

a) conventional conduit [kənvenʃənl kándu:it]

- ileal conduit — **돌창자통로, 회장통로**: 회장을 이용하여 도관을 형성하고 피부의 개구를 통해 도관으로 옮겨지도록 만드는 것

용어	정의
- colon conduit	결장통로
- jejunal conduit	공장통로
b) continent ileal urinary reservoir (Koch pouch)	회장분절로 요의 수용 주머니를 만드는 것
c) ureterosigmoidostomy [juri:turəsigmɔidɔstəmi]	**요관구불창자연결술 (요관S상결장문합술)**: 요관을 S상 결장에 이식하는 것
B. cutaneous urinary diversions	
a) cutaneous ureterostomy [kjutéiniəs juri:turɔstəmi]	피부요관창냄술(피부요관조루술)
b) vesicostomy [vɛsəkɔstəmi]	방광창냄술, 방광조루술
c) nephrostomy [nefróustəmi]	콩팥창냄술(신우루 설치술)
vasectomy [vəséktəmi]	정관절제술

4) 약어

용어	정의
ADH (antidiuretic hormone)	항이뇨호르몬
ARF (acute renal failure)	급성콩팥기능상실, 급성신부전 (급성신부전증)
BPH (benign prostatic hypertrophy)	양성전립샘비대, 양성전립선비대 (전립선비대)
BUN (blood urea nitrogen)	혈액요소질소
CAPD (continuous ambulatory peritoneal dialysis)	지속외래복막투석
CCPD (continuous cycler peritoneal dialysis)	지속순환기보조복막투석
CCT (creatinine clearance test)	크레아티닌청소율검사 (크레아티닌청소검사)
CG (cystography)	방광조영술
CMG (cystometrography)	방광내압측정술 (방광내압측정검사법)
CPK (creatine phosphokinase)	크레아틴인산활성효소 (크레아티닌포스포키나아제)
CRF (chronic renal failure)	만성콩팥기능상실(만성신부전)
CVA (costovertebral angle)	갈비척추각(늑골척추각)

용어	정의
ESRD (end stage renal disease)	말기콩팥병, 말기신장병 (말기신장질환)
EUG (excretory urography)	배설요로조영술
GFR (glomerular filtration rate)	토리여과율(사구체여과율)
GU (genitourinary)	비뇨생식(생식비뇨기의)
HD (hemodialysis)	혈액투석
IPD (intermittent peritoneal dialysis)	간헐복막투석
IVP (intravenous pyelography)	정맥깔때기조영술 (정맥신우조영술)
KUB (kidney ureter and bladder)	콩팥요관방광단순촬영 (신장, 요관, 방광)
PD (peritoneal dialysis)	복막투석
PSP (phenol sulfon phthalein)	페놀술폰프탈레인
RP, RGP (retrograde pyelography)	역방향신우조영술, 역방향깔때기조영술(역행성신우조영술)
TURB (transurethral resection of bladder)	요도경유방광절제술 (경요도방광절제술)
UA (urinalysis)	소변검사, 요검사, 요분석
URO (urology)	비뇨기과학, 비뇨기과
UTI (urinary tract infection)	요로감염
VCUG (voiding cystourethrography)	배뇨방광요도조영술

8. 내문비계

1) 증상과 진단에 관련된 용어

용어	정의
acromegaly [ækroumégəli]	말단비대증: 사춘기 이후 성장 호르몬의 과다분비로 얼굴, 턱, 손, 발 등 사지 말단부위의 뼈가 신장된다.
Addison's disease [ædisns dəzí:z]	애디슨병(에디슨병): 만성 부신 피질의 기능 부전으로 발생하며 만성 glucocorticoid 결핍증이라고도 한다.
aldosteronism [ældoustɛrənizm]	알도스테론증: 부신피질의 기능 항진증으로 aldosterone이 과잉 분비되어 생긴다.
cretinism [kriɛtənizm]	크레틴병(크레틴증): 태생기 혹은 출생 후 영아에게서 갑상샘 호르몬의 부족으로 나타나는 질환이다.
Cushing's syndrome [kúʃiŋz sindroum]	쿠싱증후군: 부신피질의 기능 항진증으로 cortisol의 과다분비로 생긴다.
diabetes insipidus [daiəbí:tiz insipədʌs]	요붕증: 항이뇨 호르몬 분비가 결핍되어 다량의 소변을 배출하는 질환이다.
diabetes mellitus [daiəbí:tiz melitʌs]	당뇨병

용어	정의
dwarfism [dwərfizm]	난쟁이증, 왜소증 (왜소발육증, 소인증)
exophthalmos [èksafθǽlmʌs]	**눈알돌출증, 안구돌출증**: Grave' s 병이라고도하며 갑상샘 기능항진으로 온다.
gigantism [dʒaiontizm]	**거인증, 거대증**: 성장호르몬의 과잉 분비로 발생한다.
goiter [gɔitr]	갑상샘종, 고이터(갑상선종)
hirsutism [hirsú:tizm]	**남성형털과다증, 남성형다모증(다모증)**: 지나치게 신체에 털이 많이 난 것
hyperaldosteronism [hàipʊrældoustɛrənizm]	고알도스테론증
hyperglycemia [hàipʊrglaisi:miʌ]	고혈당증
hyperparathyroidism [hàipʊrpǽrəθairɔidizm]	부갑상샘항진증(부갑상선항진증)
hyperpituitarism [hàipʊrpətjú:itərizm]	뇌하수체항진증
hyperprolactinemia [hàipʊrprolæktənimiʌ]	고프로락틴혈증 (유즙분비호르몬과잉증)
hyperthyroidism [hàipʊrθairɔidizm]	갑상샘항진증(갑상선항진증)
hypoglycemia [haipʊglaisi:miʌ]	저혈당증

4. 성인간호학

용어	정의
hypoparathyroidism [haipopǽrəθairɔidizm]	부갑상샘저하증(부갑상선저하증)
hyposecretion [haiposəkriːʃən]	분비저하(분비감퇴)
hypothyroidism [haipoθairɔidizm]	갑상샘저하증(갑상선저하증)
ketosis [kitóusis]	**케톤증(케토시스)**: 지방대사의 최종 산물인 케톤이 많이 쌓여 나타나는 증상. 대사성 산증을 초래한다.
metabolic acidosis [mɛtəbɑlək æsidousəs]	대사산증(대사성산증)
metabolic alkalosis [mɛtəbɑlək ælkəlousəs]	대사알칼리증(대사성알칼리증)
moon face [muːn feis]	**달덩이얼굴(만월안)**: Cushing 증후군이나 부신 코르티코이드 투여에서 볼 수 있다.
myxedema [miksədiːmʌ]	**점액부종(점액수종)**: 뇌하수체에서 분비되는 갑상샘 자극호르몬이 부족하여 발생하는 질환으로 전신적으로 대사율이 감소된 상태이다.

용어	정의
panhypopituitarism (또는 Simmonds씨 질환) [pænhaipopətu:itərizm]	범뇌하수체저하증 (범하수체기능저하증)
pheochromocytoma [fí:ukroumʌsaitóumʌ]	크롬친화세포종(갈색세포종)
polydipsia [palidípsiʌ]	**다음증, 다음다갈증**: 목이 마른 증상
tetany [tɛtəni]	테타니
thyroidism [θairɔidizm]	갑상샘중독증, 갑상샘기능항진증
thyroiditis [θàirɔidáitəs]	갑상샘염
thyroid storm[θàirɔid stɔ:rm]	갑상샘중독위기

2) 수술과 관련된 용어

용어	정의
adrenalectomy [θdrinəlɛktəmi]	부신절제술
hypophysectomy [haipafisɛktəmi]	뇌하수체절제술
parathyroidectomy [pǽrəθairɔidέktəmi]	부갑상샘절제술
subtotal thyroidectomy [sʌbtóutl θàirɔidektəmi]	부분갑상샘절제술
thyroidectomy [θàirɔidɛktəmi]	갑상샘절제술

3) 약어

용어	정의
ACTH (adrenocorticotropic hormone)	부신겉질자극호르몬 (부신피질자극호르몬)
ADH (antidiuretic hormone)	항이뇨호르몬
BMR (basal metabolic rate)	기초대사율
DI (diabetes insipidus)	요붕증
DM (diabetes mellitus)	당뇨병
DKA (diabetic ketoacidosis)	당뇨병케톤산증 (당뇨병성케톤산증)
Ex & Bx (excision and biopsy)	절제와 생검
FBS (fasting blood sugar)	공복혈당(공복시혈당)
GIF (growth hormone inhibiting factor)	성장호르몬억제인자
HNKS (hyperosmolar nonketotic syndrome)	고삼투압성비케토산성증후군 (고삼투성비케톤성증후군)
IDDM (insulin dependent diabetes mellitus)	인슐린의존당뇨병 (인슐린의존형당뇨병)
NIDDM (non-insulin dependent diabetes mellitus)	비인슐린의존당뇨병 (인슐린비의존형당뇨병)
PTH (parathyroid hormone)	부갑상샘호르몬

용어	정의
SIADH (syndrome of inappropriate antidiuretic hormone)	항이뇨호르몬부적절분비증후군
TSH (thyroid stimulating hormone)	갑상샘자극호르몬

9. 감각계

- 시각

1) 증상과 진단에 관련된 용어

용어	정의
achromatopsia [əkròumətápsiʌ]	완전색맹(색맹)
amblyopia [ǽmblióupiʌ]	약시
aniridia [æniridiʌ]	홍채없음증(무홍채증)
anisocoria [ænaisəkóuriʌ]	동공부등(동공부동증): 동공의 직경이 좌우가 다른 것
aphakia [ʌféikiʌ]	수정체없음증, 무수정체증(무수정체)
astigmatism [ʌstígmətizm]	난시
blepharitis [blɛfəráitəs]	눈꺼풀염(안검염)
blindness [bláindnəs]	시각상실, 맹, 실명(맹인)
blurred vision [blurd viʒn]	흐려보임, 흐린시야
cataract [kǽtərækt]	백내장
chalazion [kəléizən]	콩다래끼(산립종)
conjunctivitis [kəndʒʌŋktəváitəs]	결막염
dacryadenitis [dǽkriædináitəs]	눈물샘염(누선염)

용어	정의
dacryocystitis [dæ̀kriousistáitəs]	눈물주머니염(누낭염)
deviation [di:viéiʃən]	**편위, 치우침, 사시, 편차, 이탈(사위)**: 눈의 시축이 일정한 표준으로부터 이탈한 것
dilatation [dilətéiʃən]	확장, 팽창
diplopia [diplóupiʌ]	**복시, 겹보임**: 단일 물체가 2개 이상으로 보이는 상태
ectropion [ɛktrɔ́piən]	겉말림, 외반, 눈꺼풀겉말림, 안검외반(외반증)
entropion [ɛntróupiən]	속말림, 내번, 눈꺼풀속말림, 안검내번(안검내반)
epiphora [ɛpífərʌ]	눈물흘림증(유루증)
esotropia [èsətróupiə]	내사시
exotropia [èksətróupiə]	외사시
glaucoma [glɔ:kóumʌ]	녹내장
hemianopsia [hɛmiənápsiʌ]	편측시야결손(반맹)
hordeolum [hɔrdíləm]	다래끼(맥립종)
hypermetropia [hàipurmitroupiʌ]	원시
hyphema [haifimiʌ]	앞방출혈, 전방출혈(전방빈혈)
hypopyon [haipoupiʌn]	앞방축농, 앞방고름(전방축농)
injection [indʒɛkʃən]	충혈, 주사
iritis [airaitəs]	홍채염

4. 성인간호학

Medical - Surgical Nursing

용어	정의
isocoria [aisoukɔ:riʌ]	두눈동공동등(양안동공동등)
keratitis [kɛrətaitəs]	각막염
miosis [maióusəs]	축동, 동공수축(동공축소)
nyctalopia [niktəloupiʌ]	밤소경증(야맹증)
nystagmus [nistǽgmʌs]	눈떨림, 안진, 안구진탕 (안구진탕증)
ophthalmia [afθǽlmiʌ]	눈염증(안염)
photophobia [fòutəfóubiʌ]	눈부심, 광선눈통증(수명)
presbyopia [prɛzbióupiʌ]	노시(노안)
ptosis [ptóusis]	처짐, 눈꺼풀처짐, 안검하수, 탈출증(하수증)
retinal detachment [rétinɔl ditǽtʃmənt]	망막박리
scleritis [sklə:ráitəs]	공막염
strabismus [strəbízməs]	사시
sympathetic [simpəθɛ́tik]	교감신경
trachoma [trəkóumʌ]	트라코마(과립성결막염)
uveitis [jù:veitiz]	포도막염

2) 검사와 치료에 관련된 용어

용어	정의
keratocentesis [kέrətòsεntisəs]	각막천자술, 각막뚫기술 (각막천자)
miotic [maiátik]	축동제
mydriatic [midriǽtik]	동공확대제(산동제)
ophthalmoscope [afθǽlməskoup]	눈보개(검안경)
tonometry [tounámətri]	안압측정법

3) 수술과 관련된 용어

용어	정의
blepharectomy [blεfərέktəmi]	눈꺼풀부분절제술 (안검부분절제술)
blepharoplasty [blεfərɔplæsti]	눈꺼풀성형술(안검성형술)
dacryocystorhinostomy [dǽkriousistə ráinɔstəmi]	눈물주머니코안연결술 (누낭비강연결술)
extraction [εkstrǽkʃən]	적출, 추출
ECCE & IOL (extra capsular cataract extraction and intraocular lens implantation)	낭외 백내장 적출술과 렌즈삽입

4. 성인간호학

성인간호학

Medical - Surgical Nursing

용어	정의
ECCE & PCL (extra capsular cataract extraction and posterior chamber lens insertion)	낭외 백내장 적출술과 후방 렌즈삽입
enucleation [ɛkstrǽkʃən]	안구적출술, 적출
ICCE (intracapsular cataract extraction)	낭내 백내장적출술
Hot'z operation	안검내반을 교정하기 위한 수술
iridectomy [iridέktəmi]	홍채절제술
Kelman's operation	백내장수술
keratoplasty [kέrʌtouplæsti]	각막이식술
- lamellar keratoplasty [lǽməlʊr kɛrátòplæ̀sti]	각막의 일부 표면층을 이식하는 것
- penetrating keratoplasty [pέnətrèding kɛrátòplæ̀sti]	각막 전층을 이식하는 것
keratotomy [kɛrʌtátəmi]	각막절개술
scleral buckling [sklí:rə bʌkliŋ]	공막돌밀착술(공막버클링)
silicon buckling [síləkàn bʌ̀kling]	망막박리시 맥락막을 망막에 접근시키기 위해 공막과 맥락막 위에 silicon을 부착시켜 주는 수술

용어	정의
trabeculectomy [trʌbɛ́kjulɛktəmi]	섬유주절제술
vitrectomy [vítrectəmi]	유리체절제술(초자체절제술)
녹내장시 laser를 이용한 수술 :	
- cyclophotocoagulation [saikloufòuto kouægjuléiʃən]	섬모체광응고술(모양체광응고술)
- goniophotocoagulation [góuniafòuto kouægjuléiʃən]	앞방각광응고술(우각근광응고술)
- gonioplasty [góuniɔplæsti]	앞방각성형술(전방각성형술)
- peripheral iridectomy [pərifərɔl irədɛ́ktəmi]	주변홍채절제술
- pupilloplasty [pjú:pilɔplæsti]	동공성형술
- sphincterotomy [sfíŋktʊrɛɔtəmi]	조임근절개술
- trabeculoplasty [trʌbɛ́kjulɔplæsti]	섬유주성형술

4) 약어

ERG (electroretinogram)	망막전위도(망막전도)
IOP (intraocular pressure)	안압
OD (oculus dexter)	오른쪽 눈
OS (oculus sinister)	왼쪽 눈
OU (oculi unitas)	양쪽 눈

Medical - Surgical Nursing

- 청각

1) 증상과 진단에 관련된 용어

용어	정의
acoustic neuroma [ʌkú:stək njuróumʌ]	속귀신경집종, 청(각)신경집종(청신경종양)
anosmia [ænɔ́zmiʌ]	후각상실증(후각결여, 무후각증)
cholesteatoma [koulɛstiətóumʌ]	**진주종**: 중이에 생기는 낭(sac)으로 콜레스테롤과 피부 세포가 들어 있다.
deafness [défnis]	귀먹음(난청)
dizziness [dízinis]	어지럼(어지럼증)
epistaxis [ɛpistǽksis]	코피(비출혈)
furunculosis [fjurəŋkjulóusəs]	종기증(절창증)
labyrinthitis [labərinθáitis]	미로염(내이염)
mastoiditis [mastoidaitis]	꼭지돌기염, 유돌염(유양돌기염)
Meniere's disease [mɛníɛrz dizí:z]	메니에르병
otalgia [otaljiʌ]	귀통증, 귀아픔(이통)
otitis [outáitəs]	귀염(이염)
otitis externa [outaitəs ɛksturnʌ]	외이도염, 바깥귀길염(외이염)

용어	정의
otitis media [outaitəs mi:diʌ]	가운데귀염(중이염)
otorrhea [outəri:ʌ]	**귓물, 이루**: 귀에서 분비물이 흐르는 것
otosclerosis [otosklerousəs]	귀경화증(이경화증)
ototoxic [outoutaksək]	**귀독성, 내이독성(내이신경독성의)**: 제8신경이나 청각 및 평형기관에 대한 유해 작용을 미치는 것
tinnitus [tináitəs]	귀울림(이명)
vertigo [vúrtigo]	현기증, 현훈(어지러움)

2) 검사와 치료에 관련된 용어

audiometer [ɔ:diámətʊr]	듣기측정기(청력계)
otoscope [óutəskoup]	귀보개(이경)
Romberg test [rámbʊ̀rgz tɛst]	**롬베르그 검사**: 눈을 감고 다리를 붙이고 똑바로 선 자세에서 균형을 잃으면 양성이다.
tuning fork test [túning fɔrk tɛst]	음차검사

3) 수술과 관련된 용어

용어	정의
C-L operation (Caldwell-Luc operation)	부비동(상악동) 수술로 윗입술 밑의 잇몸조직을 절개하는 방법
conchotomy [kaŋkátəmi]	코선반절제술, 비갑개절제술
fenestration [fɛnistréiʃən]	창냄술(내이개창술)
labyrinthectomy [læ̀bərinθɛ́ktəmi]	미로절제술
mastoidectomy [mæ̀stɔidɛ́ktəmi]	꼭지돌기절제술(유양돌기절제술)
myringoplasty [miríŋgʌplæsti]	고막성형술
myringotomy [miri̋ ŋgɔtəmi]	고막절개술
stapedectomy [stéipədéktəmi]	등자뼈절제술(등골절제술)
tympanomastoidectomy [timpənɔmæ̀stɔidɛ́ktəmi]	고실꼭지돌기절제술 (고실유양돌기절제술)
tympanoplasty [timpənɔplæsti]	고실성형술
tympanotomy [timpənɔtəmi]	고실천자, 고막절개술

4) 약어

용어	정의
AC (air conduction)	공기전도
AD (auris dextra)	오른쪽 귀
AS (auris sinistra)	왼쪽 귀
AU (aures unitas)	양쪽 귀
BC (bone conduction)	뼈전도(골전도)
ENT (ear, nose and throat)	이비인후과
HD (hearing distance)	청력거리, 가청거리 (최장청취거리)
M&T (myringotympano-mastoidectomy)	고막고실꼭지돌기절제술 (고막고실유양돌기절제술)
Oto (otology)	이과학, 귀과학(이학)
PE tube (polyethylene ventilating tube)	폴리에틸렌 환기관
SMR (submucous resection)	점막밑절제술(점막하절제술)
SNHL (sensorineural hearing loss)	감각신경난청 (감각 신경의 청각상실)
T&A (tonsillectomy and adenoidectomy)	편도절제술과 아데노이드절제술 (편도선절제술과 아데노이드 절제술)
T&M (tympanoplasty and mastoidectomy)	고실성형술과 꼭지돌기절제술 (고실성형술과 유양돌기절제술)

Medical - Surgical Nursing

- 피부

1) 증상과 진단에 관련된 용어

용어	정의
acne [ǽkni]	여드름(좌창)
acne vulgaris [ǽkni vʌlgɛrəs]	**보통여드름, 여드름(심상성좌창)**: 청소년기에 모낭이나 피지선의 염증으로, 지루(seborrhea) 및 면포(comedo)와 섞여서 구진이나 농포가 생기는 여드름 질환
albinism [ǽlbinizm]	**백색증(백피증)**: 신체의 정상적인 색소가 없어지는 것
allergic dermatitis [əlúrdʒik dərmatáitis]	알레르기 피부염(알러지성 피부염)
alopecia [ǽloupìːʃʌ]	털빠짐증(탈모증)
anhidrosis [ænhaidrosəs]	**땀없음증, 무한증**: 땀분비가 감소되거나 없는 것
atrophy [ǽtrəfi]	위축증(위축)
basal cell carcinoma [béisl sɛl káːrsinoumə]	바닥세포암종, 기저세포암종(기저세포암)
bleb [bleb]	물집(수포)
boil [bɔil]	종기(절종, 부스럼)
bulla [búlʌ]	물집, 큰공기집, 융기(수포)

용어	정의
bullous pemphigoid [búləs pémfigə:d]	**물집유사천포창, 물집유사물집증(수포성 유천포창)**: 몸통이나 근위 사지부위, 때로는 입의 홍반성 혹은 정상피부에의 커다란 긴장성 수포로서 때때로 소양증을 동반함.
carbuncle [kárbʌŋkl]	큰종기(독종)
cherry spot [tʃɛri spat]	**노인성혈관종**: 보통 몸통에서 발견되는 2~3mm의 밝거나 푸르스름한 붉은 점들
chloasma [klouǽzmʌ]	기미(갈색반)
cicatrix [síkətriks]	흉터(반흔)
comedo [kámɛ̀dòu]	면포, 여드름집
contact dermatitis [kántækt durmətáitəs]	접촉피부염(접촉성피부염)
contagion [kʌntéidʒən]	접촉감염(접촉전염)
crust [krʌ́st]	딱지(가피)
cyst [sist]	낭, 물혹, 주머니, 낭종
decubitus ulcer [dikjú:bitəs ʌ́lsɚ]	욕창궤양(압박궤양)
dermatitis [durmʌtáitəs]	피부염
dermatographia [durmʌtáitəs]	**피부묘화증**: 피부를 손톱, 연필 등으로 찰과했을 경우 찰과 형태로 생기는 팽진, 융기선으로 피부의 이상 감수성을 가리킴

Medical - Surgical Nursing

용어	정의
dermatomyositis [durmʌtomaiəsáitəs]	**피부근(육)염(피부근염)**: 전신권태감, 발열, 관절통 등을 전구증상으로 피부에 홍반, 유종, 근력저하 등을 초래.
dermatophyte [durmatoufait]	**피부사상균, 피부실곰팡이**: 백선균, 소포자균, 표피사상균 3균속의 총칭
dermatophytosis [durmatoufaitoŭsəs]	**백선증(피부사상균증)**: 소포자균(microsporum), 백선균(trichophyton), 표피사상균(epidermophyton)에 의해 발생되는 피부 질환의 총칭
ecchymosis [ekimóusəs]	반(상)출혈, 얼룩출혈
eczema [ɛ́kzəmʌ]	습진
erosion [iróuʒən]	**미란, 까짐, 짓무름**: 광범위하고 얇게 벗겨진 것
eruption [irʌ́pʃən]	발진, 맹출
erysipelas [érisipələs]	얕은연조직염, 단독
erythema [ériθiːmə]	**홍반**: 피부내 모세혈관의 울혈에 의해 피부에 붉게되는 상태
eschar [éskar]	괴사딱지(가피)
exanthema [èkzænθəmʌ]	**피진(발진)**: 피부가 붉게 돌출되는 상태

용어	정의
excoriation [eksko:riéiʃən]	긁은상처, 줄까짐(박탈)
fissure [fíʃur]	틈새, 열, 열창(균열)
folliculitis [falikjuláitəs]	털집염(모낭염)
frostbite [frɔstbait]	동상
furuncle [fjúrʌŋkl]	**종기(절종, 부스럼):** 포도상구균에 의해 하나 또는 그 이상의 모낭이나 피지선에 생기는 급성염증
gangrene [gǽŋgri:n]	**괴저(탈저):** 혈액공급감소로 인한 국소빈혈이 조직의 괴사를 유발하며 세균침입도 동반될 수 있는 상태
- diabetic gangrene [dàiʌbɛ́tək gæŋgri:n]	**당뇨괴저(당뇨병성괴저):** 당뇨병 환자에게서 발생되는 습성괴저
- embolic gangrene [ɛ̀mbálək gæŋgri:n]	**색전괴저(색전성괴저):** 색전에 의한 혈류차단으로 인한 괴사
- gas gangrene [gæs gæŋgri:n]	**가스괴저:** 혐기성 세균인 clostridium의 가스생산과 독성으로 인한 조직괴사
gumma [gʌmʌ]	고무종
Hansen's disease [hænsnz- dizí:z]	한센병(나병)
herpes simplex [hurpi:z simplɛks]	단순포진, 단순헤르페스
hirsutism [hirsu:tizm]	남성형털과다증, 남성형다모증(다모증)

용어	정의
hyperpigmentation [hàipurpigmɛntéiʃən]	과다색소침착(착색과다)
hypersensitivity reaction [hàipursɛnsətiv riækʃən]	**과민반응(피부과민반응)**: 항원, 항체 반응에 의한 것으로 혈중 항체에 의해 일어남. 항원 피내 주사 15~30분후에 나타나는 양성반응.
impetigo contagiosa [impətáigou kəntéidʒiosa]	접촉전염고름딱지증, 접촉전염농가진(전염성농가진)
Kaposi sarcoma [kaposi saəkóumə]	카포시육종
keloid [kílɔid]	**흉터종, 켈로이드**: 결합조직으로 치유되는 동안 진피 중의 교원질 과다생성으로 인해 뚜렷한 경계가 생기는 융기, 불규칙한 형으로 과잉 비대한 상태
leprosy [kílɔid]	나병
leukoderma [lúkədurma]	백색피부증, 백피증(백반)
macule [mǽkju:l]	**반, 반점**: 피부표면이 융기되거나 함몰됨없이 색깔에만 변화가 온 것
malignant melanoma [məlígnənt melənóumə]	악성흑색종

용어	정의
melanoderma [melənədúrmə]	멜라닌피부증(흑피증)
mole [moul]	기태, 몰, 모반
neurofibromatosis [nu:roufaibròumʌtóusəs]	신경섬유종증
nodule [nádʒu:l]	결절, 작은결절, 소절(소결절)
onychia [aníkiə]	**손발톱염(조염)**: 손톱이나 발톱의 염증
papule [pǽpju:l]	**구진, 솟음**: 둥글고 단단하게 돌출된 직경 1cm 미만의 병변으로 사마귀 등이 있다.
paronychia [pærəníkjʌ]	**손발톱주위염(조위염)**: 손톱이나 발톱 주위의 염증
patch [pætʃ]	반, 부착포, 첩포(반점)
pediculosis [pidikjulóusəs]	이감염증(이기생증)
pemphigus [pémfigʌs]	천포창, 물집증(펨피구스)
perleche [purléʃe]	**구각미란증**: 입 가장 자리에 생기는 염증이다.
petechia [pətɛ́kiʌ]	**출혈점(점상출혈)**: 피내 또는 피하출혈에 의해 작은 점들이 융기없이 나타난다.
polyp [paləp]	폴립(용종)
pruritus [pru(:)rái:təs]	가려움증(소양증)

용어	정의
psoriasis [sɔráiəsəs]	건선, 마른비늘증
purpura [pə:rpurə]	자색반, 자색반병(자반증)
pustule [pʌ́stʃul]	**고름물집, 농포**: 융기된 피부병변 내에 농(pus)이 차 있는 상태
scabies [skéibi:z]	**옴(개선)**: 옴은 itch mite에 의한 전염성 피부기생충 질환으로 mite는 피부에 굴(tunnel)을 뚫어 알을 낳는다, 알이 부화되면서 알러지 반응으로 심한 가려움증(pruritus)이 나타나며, 특히 야간에 심하다.
scale [skeil]	비늘(인설)
scar [skar]	흉터(반흔)
scleroderma [skli(:)rəúrmʌ]	**피부경화증, 피부굳음증(공피증)**: 피부, 심장, 식도, 신장 및 폐를 포함한 신체 모든 부위 결합조직이 만성적으로 경화 및 위축, 강직 된다.
seborrheic dermatitis [sέbəriʌk dʊrmʌtáitəs]	지루피부염, 기름흐름피부염(지루성피부염)
senile lentigo [sinail lentáigou]	노년흑색점(노인성반점)

용어	정의
squamous cell carcinoma [skwéiməs sɛl kà:rsənóumʌ]	편평세포암종(편평세포암)
steatoma [sti:ətóuma]	지방종, 피지낭종
systemic lupus erythematosus [sistémək lu:pəs eriθi:mətous]	**전신홍반루프스(전신홍반성낭창)**: 자가면역 장애로 인한 교원성(collagen) 혈관 질환으로 많은 장기의 기능 장애를 초래하며, 뺨과 코에 나비모양의 홍반이 생기는 것이 특징이다. 관절통, 부종, 발열, 빈혈 등이 있고, 대다수 환자의 사망원인은 신부전증이다.
tinea [tiniʌ]	**백선증(백선, 윤선)**: 진균(fungus)에 의한 피부염증으로 머리에 나면 두부백선(tinea capitis), 몸체에 나타나면 체부백선(tinea corporis), 손톱이나 발톱에 나타나면 조백선(tinea unguium), 발에 나타나면 족부백선(tinea pedis, dermatophytosis, Athlete's foot)이라고 한다.
tumor [tjúmər]	종양, 종창
ulcer [ʌ́lsʊr]	궤양
urticaria [ʊrtikéiriʌ]	두드러기(담마진)
verruca [vɛrú:kʌ]	사마귀
vesicle [vɛ́sikl]	**잔물집(수포, 소수포)**: 표피가 융기되어 있고, 그 속에 장액성 액체가 있는 것

4. 성인간호학

용어	정의
vitiligo [vitiláigou]	**백반증(백반, 백진풍)**: 피부색소가 상실되는 것
wart [wɔrt]	사마귀
wheal [hwi:l]	두드러기(팽진)

2) 검사와 치료에 관련된 용어

용어	정의
antipruritic [æntipruritək]	가려움약(지양제)
electrocoagulation [ilεktroukoæɡjuléiʃən]	전기응고술(전기응고법)
emollient [imáliənt]	피부연화제, 완화(연화제)
photochemotherapy [fouto kimoθerapi]	광화학요법, 광선역학요법 (광선화학요법)
phototherapy [fóutoθérəpi]	광선요법
punch biopsy [pʌnts baiapsi]	**찍어냄생검, 펀치생검**: 외과용 메스나 펀치를 사용하여 피부병소를 채취하는 생검으로 피부질환 진단에 유용하다.
skin detergent [skin ditʊ́rdʒənt]	피부세정제

용어	정의
skin test [skin tɛst]	피부검사
Tzanck test [tʃænk tɛst]	**챙크검사**: 수포의 세포 또는 체액성분을 채취해서 현미경으로 사하는 것
unguentum [ʌŋgwɛ́ntəm]	연고
wet dressing [wet drɛ́siŋ]	젖은드레싱(습포)

3) 수술과 관련된 용어

용어	정의
cauterization [kɔːtərizeiʃən]	지짐술(전기소작술)
cryosurgery [kraoiousurdʒəri]	**냉동수술**: 동결시킬 수 있는 물질을 이용하여 조직 파괴
debridement [debrídmənt]	**죽은조직제거술, 데브리망(변연절제술)**: 이물, 괴사조직, 오염조직을 제거하고 주위의 건강한 조직을 노출 시키는 것
dermabrasion [durməbréiʒən]	**박피술**: 반흔, 색소성 모반, 잔주름 또는 다른 피부의 이상 형성을 제거하기 위해 동결(凍結)한 표피와 필요량의 진피를 기계적 방법을 이용하여 외과적으로 제거하는 것
graft [græft]	이식
- allograft	**이인자형이식**: 같은 종에 속하나 인자형이 다른 개체간의 이식

4. 성인간호학

용어	정의
- autograft	자가이식
- heterograft	이종이식
- homograft	동종이식
laser trabeculoplasty [léizər trəbékjuləplæsti]	레이저섬유주성형술
rhytidoplasty [raitídəplæsti]	주름제거술(주름성형술)
skin graft [skin græft]	피부이식
- STSG (split thickness skin graft)	부분층피부이식
- FTSG (full thickness skin graft)	전층피부이식
stapes mobilization [stéipiːz moubilizéiʃən]	등자뼈가동술(등골가동술)
synechiotomy [sìnekátəmi]	유착박리술

4) 약어

용어	정의
bx (biopsy)	생검
CEA (cultured epithelial autograft)	배양상피자가이식
Derm (dermatology)	피부과학
KP (keratoplasty)	각막이식술(각막이식)
SLE (systemic lupus erythematosus)	전신홍반루프스(전신홍반성낭창)
UVL (ultraviolet light)	자외선

W 여성건강간호학
Woman Health Nursing

학습목표

1. 임신·분만·산욕과 관련된 여성건강간호 용어를 이해하고 설명할 수 있다.
2. 생식기 질환과 관련된 여성건강간호 용어를 이해하고 설명할 수 있다.
3. 여성건강간호 용어를 간호과정에 적용할 수 있다.

목 차

여성건강간호학

Woman Health Nursing

1. 일반결합형(접두어)

용어	정의
cervic/o neck or cervix	목, 목부분
colp/o vagina(sheath) vagin/o	질
episi/o vulva(covering) vulv/o	외음부
gynec/o woman	여성
hyster/o uterus uter/o, metr/o	자궁
lact/o milk	젖
mamm/o mast/o breast	유방
men/o menstruation	월경
oophor/o ovary ovari/o	난소

2. 임신

용어	정의
abdominal circumference [æbdáminl surkʌmfrəns]	**배둘레, 복부둘레(복위):** 35주시 복위는 33inch
abortion [əbɔrʃən]	**유산, 낙태:** 태아의 생존력이 있기 이전에 임신이 종결되는 것, spontaneous abortion 자연유산, induced abortion 유도유산, 유발유산(인공유산), threatened abortion 절박유산, inevitable abortion 불가피유산, incom plete abortion 불완전유산, complete abortion 완전유산, missed abortion 계류유산, habitual abortion 습관유산(습관성유산), illegal abortion 범죄유산
abruptio placenta(e) [əbrʌptio pləséntʌ]	**태반조기박리:** 분만이 진행되기 이전에 조기에 자궁내벽으로부터 태반이 부분적 또는 완전히 분리된 것
acinic cell [ǽsɔni sɛl]	**샘꽈리세포, 세엽세포(선포세포, 샘방세포):** 유즙의 생성부위
acoustic stimulation test [ʌku:stik stimjuléiʃən test]	**청각자극검사:** NST검사가 무반응일 때 사용하는 방법
alpha – fetoprotein(AFP)	**알파태아단백질(알파태아단백):** 이분척추와 무뇌증과 같은 신경관의 결손을 탐지하기 위한 물질로 결손이 있을 시에는 혈청 내의 AFP수준은 상승되어 있다.

5. 여성건강간호학

용어	정의
amenorrhea [eimènərí:ʌ]	**무월경**: 원발성 무월경과 속발성 무월경이 있다.
amniocentesis [æmniousɛntí:səs]	**양막천자, 양수천자**: 임신 14~16주에 태아의 유전적 문제나 성숙정도를 진단하기 위해서 바늘로 복벽을 통하여 자궁내로 뚫고 들어가 양수를 채취하는 것
amnion [ǽmniən]	**양막**: 태아를 둘러싼 막 중에 가장 안쪽에 있는 막
amniotic fluid [ǽmniatək flú:id]	**양수**: 양막안에 포함된 98% 수분으로 구성된 맑은 액체로, 태아를 외부로부터 보호하고, 태아의 체온을 일정하게 유지시키고, 태아에게 약간의 영양을 공급하는 역할을 한다.
ampullary portion [æmpʌlɛri pɔ́rʃn]	**팽대부위(팽대부)**: 정자와 난자가 만나 수정 작용이 일어나는 부분
anorexia nervosa	신경성 식욕부진
antepartum [ǽntipàrtjum]	분만전, 산전
azoospermia [əzòuəspurmiʌ]	**정자없음증, 무정자증**: 사정된 정액 속에 정자가 없는 것

용어	정의
bag of waters	**양막낭(태포)**: 경관내에 내려온 전양수를 싸고있는 양막의 부분
ballottement [bəlatmənt]	**뜬느낌, 부구감, 뜬느낌 검사, 부구법**: 진찰중인 손가락으로 태아선진부를 위로 밀어 올리면 양수 안에서 태아가 뜨게되고 그후 본래 위치로 되돌아가는 것
bartholin's gland	**큰 질어귀샘, 바르톨린샘(바르톨린선)**: 질 바로 밑에 있는 2개의 점액분비선
birth canal [burθ kʌnǽl]	**산도, 출산길**: 자궁하부, 자궁목, 골반상 근육, 질강
blastocyst [blǽstousist]	**주머니배(배포)**: 착상시 수정란의 상태
Braxton-Hicks contraction	**브락스톤히크스 수축**: 임신 전 기간을 통해 나타나는 자궁 수축으로 불규칙, 무통성, 비주기적, 산재성 수축으로 분만 1~2주전에는 빈도가 증가하면서 가진통을 유발한다.
broad ligament [brɔ:d lígʌmənt]	**자궁넓은인대, 광인대**: 난관을 지나 골반누두 인대와 골반벽에 연결된 것, 자궁의 좌우이동을 제한한다.
cervix [surviks]	**목, 자궁목(자궁경부)**: 자궁의 내구에서 외구까지 이어지는 자궁하부에 존재하는 목과 같은 부분

5. 여성건강간호학

여성건강간호학

Woman Health Nursing

용어	정의
Chadwick's sign	**차드위크 징후**: 임신 6~8주에 질점막과 회음이 혈관조직증가로 인해 적자색을 띠는 징후
chloasma [klouæzmə]	**기미(갈색반)**: mask of pregnancy(**임신 마스크**): 안면의 기미
chorion [kɔ́riʌn]	**융모막, 융털막**: 태아를 둘러싸고 있는 2개의 난막 중 외막을 말함
chorionic villus [kɔ̀:riánək víləs]	**융모막융모**: 영양공급과 노폐물 배설을 위한 운반책
chromosome [króumʌzoum]	**염색체**: 체세포의 핵내에 존재하는 유전물질
cleavage [klí:vədʒ]	**난할, 분할, 절단**: 접합자의 유사분열
clitoris [klitʌrəs]	**음핵**: 남자 음경과 유사한 여성기관
coitus [kɔ́itəs]	**성교**: 남성과 여성사이의 질을 통한 성기 결합
conception [kʌnsέpʃən]	**수태, 임신(수정)**: 정자와 난자의 접합
constipation [kànstəpéiʃən]	변비
Coomb's test	**쿰즈 검사**: 태아적아구증에서 감작된 적혈구를 발견하기 위해 사용되는 검사

용어	정의
corpus albicans [kɔrpəs ǽlbíkənz]	**백색체, 백체**: 배란 후 난포로 황체 퇴행상태
corpus luteum [kɔrpəs luːtíːəm]	**황체**: 배란 후 난소의 난포 상태로 황체호르몬 분비
corpus rubrum [kɔrpəs rednəs]	적체, 혈체
couvade syndrome [kuːváːd síndroum]	**의만 증후군, 임신동조증**: 남편이 병리적 원인 없이 임신, 산욕기의 부인이 겪는 것과 비슷한 신체 심리증상을 겪는 현상
couvelaire uterus [kùvléːr júterəs]	**쿠벨레아 자궁, 자궁태반 일혈증**: 태반 조기박리시 나타나는 은닉출혈로 자궁근층과 장막하로 광범위하게 혈액이 유출된다. 자궁수축력이 약해지고, 응고장애가 나타나면 대출혈이 된다.
cul-de-sac of Douglas [kúl-də-sǽk ʌv dʌ́gləs]	직장자궁오목, 곧창자자궁오목 (맹낭)
culdocentesis [kúldòsəntísəs]	**곧창자자궁오목천자(맹낭천자)**: 자궁외 임신 진단방법
Cullen's sign [kùlnz sain]	**쿨렌 징후**: 자궁외 임신시 복강내 출혈이 장시간 지속되어 제와주위가 푸르스름하게 착색되는 것
curve of carus [kurv ʌv kǽrəs]	**캐러스 곡선**: 골반의 곡선

용어	정의
decidua [disidʒuʌ]	**탈락막**: 임신시 자궁내막으로 진탈락막, 기저탈락막, 피포탈락막이 있다.
deep tendon reflex(DTR)	**깊은힘줄반사, 심건반사(심부건반사)**: 이 반사의 유무는 황산마그네슘 치료를 받는 임신성고혈압 임산부에게 의미가 있다.
diagonal conjugate [diǽgənl kándʒugeit]	**빗앞뒤지름, 대각결합경(대각결합선)**: 천골갑에서 치골결합 하연까지의 거리(12.5cm)
doederlein's bacillus [dέrdùrlèinz bəsilʌs]	**되데라인간균, 유산간균**: 여성의 질상주균으로 질의 산성도를 유지하는 그람 양성균
doppler [dáplur]	**도플러**: 태아심음을 청취하는 검사
double set-up [dʌ́bl sέdʌ́p]	**이중준비**: 전치태반, 태반조기박리, 정맥류파열이 있는 고위험 산부에게 분만과 수술을대비한 이중준비
ductus arteriosus [dʌktəs artíriousʌs]	**동맥관**: 폐동맥에서 대동맥으로 연결되는 태아 혈관
ductus venosus [dʌktəs ví:nousəs]	**정맥관**: 제대정맥에서 하대정맥으로 직접 연결되는 제대혈관

용어	정의
eclampsia [eklǽmpsiə]	**자간(자간증)**: 중증 임신성고혈압으로 고혈압, 부종, 단백뇨 외에 경련, 혼수 등이 나타난다.
ectopic pregnancy [ɛktóupik prέgnənsi]	**딴곳 임신(자궁외 임신)**: 자궁강 이외의 나팔관 등에서 수정란이착상되는 것
electronic fetal monitoring [əlɛktránək fítl mánətʊ̀riŋ]	**전자태아감시, 전자태아모니터링**: 전기작동기구로 태아심박동수와 자궁 활동정도를 감시하는 것
embryo [émbriou]	**배아, 배**: 태생 2주부터 8주까지의 태아
endometrium [ɛ̀ndoumí:triəm]	**자궁속막(자궁내막)**: 기저층과 기능층으로 구성
epididymis [èpədidəməs]	**부고환**: 정자를 일차적으로 저장하는 곳
estradiol [èstrədáioul]	**에스트라디올**: 에스트로겐의 일종으로 난소의 성숙 난포에서 주로 분비되며, 작용이 제일 강한 에스트로겐이다.
estrogen [ɛ́strədʒən]	**에스트로겐**: 주로 난소에서 분비되며, 폐경 후 부신피질에서 분비되는 여성 호르몬
external os [ekstʊrnlɔs]	**경관외구**: 자궁경관내막과 질사이의 가장 좁은 구
fallopian tube [fəlóupiən tu:b]	**자궁관, 난관(나팔관)**: 자궁저부의 좌우 1개씩 위치
false pelvis [fɔ:ls pɛ́lvəs]	**큰골반(가골반)**: 골반의 분개선 상부

용어	정의
fascia [fǽʃiə]	**근막**: 골반근막과 외골반근막이 있다.
fertilization [furtələzéiʃən]	**수정(수태)**: 난자와 정자의 접합
fetal death [fi:tl dεθ]	**태아사망**: 임신 20주 이후의 태아 사망
fetal distress [fi:tl distrεs]	**태아절박가사(태아가사)**: 분만전 또는 분만중에 태아의 저산소증으로 초래되며 만기하강이나 변이성 하강 증상들이 반복되는 것
fetal membrane [fi:tl mémbrein]	**태아막**: 융모막, 양막으로 구분
fetus [fí:təs]	**태아**: 수정 이후 8주에서 40주까지의 태아
fimbriae of uterine tube [fímbriʌ ʌv jú:tərən tu:b]	자궁관술(난관채)
foramen ovale [foréimən ouvl]	**타원구멍, 타원공(난원공)**: 분만후에 정상적으로 폐쇄되는 태아 심장의 심방사이의 구멍
fourchette [fɔ̀rʃét]	**음순소대**: 가늘어진 대음순 아래 부위와 질구 밑 중앙으로 몰입되는 소음순으로 형성된 얇고 납작한 횡으로 된 주름조직

용어	정의
funic souffle [fjunik su:fl]	**탯줄잡음, 제대잡음**: 제대를 통하여 흐르는 태아의 혈류소리로서 태아 심박동수와 같다.
gestation [dʒestéiʃən]	**임신**: 체내에 성장발달하는 태아를 가진 모체의 상태
gestational age [dʒɛstéiʃnəl eidʒ]	**임신나이(재태연령)**: 마지막 월경주기의 첫날부터 계산한 태아의 연령주수
gestational period [dʒestéiʃənəl piriəd]	임신기간(재태기간)
Goodell's sign [gudélz sain]	**굳델징후**: 임신시 질과 자궁 경부가 부드러워지는 증상으로 임신 6주경에 일어난다.
Graafian follicle [grá:fiən fálikl]	**성숙난포, 삼차난포(그라프 난포)**: 액체로 가득찬 성숙난자를 포함하는 완전히 발달된 난소낭종
gravid [gravəd]	임신
gravida [gravədʌ]	**임신부(임부)**: 임신한 여성
gravidity [grəvídəti]	임신(임신력)
greater omentum [gredur òméntəm]	큰그물막, 대망
greater vestibular gland [greitr vɛstibjulr glænd]	큰질어귀샘, 대전정선
heartburn [hártburn]	명치쓰림, 속쓰림(가슴앓이)

용어	정의
Hegar's sign [hégàrz sain]	**헤가징후**: 임신 7주에 나타나는 자궁협부의 유연성으로 쌍합진(양손진찰)으로 촉진
high risk [hai risk]	고위험
hydatidiform mole [hàiətídifɔrm moul]	**포상기태, 포도송이기태**: 융모막 양성 질환으로 융모가 수포변성을 일으켜 작은 낭포를 형성하는 것
hydramnios [haidrǽmniɔs]	**양수과다증**: 2000ml 이상의 양수
hymen [háimən]	**처녀막**: 질입구를 부분적으로 덮고 있는 점막
hyperemesis gravidarum [hàipurέmisəs grǽvidurəm]	**임신입덧, 임신과다구토(임신오조증)**: 임신 중의 악성 구토
iliac crest [íliæ̀k krεst]	엉덩뼈능선, 장골능선(장골능)
implantation [implæntéiʃən]	**착상, 이식, 삽입**: 배포는 자궁내에 1일 혹은 2일간 머무른 후 자궁내막에 착상
incompetent cervix [inkámpitənt sə̀:rviks]	**자궁목무력증, 자궁경부무력증(자궁경관무력증)**: 자궁경부의 기능적 결함으로 임신중기에 조기개대로 습관성 유산이나 조기진통을 유발
infundibulum [ìnfʌndíbjulʌm]	깔대기, 누두

용어	정의
internal os [inturnl ɔs]	**경관내구**: 자궁강과 자궁내막 사이의 가장 좁은 구
intervillous space [inturviliəs speis]	융모사이공간(융모간강)
ischial spine [iskiəl spain]	**궁둥뼈가시, 좌골극**: 좌골은 고관절 하부의 부분
labia majora [léibjiʌ méidʒɔrʌ]	대음순
labia minora [léibjiʌ mainɔrʌ]	소음순
Lamaze method [ləmàz méθəd]	**라마즈분만법**: 예비부모를 교육시켜 호흡법, 연상법, 이완법을 통해 감통을 유도하여 안전분만과 가족중심의 분만 및 행복한 경험이 되도록 하는 자연분만 방법
laminaria [læmənéria]	**라미나리아**: 수분을 신속히 흡수하는 건조시킨 해초로 경관내에 삽입하면 대개 3~5배로 팽창된다. 인공유산 유도하기 전에 사용된다.
lanugo [lənú:gou]	배냇솜털(솜털)
leukorrhea [lu:káriʌ]	백색질분비물, 백대하
levator ani muscle [livéituran:í mʌsl]	**항문올림근, 항문거근**: 치골항문근, 장골미골근, 치골미골근의 세 가지 근육으로 구성
leydig cell [ládig sɛl]	라이디히세포(레히디히세포, 사이질세포)

용어	정의
lightening [láitniŋ]	**가벼워짐(하강감)**: 분만개시 2주전에 나타나는 태아의 골반강내 하강 증상이다. 초산부에서 호흡곤란 완화, 질분비물 증가, 요통증가 등을 볼 수 있다.
linea alba [líniʌ ælbʌ]	백(색)선
linea nigra [líniʌ náigrʌ]	**흑선**: 치골부위로부터 배꼽까지 착색된 검은선이 뻗어있는 임신증상이다.
macrosomia [mǽkrʌsoumiə]	**큰몸증, 거구증(거대아)**: 태아 체중이 4.0kg 이상인 경우이다.
magnesium sulfate [mæ̀gnízij ʌm sʌ́lfèt]	**마그네슘황산염(황산마그네슘)**: 자간의 예방과 조절을 위한 항경련제이며, 중추신경억압제, 평활근이완제이다.
mammary gland [mǽməri]	젖샘, 유선
maternal-fetal attachment	모성-태아 애착
maternal-infant attachment [mʌ̀tʌ́rnɔ̀l ínfʌnt ʌtǽtʃmənt]	**모아애착**: 모아 결속(bonding)후에 나타나는 정서적 상호관계
maternal role attainment [mʌ̀tʌ́rnɔ̀l roul ʌtǽtʃmənt]	모성역할수용, 모성역할획득

용어	정의
McDonald's procedure [məkdánɔ̀ldz prəsi:dʒər]	**맥도날드 방법**: 자궁경관무력증시 자궁경관구 주위를 봉합하는 수술
meconium [mikóuniəm]	**배내똥, 태변**: 점액, 담즙, 표피세포 등이 포함된 태아나 신생아의 장내에 있는 암녹색의 점액성 물질
meconium stained amniotic fluid [mikóuniəm-stéind æ̀mniátik flú:id]	**태변이 착색된 양수**: 두정위 분만시 착색된 양수가 발견되면 태아가사 상태이다.
menarche [mɛnárki]	초경, 첫월경
menopause [mɛ́nəpɔ:z]	폐경
menstruation [mɛnstruéiʃən]	**월경**: 가임기간 동안 비임신 여성의 자궁으로부터 혈액, 점막, 상피세포 등을 포함한 분비물이 질을 통해서 배출되는 현상
mid pelvis [mid pɛ̄lvis]	**중골반**: 골반강
mittelschmerz [mídʊ̀lʃmʊ̀rts]	**배란통**: 배란시 소량의 출혈이 복막을 자극하여 느끼는 하복통
mons pubis [manz pjú:bəs]	불두덩, 치구
montgomery's gland [mantgʌməriz glænd]	**몽고메리선**: 유륜의 피지선
morning sickness [mɔ:rniŋ síknəs]	**입덧**: 임신 6~8주에 시작하는 오심, 구토
morula [mɔ:rulʌ]	**오디배, 상실배**: 나팔관내에서 발견되는 상실(오디)과 닮은 수정란

용어	정의
mucous membrane [mjú:kəs mémbrein]	점막
mucous plug [mjúkʌ́s plʌg]	**점액마개**: 임신시 자궁경관 내강에 있는 점액물질
multipara [mʌltiparʌ]	**다산부, 다분만부(경산부)**: 생존력에 도달하는 태아를 두 번 또는 그 이상 임신을 한 여성
multiple pregnancy [mʊltipl prέgnənsi]	**다태임신, 뭇임신**: 자궁 내에서 둘이상의 배아가 동시에 수태한 경우
Müllerian duct [mjulέrijʌn dʌkt]	**뮐러관**: 여성의 태생기관으로 난관, 자궁, 질 상부 4/5를 형성한다.
Nägele's rule [naijέlz rule]	**네겔법칙**: 마지막 월경주기 최종 월수에서 -3, 일수에서 +7을 하여 나온 월, 일이 분만예정일
neonatal respiratory distress [nì:ounéitl rέspərʌtɔ:ri distrεs]	신생아 호흡곤란
neonate [nì:ounéit]	**신생아**: newborn baby 출생 후 28일(4주) 동안의 아기
nulligravida [nʊligravədʌ]	**미임부**: 한번도 임신하지 않은 부인

용어	정의
nullipara [nuliparʌ]	**미분만부(미산부)**: 생존력을 지닌 태아의 임신을 지속시키지 못한 여성으로, 유산을 경험했거나 그렇지 않을 경우도 있다.
oligohydramnios [áləĝoha:drámnìyʌs]	**양수과소증**: 300~500ml 이하의 양수
ovarian follicle [ovɛriən fálikl]	난포
ovary [óuvəri]	**난소**: 아몬드 모양으로 생긴 여성의 호르몬 분비기관
oviduct [óuvidʌkt]	자궁관, 난관
ovulation [òuvjuléiʃən]	**배란**: 난포의 주기적인 성숙과 성숙한 난포막의 파열로 난자가 나팔관 근처의 복강 내로 배출되는 것
ovum [óuvm]	**난자**: 여성생식세포
parietal peritoneum [pʌráijətɔl pɛ̀rətəníjʌm]	벽쪽복막, 벽쪽배막(벽측복막)
parity [pǽrəti]	임신 분만력, 출산력
pelvic inlet [pɛ́lvik inlət]	**위골반문(골반입구)**: 전방으로는 치골봉합상연, 측방으로는 무명골에 따른 치장골능 그리고 후방으로는 천골돌기 및 천골갑의 전상연 등으로 구성된 둥그스름한 횡타원형
pelvic outlet [pɛ́lvik autlət]	**아래골반문(골반출구)**: 골반출구를 하방으로 보았을 때 전방은 치골봉합하연결합과 치골궁에 의해, 측방은 좌골극, 후방은 미골과 천골좌골 인대에 의해 형성된 난형의 공간

용어	정의
penis [pi:nəs]	**음경**: 남성의 성교 및 배뇨기관인 음경은 체부와 귀두로 구성
perineal body [pèriní:əl badi]	**샅힘줄중심(회음체)**: 항문과 질사이의 설상형 구조
perineum [púrini:əm]	**샅, 회음**: 항문과 질 사이의 부분
peritoneum [pèrətəníjʌm]	복막, 배막
pitting edema [pitiŋ ʌdí:mʌ]	오목부종, 함요부종(요흔성 부종)
placenta [plʌsέntə]	**태반**: 수정란이 착상된 이후 자궁 내에 존재하는 둥글고 편평하며, 혈관분포가 많은 구조로 융모를 갖고 있으며 탈락성 구조이다.
placenta accreta [pləsέntə ʌkretə]	**유착태반**: 기저탈락막과 자궁근층 사이에 태반이 비정상적으로 유착된 상태
placenta previa [pləsέntʌ prεviʌ]	**전치태반**: 태반이 자궁경부 내측을 부분적 또는 전체적으로 덮고 있는 상태
placental villus [plʌsέntl víləs]	태반융모

용어	정의
positive sign of pregnancy [pázətəv sain ʌv prέgnənsi]	**임신의 확정적 징후:** 태아심음의 청취, 태동, 태아의 영상이 확인된다.
preeclampsia [prieklǽmpsiʌ]	**자간전증, 전자간증:** 임신성고혈압으로 대표적인 증상은 부종, 고혈압, 단백뇨이다.
presumptive sign of pregnancy [prizʌmptəv sain ʌv prέgnənsi]	**임신의 추정적 징후:** 증상은 무월경, 유방동통, 오심, 구토, 빈뇨, 피로, 태동감(quickening) 등이 포함된다.
primigravida [priməgrǽvədʌ]	**초임부:** 처음으로 임신한 부인
primipara [praiməparʌ]	**초산부:** 태아가 생존력에 도달한 1회의 분만을 한 부인
probable sign of pregnancy [prabʌbl sain ʌv prέgnənsi]	**임신의 가정적 징후:** 임신여부를 강력하게 지지해주는 증상으로 복부의 팽창, 자궁크기의 증가, 부구감, 자궁경부의 변화, Braxton Hicks 수축 및 임신진단시 양성반응 등을 의미한다.
progesteron [proudʒέstəroun]	**프로게스테론, 황체호르몬:** 난소의 황체, 부신피질, 태반에서 분비되는 호르몬으로 수정란이 자궁내막에 착상하고, 발달할 수 있도록 자궁내막을 준비하는 기능
promontory [prámənto:ri]	**곶(천골갑):** 엉치뼈곶

용어	정의
prostaglandin [pràstəglǽndin]	**프로스타글란딘**: 자궁수축 호르몬으로 여성의 자궁내막에서 가장 많이 생산된다.
prostate [prásteit]	**전립샘, 전립선**: 남성 방광의 바로 밑에 있는 1개의 밤톨크기의 샘
proteinuria [pròuti:njúriʌ]	단백뇨
pseudopregnancy [su:duəprɛgnənsi]	거짓임신, 가임신
pyrosis [pairóusəs]	**명치쓰림, 속쓰림(가슴앓이)**: 임신 중에 수반되는 위운동 저하로 위 내용물이 식도로 역류, 식도점막이 자극되어 일어난다.
quickening [kwikəniŋ]	**첫태동감, 태동초감(첫태동, 태동감)**: 태아의 움직임을 인지하는 산모의 자각증상으로 임신 4~5개월 경에 나타난다.
rectouterine pouch [rɛ́ktòjútərin pæotʃ]	직장자궁오목, 곧창자자궁오목
rectus abdominis muscle [rɛ́ktʌs ǽbdámənəs mʌsl]	배곧은근, 복직근
round ligament [raund lígəmənt]	**원인대**: 자궁의 전경전굴을 유지하는 기능

용어	정의
rubella [rubέlʌ]	**풍진**: 임신 1기에 모체감염이 되면 태아감염은 50%이며, 유산, 신장기능, 백내장, 소두증을 야기시킨다. titer>1:32는 면역체가 있음을 의미한다.
scrotum [skróutəm]	**음낭**: 쭈글쭈글하고 주머니 같이 충만한 피부
seminal vesicle [sέminl vέsəkl]	**정낭**: 성인의 새끼손가락만한 크기이며 정관팽대 외측에서 방광바닥에 접해있는 한 쌍의 작은 주머니 모양의 샘
seminiferous tubule [sέminifərəs tú:bju:l]	**정세관**: 고환의 기본적인 중심 구조물로서 관의 내면에서 정자를 생성한다.
Sheehan's syndrome [síhənz sindroume]	**시한증후군**: 뇌하수체괴사증후군
Shirodkar procedure [ʃəródkar prásεʃur]	**쉬로드카 방법**: 자궁경관무력증시 끈을 이용하여 자궁경관을 묶어주는 수술
Skene's gland [skinz glænd]	**작은질어귀샘, 소전정선(스킨선)**: 여자 요도구 부근의 요도점막에 있는 관상선
sperm [spə:m]	**정자**: 남성생식세포
spinnbarkeit [spinba:rkeit]	**견사형성(견사성)**: 배란직전의 경관점액 상태: 배란직전 · 직후에 나타나는 증후군으로 경관 내강 분비물(mucous)의 상태를 의미, 즉 달걀 흰자위 같으며, 견사성은 5~12cm이다.

용어	정의
squamocolumnar junction [skweimɔkaləmnr dʒʌŋkʃən]	**편평원주접합부**: 폐경후 악성 종양성 세포 변화가 빈번한 부위로, 파파니콜로 도말 세포학적 검사시 분비물 도말부위이다.
still birth [stil bʊrθ]	**사산**: 태어나기전 태아의 사망
striae gravidarum [strái: grəvídʊrʌm]	**임신선**: 피부가 팽창되는 신체부분에서 보여지는 흰색 또는 붉은 색의 선으로서 임신시 복부, 대퇴, 유방부위에 생김
symphysis pubis (pubic symphysis) [símfəsəs pju:bəs]	**두덩결합, 치골결합**: 두덩뼈 결합
term [tʊrm]	**만기, 만삭**: 정상임신의 최대기간으로 38~42주 사이를 뜻한다.
testis [téstis]	**고환**: 남성의 성샘
testosterone [testástəroun]	**테스토스테론, 남성 호르몬**: 성욕유발 호르몬
transversalis fascia [trænsvʊ́rsələs fǽʃʌ]	배가로근막, 복횡근막
transversus abdominis muscle [trænsvʊrsʌs æbámənɹs mʌsl]	배가로근, 복횡근

용어	정의
trimester [traiméstr]	**석달(기)**: 임신기간을 3기로 나누는 단위로서 임신 1기는 1~13주, 임신 2기는 14~27, 임신 3기는 28~40주
trophoblast [trófəblæst]	**영양막(영양배엽, 융모막)**: 배포낭의 외세포층으로 후에 태반을 구성하는 물질
true conjugate [tru: kándʒʌgeit]	**참앞뒤지름, 해부앞뒤지름(진결합선)**: 천골갑에서 치골결합상연까지의 거리로 11cm 또는 그 이상의 경선
true pelvis [tru: pɛ́lvəs]	**작은골반(진골반)**: 가골반(큰골반)을 제외한 골반 분계선 하부
tubal isthmus [tjubəl isməs]	**자궁관잘룩(난관협부)**: 난관의 비교적 가늘고 좁은 중간부분
ultrasonography [ʌltrəsɔnagrəfi]	**초음파촬영술**: 음파를 사용해서 태아의 형체나 기관, 조직 등의 음영을 확인하는 것으로서 태아사정 시 사용되며, 복부초음파와 질초음파가 있다.
umbilical cord [ʌmbilikl kɔrd]	탯줄, 제대
uterine cavity [jú:tərən kǽvəti]	자궁안, 자궁강
uterine orifice [jú:tərən ɔ:rəfəs]	자궁구멍
uterine souffle [jú:tərən su:fl]	**자궁잡음**: 임신한 자궁의 동맥 혈류소리로 모체의 맥박수와 같다.

용어	정의
uterus [jú:tərʌs]	**자궁**: 자궁은 방광과 직장 사이에 서양배 모양을 하고 있는 편평하고 속이 비어 있으며 비후한 벽으로 둘러싸인 근육장기
vagina [vədʒáinʌ]	**질**: 직장의 전방과 방광 및 요도의 후방에 위치한 관상구조로 외음부의 소음순 사이에 있고 전정에서 질구, 경관까지 확대된다.
vaginal fornix [vədʒáinl fɔ:niks]	질천장, 질원개
vaginal speculum [vədʒáinl spɛ́kjulʌm]	질경
varicosity [vǽrəkásəti]	**정맥류, 염주(정맥류종창, 정맥염주)**: 혈관벽이 늘어나거나 얇아짐으로 인해 정맥의 직경이 증대되는 상태
vestibule [vɛ́stibju:l]	**안뜰, 전정, 어귀**: 소음순, 음핵, 음순소대 사이에 형성된 난형 혹은 '보우트형'의 부위 이다.
viability [vàiəbiləti]	**생존력**: 자궁밖에서 살 수 있는 태아를 말한다.
visceral peritoneum [visʊrɔl pɛ̀rətəníjʌm]	내장쪽복막, 내장쪽배막 (장측복막, 장막)
vulva [vulvʌ]	**음문, 외음**: 여성의 외부 생식기

용어	정의
Wharton's jelly [hwɔrtnz dʒέli]	**와튼제대교질**: 제대를 구성하는 젤리와 같은 성질의 점액성 조직
zona pellucida [zóunʌ pəlú:sidʌ]	투명띠, 투명층(투명대)
zygote [záigout]	**접합자, 접합체**: 수정란 즉 정자와 난자의 접합에 의해 형성되는 세포

1) 약어

CST (contraction stress test)	**수축자극검사(자궁수축검사)**: 자연적인 자궁수축이나 옥시토신으로 유도된 자궁수축이 있는 동안 태아 심박동수를 평가하는 검사로서 진통이 있기 전에 태아의 산소 보존능력이나 태반의 기능을 보는 검사
DTR (deep tendon reflex)	깊은힘줄반사, 심건반사(심부건반사)
EDC (expected date of confinement)	**분만예정일**: 마지막 월경일을 기준으로 계산된 분만 예정일
EDD (estimated date of delivery)	분만예정일
FHR (fetal heart rate)	**태아심박수(태아심음)**: 1분에 120~160회가 정상

용어	정의
FSH (follicle stimulating hormone)	**난포자극호르몬**: 성숙난포의 발달을 촉진하기 위해서 뇌하수체 전엽에서 분비되는 생식선 자극호르몬
G/P (gravida, para)	임신력, 출산력
GDM (gestational diabetes mellitus)	**임신당뇨병(임신성당뇨병)**: 임신시만 발생하는 당뇨병
hCG hormone (human chorionic gonadotrophic hormone)	**융모성선자극호르몬**: 황체 분비, 임신 시 태반으로부터 분비되는 호르몬
HELLP syndrome	Hemolysis(용혈), Elevated Liver enzymes (간효소의 증가), Low platelet count (감소된 혈소판수) **헬프증후군**: 임신성 혈압의 증상
HOF (height of fundus)	자궁저부 높이
IIOC (incompetent internal os of cervix)	자궁목무력증, 자궁경부무력증 (자궁경관무력증)
IUFD (intrauterine fetal death)	자궁내태아사망
IUGR (intrauterine growth retardation)	**자궁내성장지연(자궁내태아성장지연)**: 임신 40주만에 태어난 신생아의 체중이 2500gm 미만이거나 신생아의 체중성장 곡선이나 신장 곡선상 발육정도가 10%미만에 속할 때를 말한다.

용어	정의
IUP (intrauterine pregnancy)	자궁내의 임신
IVF (in vitro fertilization)	**시험관내수정, 체외수정(시험관수정)**: 남자와 여자로부터 추출해낸 난자와 정자를 시험관에서 수정시킨 후 다시 여자의 자궁내에 이식하는 것
L/S ratio (lecithin/ sphingomyelin ratio)	**레시틴/스핑고미엘린 비율**: 자궁내·외 생존을 위한 폐 성숙을 확인하는 지표
LGA (large for gestational age)	**과체중출생아: 임신나이에 비해 큰 태아**: 자궁내 성장곡선의 90% 이상인 출생시 체중
LH (luteinizing hormone)	**황체형성호르몬(황체호르몬)**: 뇌하수체에서 분비되는 호르몬으로 난포의 완전한 성숙과 배란에 관여
LMP (last menstrual period)	**최종월경주기**: 최종 월경 시작일
NST (nonstress test)	**비수축검사(무자극 검사)**: 외부 태아전자감시기에 의해 태아안녕을 확인하는 검사로 태동이 있을시 태아심음이 상승하면 태아의 정상상태를 의미한다.
OCT (oxytocin challenge test)	**옥시토신부하검사(옥시토신 반응 검사)**: 옥시토신으로 태반의 기능을 사정하는 검사로 CST와 동일하다.

용어	정의
PIH (pregnancy-induced hypertension)	임신고혈압(임신성고혈압): gestational hypertension: 임신기간동안이나 산욕초기에 발생하는 고혈압으로 고혈압, 단백뇨, 부종 등의 증상 발현을 특징으로 하며, 자간전증과 자간증의 2가지가 있다.
PMP (previous menstrual period)	직전월경기: 마지막 월경 이전의 월경일

3. 분만

용어	정의
amniotomy [æmniátəmi]	**인공양막파열, 양막절개술**: 분만을 진행시키기 위해 양막을 인공적으로 파열 시키는 것
anterior fontanelle [æntí:riur fàntənél]	앞숫구멍, 대천문(전천문)
appearing [əpí:riŋ]	**배림**: 자궁수축시 아두의 일부가 음순 밖으로 보였다가 자궁이완시 질내로 들어가 보이지 않는 경우
bearing down sensation [bɛ:riŋ doun sɛnseiʃən]	**배림감**: 아래로 밀어내는 느낌
betamethasone [bɛ́tʌmɛ́θəzòn]	**베타메타손**: 태아의 폐성숙을 돕고, 호흡억제증후군의 위험을 감소시키는 약물
Bishop's score [biʃəps skɔr]	**비숍평정법**: 분만준비도 사정방법으로 유도분만 적합성을 보기 위한 척도이다. 경관을 사정하는 방법으로 경관개대, 경관소실, 태아하강, 경관의경도, 태아 선진부 위치를 본다.
breech presentation [bri:tʃ prɛ́zəntéiʃən]	**볼기태위(둔위)**: 분만진행시 선행하는 부위가 주로 천골인 태아의 자세
brow presentation [brau prɛ̀zəntéiʃən]	**이마태위, 전두위(전액위)**: 분만 진행시 선행하는 부위가 이마인 태아의 자세

5. 여성건강간호학

여성건강간호학

Woman Health Nursing

용어	정의
caput succedaneum [kéipət sʌksədéiniəm]	**산류, 출산머리부종**: 진통동안 압박을 받아 태아머리에 생긴 부종
cephalohematoma [séfəlohì:mətòumə]	**머리혈종, 두개혈종(두혈종)**: 분만동안 혈관의 손상으로 신생아의 두개골 골막 아래에 혈액이 국소적으로 고인 것
cervical dilatation [survəkl dailətéiʃən]	**경관개대 : 자궁목의 개대**: 분만이 진행되는 동안 자궁입구가 태아가 만출될 수 있을 정도로 약 10cm 정도까지 커지는 것
cervical effacement [survəkl iféismənt]	**경관소실**: 자궁목의 소실: 분만이 진행되면서 자궁경부가 부드러워지고 얇아지며 짧아지는 현상으로 100%를 완전소실이라고 한다.
contracted pelvis [kəntræktəd pɛ́lvəs]	협착골반(협골반)
crowning [kráuniŋ]	**머리출현(발로)**: 분만시 선진부의 가장 큰 경선에 의해 회음부가 확장된 상태
delivery [dilívəri]	분만(출산)
descent [disɛ́nt]	**내림, 하강**: 분만과정 동안 선진부가 골반강 아래쪽으로 내려가는 것

용어	정의
dystocia [distóusiə]	난산, 이상분만
duration of contraction [duréiʃən ʌv kʌntrǽkʃən]	**수축기간**: 한번의 자궁수축의 시작에서 끝
effleurage [èfluraʒ]	**경찰법**: 마사지 방법으로 복부를 가볍게 치는 것
embolus [émbələs]	색전
engagement [ɛngéidʒmənt]	**진입**: 태아의 머리 또는 선신부가 골반입구를 통과한 상태로 아두의 전후경선이 골반의 횡경과 일치, 선진부의 가장 긴 지름이 좌골극 또는 그 아래에 도달하는 것
epidural anesthesia [èpədú:rɔl ænəsθí:zjiʌ]	경질막바깥마취(경막외마취)
episiotomy [ʌpiziatəmi]	**외음부절개술(회음절개술)**: 태아 만출시 산도의 열상을 예방하기 위해 질구와 회음부를 절개하는 수술
Erb's paralysis [ʊrbz pərǽləsəs]	**에르브마비**: 분만에 의해 일어나는 제 5, 6경신경근의 손상에 의한 신생아의 상완마비이다.
expulsion [ɛkspʊlʃən]	압박방출, 압박만출(만출)
Fern test [fʊrn]	**양치형성검사**: 양수파막이나 배란 직전의 에스트로겐 지배상태를 확인하는 검사로 질분비물을 현미경으로 검사하면 이때 고사리(양치)모양이 나타난다.
fetal attitude [fi:tl ǽtitu:d]	**태세**: 태아 몸의 각 부분들 간의 상호관계

용어	정의
fetal lie [fi:tl lai]	태위: 모체의 장축과 태아의 장축과의 관계
fetoscope [fitəscoʊp]	태아청진기, 태아관찰경(태아경): 태아의 심박동 소리를 듣기 위해 특별히 고안된 청진기, 자궁내의 태아를 관찰하기 위한 내시경
forceps delivery [fɔrsɛps dəlívʊrì]	집게분만(겸자분만): 분만 2기에 겸자로 아두를 견인하여 분만하는 것
frequency of contraction [frí:kwənsi ʌv kəntrǽkʃən]	수축빈도: 한번의 자궁수축에서 다음 수축의 시작
Friedman curve [frídman kʊrv]	프리드만 분만곡선
full term infant [fʊ́ltʊrm infənt]	만삭아: 임신 38~42주에 태어난 아기
gate-control theory [get-kəntroul θíri]	문조절이론(관문통제이론): 척수, 뇌간, 대뇌피질의 동통차단기전을 통해 동통자극을 완화시킬 수 있다는 이론
gender role [dʒéndr roul]	성역할, 획득성역할
gynecoid pelvis [gáinəkɔid pɛ́lvəs]	여성형골반

용어	정의
homozygote [hòuməzaigʌs]	**동형접합체**: 한 쌍의 상동염색체의 같은 부위에 있는 2개의 유사한 유전자를 일컫는다.
hyperventilation [hàipurvéntəléiʃən]	과다환기, 과호흡
hysterotomy [hístərɔ́təmi]	**자궁절개술**: 복강으로 태아와 태반을 외과적으로 제거하는 수술로 임신 16주 이후에 시행한다.
intensity of contraction [intɛnsədi ʌv kəntrǽkʃn]	수축강도
internal rotation [inturnl routéiʃən]	**안쪽돌림, 내회전**: 분만기전에서 아기의 후두가 치골쪽으로 회전한다.
inversion of uterus [invəlú:ʃən ʌv jú:tərəs]	**자궁뒤집힘, 자궁내번증**: 분만 3기에 자궁이 뒤집혀 자궁저부의 내막이 가장 먼저 질내 또는 질외로 배출되는 상태
involution [invəlú:ʃən]	퇴축(자궁퇴축)
laceration [læsuréiʃən]	찢김, 열상
Leopold maneuver [lijʌpould mənuvur]	**레오폴드 조작 혹은 임신 외진법**: 복부 촉진으로 태아의 크기와 선진부, 태향, 골반입구와 선진부와의 관계 및 산도 기형의 유무를 파악한다.
mechanism of labor [mékənizəm ʌv lélbur]	분만기전

여성건강간호학

Woman Health Nursing

용어	정의
methergine [mεθʊrdʒin]	**메덜진**: 자궁수축제로 주로 분만 후에 사용된다.
midwife [midwaif]	조산사, 산파
molding [móuldiŋ]	**아두변형**: 아두가 모체골반을 통과하면서 적응하는 과정으로 태아머리의 두개골이 겹쳐지는 현상
nitrazine paper test [náitrʌzìn peípʊr tεst]	**니트라진(나이트라진) 종이검사**: 양막파막검사로 파막이 된 상태는 청록색 이상의 진한색으로 PH 6.5 이상을 나타낸다.
nuchal cord [nú:kl kɔrd]	감겨진 제대
occiput [áksəpʊt]	**뒤통수, 후두**: 두개골의 후부
oxytocin [àksaitóusin]	**옥시토신: 분만촉진제**: 자궁수축제
parturition [pàrtjuriʃən]	분만, 출산, 출생
passage way [pæsədʒ wei]	**산도**: 태아가 출생시 빠져나오는 통로로서 골반, 골반층, 자궁, 질강을 의미
passenger [pæsənʒʊr]	**만출물질**: 진통과 분만동안 산도를 통과하는 물질로서 태아와 그 부속물인 태반, 양수 등이다.

용어	정의
pathologic retraction ring [pæθəládʒikul ritrǽkʃn riŋ]	**병리적 수축륜**: bandl's ring: 난산시 자궁협부의 극심한 증대로 나타나며 자궁파열을 암시한다.
physiologic retraction ring [fízijʌládʒəkul ritrǽkʃn riŋ]	**생리적 수축륜**: 분만시 자궁상하부의 경계부위에 즐(ridge)이 형성되는 것
placental expulsion [plʌséntul ɛxpúlʃn]	**태반만출**: 분만 3기동안 태반이 자궁내벽으로부터 분리되어서 산도를 통해서 배출되는 현상
position [pʌziʃən]	**태향**: 모체골반의 4분의 1부분(four quadrants)과 태아의 기준점(후두, 전두, 하악 혹은 천골)과의 관계
posterior fontanelle [pastí:riur fántənɛl]	뒤숫구멍, 후천문, 소천문
power [pauə(r)]	**만출력**: 분만시 주어지는 힘으로서 자궁수축압은 자궁의 수축과 견축을 말하며, 복압은 산부가 밑으로 주는 힘을 포함한 복부근육의 긴장과 횡경막의 수축이다.
precipitate labor [prisípətət leibur]	**급속분만**: 3시간 이내의 분만
premature infant [prí:mətu:r infənt]	**미숙아, 조산아**: 재태연령 37주 이전에 태어난 신생아
prenatal [pri:neitl]	**출생전(산전)**: 임신해서 진통시작까지의 시기

5. 여성건강간호학

용어	정의
presentation [prɛzəntéiʃən]	**태아위치(선진부)**: 모체 골반에 제일 먼저 들어가는 태아의 부위 혹은 분만 동안 산도를 통해 선두가 되는 부분
preterm labor [prítùrm leibʊr]	**조기분만, 조기산통(조산)**: 재태연령 37주 이전의 조기분만
prolapse of cord [proulǽps ʌv kɔrd]	**탯줄탈출(제대탈출)**: 제대(탯줄)가 태아의 선행부위 보다 먼저 경부를 통해 아래로 하강된 상태
prolonged labor [prəlɔ:ŋd lélbʊr]	**지연분만**: 24시간 또는 그 이상으로 지연되는 분만
prostaglandin [prástaglǽndən]	**프로스타글란딘**: 자궁수축호르몬으로 자궁내막에서 가장 많이 생산된다.
pudendal block anesthesia [pju:dendl blak ænəsθi:zjiʌ]	음부신경차단, 음부신경마취
retained placental fragment [ritéind pləséntl frǽgmənt]	태반잔류조직
Ritgen's maneuver [rítgʌnz mʌnúvʊr]	**리트겐 수기**: 아두의 소사경선으로 만출되도록 아두를 부드럽게 압박을 가하는 분만 조절방법

용어	정의
ritodrine hydrochloride [rítodrìn haídrəklɔ́raid]	yutopar: 자궁이완제, 조산방지제 부작용으로 빈맥과 저혈압이 있다.
show [ʃou]	**이슬, 전징후, 비침**: 자궁경부를 막고있던 점액마개로 자궁경부로부터 분비되는 혈액섞인 점액
Sim's position [simz pəzíʃn]	**심스위**: 왼팔을 뒤로 뻗치고 왼쪽 옆으로 누운자세, 방광질 누출, 질압벽 시진시 이용
stages and phases of labor	
- first stage of labor [furst stedz ʌv lébur]	**분만 1기**: 규칙적인 자궁수축이 있기 시작해서 자궁경부가 완전히 개대될 때까지의 시간
① latent phase [léitənt feiz]	**잠재기, 잠복기**: 규칙적인 자궁수축에서부터 자궁경관이 3cm개대까지를 뜻한다.
② active phase [æktəv fez]	**활성기(활동기)**: 분만 1기의 개대기로서 경관개대가 4~7cm개대까지를 말한다.
③ transitional phase [trænziʃənl feiz]	**이행기**: 자궁목 개대 8~10cm까지를 말한다.
- second stage of labor [sɛ́kənd steidʒ ʌv leibur]	**분만 2기**: 자궁경부가 완전히 개대된 이후부터 태아가 만출 될때까지의 시간
- third stage of labor [θə́:rd steidʒ ʌv leibur]	**분만 3기**: 태아만출 이후 태반만출 되기까지의 시간
- fourth stage of labor [fɔrθ stedz ʌv lébur]	**분만 4기**: 태반만출 이후 산후 2시간까지의 회복시간

용어	정의
station [stéiʃən]	**선진부 하강정도**: 태아의 선진부가 골반의 좌골극을 기점으로 얼마만큼 하강되었는지를 말한다.
suboccipitobregmatic diameter [sʌbáksípəto brégmətik daiǽmətr]	**소사경**: 대천문 또는 전천문에서 후두골 결절 바로 밑 또는 목덜미까지의 길이 9.5cm이다.
suture [sú:tʃʊr]	**봉합, 꿰맴: 두개골 사이의 연접**: 절개 부위를 꿰매는 것
tocography [tóukagrəfi]	진통파상묘사법
trial of labor [traiəl ʌv lélbʊr]	**분만시도**: 분만방법을 결정하기 위해 분만과정을 관찰하는 것으로 6~8시간 이내에 분만되지 않으면 제왕절개 적용
uterine atony [jútərən ǽtəni]	**자궁근육무력증, 자궁이완증(자궁이완)**: 조기산후출혈의 첫 번째 위험요인
uterine inertia [jú:tərin inə:rʃə]	자궁무력증
vacuum extraction [vǽkjuəm ikstrǽkʃ(ə)n]	진공흡입분만
vernix caseosa [vʊrnəks kéisiosʌ]	태아기름막, 태지
vertex [vʊrtɛks]	마루점, 두정

1) 약어

용어	정의
BBT (basal body temperature)	**기초체온(기초체온법)**: 신체의 신진대사율이 가장 낮은 아침에 눈뜬 직 후에 잰 체온으로서, 배란 여부를 진단할 때 사용되는 간접적인 방법
BPD (biparietal diameter)	**양쪽마루뼈지름, 양두정경(대전횡경선)**: **양두정골간 경선**: 태아의 좌·우 두정골 사이의 최대 거리
CPD (cephalopelvic disproportion)	**머리골반 불균형(아두골반 불균형)**: 아기의 머리가 엄마의 골반을 통과하기에 부적절 하게 큰 것
C/S (cesarean section)	**제왕절개술**: 복벽을 통해 자궁벽을 절개하여 태아를 분만시키는 방법
LMA (left mento anterior)	좌전방안면위
LOA (left occipito anterior)	좌전방후두위
NSVD (normal spontaneous vaginal delivery)	**질식분만**: 자연분만
PPROM (preterm premature rupture of membrane)	양막파열이 임신 37주전에 발생한 상태
RSP (right sacrum posterior)	우후방둔위
PROM (premature rupture of membrane)	**조기양막파열, 조기양막파수(조기파막)**: 임신 37주 이후에 발생하는 양막파열

용어	정의
SGA (small for gestational age)	저체중출생아: 임신나이에 비해 작은 태아: 자궁내 성장곡선이 10%이내인 출생시 체중: 40주 때 2500g미만의 체중아

4. 산욕

용어	정의
abstinence [ǽbstənəns]	금단, 중단
afterpain [ǽftʊrpein]	후진통(산후통)
agalactia [éigəlǽkʃiə]	**젖마름증(무유증)**: 유즙분비의 결여
anaerobic streptococcus [ənèiróubək strɛptəkákai]	혐기성 연쇄상구균
anovulatory [ænɔ́vjulətəri]	**무배란**: 난소가 성숙난자를 생산하지 못하거나, 난소로부터 배출하지 못하는 것
anoxia [ænɔksiə]	무산소증(산소결핍)
areola [ɔríːolə]	**젖꽃판(유륜)**: 유두주위로 착색된 둥근 부위
bladder distension [blǽdr distɛ́nʃən]	방광팽만
breast dried up [brɛst draid ʌp]	젖말리기
colostrum [kəlástrəm]	**첫젖, 초유**: 출산 후 2~3일 동안 분비되며 풍부한 단백질과 면역성분을 함유하고 있는 노랗고 찐득한 액체성분
contraception [kàntrəsɛ́pʃən]	피임
cracked nipple [krækt nipl]	균열유두(유두균열)
Crede's prophylaxis [krə-des pròufəlǽksəs]	**크레데 예방법**: 임질성 안염을 예방하기 위해 신생아의 눈에 1% 질산은이나 항생제연고의 주입

용어	정의
cystocele [sístəsi:l]	방광탈출증(방광류)
depressed nipple [diprɛ́st nipl]	**묻힌젖꼭지(함몰유두)**: inverted nipple: 유두가 안쪽으로 들어간 상태
diuresis [dàijurí:səs]	**이뇨**: 요 분비의 증가
engorgement [ɛngɔrdʒmənt]	**충혈(울혈)**: 유방조직의 정맥과 림프 순환의 정체로, 유방조직이 국소적으로 충혈되거나 과도하게 팽만된 상태
flat nipple [flæt nipl]	편평유두
Homans' sign [hómənz sain]	**호먼스징후**: 심부정맥의 혈전성 정맥염에서 발생하는 증상으로 발을 발등쪽으로 굽히면 비복근육(장단지)에 동통을 느낀다.
lactation [læktéiʃən]	**젖분비, 수유**: 유즙의 분비
lactogenic hormone [læktədʒɛnik harmon]	젖분비호르몬, 유즙분비호르몬(최유호르몬)
leukoplakia [lúkoupléikiʌ]	**백색판증, 백반(백색각화증)**: 각화성이 있고 소양성이며, 융기된 백색 병변으로 선상 찰과상을 동반

용어	정의
lochia [lóukiʌ]	**산후질분비물(오로)**: 분만후 2~3주 동안 질구를 통해 분비되는 탈락막으로서 적색오로, 갈색오로, 백색오로가 있다.
mastitis [mæstáitəs]	유방염(유선염)
maternal-infant bonding [mʌtúrnl-ínfʌnt bándiŋ]	모아결속
maternal-infant interaction [mʌtúrnl-ínfʌnt inturǽkʃn]	모아상호작용
parametritis [pærəmətráitəs]	**자궁주위조직염(자궁주위염)**: 자궁주위조직에 염증이 생긴 것
polyhydramnios [pàlihaidrǽmniəs]	**양수과다증(양수과다)**: 양수의 과다한 양
postpartum [poustpár:tm]	**산욕기**: 산후 6~8주까지의 시기
postpartum blues [poustpár:tm blu:z]	**분만후 우울기분, 산후 우울기분(산후우울)**: 3~10일에 많이 나타난다.
postpartum depression [poustpár:tm dəprɛʃn]	**분만후 우울증(산후우울증)**: 산후 2주에서 3개월에 나타나는 우울증으로 가족의 역동과정에서 발생하는 역할긴장변화와 같은 사회문화적 요인과 관련되어 있다.
postpartum hemorrhage [poustpár:təm hémərid3]	분만후출혈(산후출혈)
postpartum infection [poustpár:tm infékʃn]	**분만후 감염(산욕기 감염)**: 분만 후 생식기 감염을 말한다.

용어	정의
post term infant [post tɒrm infʌnt]	**과숙아(만숙아)**: 재태연령 42주 이후에 태어난 영아
prolactin [proulǽktən]	**프로락틴, 젖분비호르몬**: 유선에서 유즙분비를 자극하는 호르몬
prolapse of uterus [prólæ̀ps ʌv jútərəs]	자궁탈출증(자궁탈출, 자궁하수)
puerperal fever [pʊ́rpʊrɔl fivr]	**산후열, 산욕열**: 분만 후 첫 24시간 이후에서부터 10일 내지 21일 사이에 38°C 이상의 체온상승이 2일 이상 지속되는 경우
puerperal sepsis [pʊ́rpʊrɔl sɛpsəs]	산후패혈증(산욕기패혈증)
puerperium [pʊrpɛ́rijəm]	**산후기(산욕기)**: 분만후 생식기관이 임신이전의 상태로 회복되는 시기로 출산직후부터 약 6주~8주까지의 시기
puerperal psychosis [pʊrpɛ́rijəm saikóusəs]	**산후정신병적우울증**: 산후 3~14일에 발생하고, 호르몬 요인, 생물학적 요인, 정신분석학적 요인, 심리학적 요인, 유전적 요인이 관련되어 있다.

용어	정의
pulmonary embolism [pʌlmənɛri émbəlizm]	폐색전증
rectovaginal fistula [rektəvædʒáinl fistjulʌ]	**직장질루, 곧창자질샛길**: 직장과 질 사이에 누공이 형성된 상태
residual urine [rəzídʒuəl júrən]	잔뇨(잔뇨량)
Rho(D)-immune globulin [ro:(di)-imjún glábjulən]	**면역글로불린 D(Rho GAM)**: 임부가 Rh(-)일 때 분만 후 72시간 내에 Rho(D)-immune globulin을 주사한다.
rooming-in [ru:m-in]	**모자동실(모아동실)**: 산욕기간 동안 엄마와 신생아를 한방에 머물게 하는 것
saddle block anesthesia [sædl blak ænəsθí:zjiʌ]	**천추신경차단마취**: 천추(엉치뼈) 1~4번째의 차단으로 회음부, 하부골반, 대퇴내측의 감각상실을 유도하는 마취, 자궁수축을 느끼며 분만 동통도 완전히 제거되지 않는다.
self-care behavior [sɛlf-ke:r bihévjʊr]	**자가간호행위**: 대상자 자신에 의한 간호수행
sexual response cycle [sékʃuəl rispánts saikl]	**성반응주기**: 4단계: 흥분기, 고원기, 절정기, 해소기
sitz bath [sítzbǽθ]	좌욕
supression of lactation [səprɛʃn ʌv læktéʃn]	유즙분비억제
taking-hold phase [kekiŋ-hould feiz]	**적극기**: 소극기 이후에 나타나는 독립적 행동으로 3~7일경이다.

용어	정의
taking-in phase [tekiŋ in feiz]	**소극기**: 산욕기에 시작되는 모성 역할수행 행동의 첫 단계로 모성의 주된 관심이 자신에게 집중되어 있고, 수동적 · 의존적 행동을 하는 시기
thrombophlebitis [θràmbouflіáitəs]	**혈전정맥염(혈전성정맥염)**: 혈관 내막의 감염과 동시에 혈관벽에 혈괴가 형성되어 부착된 상태
toxemia [taksí:miʌ]	임신중독증, 독소혈증
uterine atony [jú:tərin ətáni]	**자궁근육무력증, 자궁이완증**: 이완성 자궁출혈
vaginal douche [vǽdʒənɔl du:ʃ]	질세정(질세척)

1) 약어

용어	정의
DIC (disseminated intravascular coagulation)	**파종혈관내응고(파종성혈관 내응고장애):** 혈액응고 인자 소모로 인해 심한 출혈을 유발한다.
HPL (human placental lactogen)	**사람태반젖샘자극호르몬, 사람태반락토겐:** 태반에서 분비, 태아를 위한 호르몬, 당대사의 작용, 유방의 폐포조직발달
OICU (obstetrics intensive care unit)	고위험산과집중치료실
PRL (prolactin)	프로락틴, 젖분비호르몬 (유즙생성호르몬)

5. 생식기 질환

용어	정의
adenomyosis [ʌdinóumaiousəs]	**자궁샘근육증(자궁선근증)**: 자궁내막 조직이 자궁근층내로 양성 침윤하여 자궁근층내에 자궁내막선과 간질이 존재하는 것을 의미한다.
adenocarcinoma [ʌdinoukársinóumʌ]	샘암종, 선암종(선암)
adenoacanthoma [ʌdínou ækənθoumʌ]	샘가시세포종(선극세포종)
adnexectomy [ʌdnɛksɛ́ktəmi]	자궁부속기절제술
amniotic fluid embolism [ǽmnijátək fluəd ɛ́mbəlizm]	**양수색전증**: 양수 내의 태지, 솜털, 태변 등이 모체경관 내 정맥과 자궁태반 부착부위 혈관으로 유입되어 모체 폐동맥을 차단하는 응급 현상
anterior vaginal suspension operation [æntírijʊr vǽdʒənɔl sʌspɛ́nʃn apuréʃn]	**질전벽보존수술**: 방광과 요도를 위, 앞으로 끌어올리는 방법
arrhenoblastoma : Sertoli-Leydig cell tumor [arhínoblæstómə sertoli-laidag sɛl tumʊr]	**남성화세포종양: 세르톨리-라이디히 세포종**: 난소의 수질에 남성지향세포가 있어서 탈여성화 또는 남성화 작용을 일으킨다.

용어	정의
Asherman's syndrome [æʃurmʌnz sindroum]	**아셔만 증후군**: 산욕기나 인공유산 후 심한 소파술에 의해서 자궁내막의 파괴로 무월경을 초래한다.
benign [bənáin]	양성
Bowen's disease [bówʌnz dəzi:z]	**보엔병(외음편평상피내암)**: 외음의 전암성(premalignant) 병소, 소양증이 주증상
bromocriptine [bromokríptin]	**브로모크립틴: 프로락틴 분비 억제제**: 뇌하수체의 도파민 수용체에 작용하여 프로락틴 분비를 억제시킨다.
cephalosporin [séfəlospɔ́rənz]	**세팔로스포린**: 광범위 항생제
cervicitis [survəsáitəs]	자궁목염, 자궁경부염 (자궁경관염)
chancroid [ʃǽnkrɔid]	무른궤양(연성하감)
chemotherapy [kimouθérəpi]	화학요법(항암요법)
chorioamnionitis [kó:rioæmniʌnáitis]	융모양막염
choriocarcinoma [kó:rio kársinóuma]	융모막암종(융모상피암)
chlamydia trachomatis [klʌmidijʌ trækomatəs]	**클라미디아트라코마티스(클라미디아 감염)**: 박테리아 속성과 바이러스 속성을 갖는 세포내 기생충, 클라미디아 감염은 성병중에 가장 유병률이높다.

용어	정의
circumcision [surkəmsíʒən]	포경수술, 음경꺼풀절제술 (음경표피절제술)
climacteric [klaimʌktérik]	갱년기
clomiphene citrate [klóməfin sítreit]	**클로미펜시트르산염, 클로미펜구연산염: 배란유도제**: 배란유도와 황체기 결손 때 사용
colposcopy [koulpáskəpi]	질확대경검사, 질보개검사
colpotomy [koulpátʌmi]	질절개술(질벽절개술)
condyloma acuminata [kàndəlóumʌ ʌkjú:minatʌ]	**뾰족콘딜로마(첨형습우)**: 외음부에 부드러운 회색 사마귀 모양의 병변으로 원인균은 인유두종 바이러스다.
conization [kʌnizéiʃən]	**원뿔절제술, 원추절제술(원추조직절제)**: 진단과 치료목적으로 사용
cryotherapy [kráiyoθérʌpi]	**냉동요법**: 일산화질소를 주로 냉매로 사용
curettage [kjurətádʒ]	**긁어냄술, 소파술**: 큐렛이라고 불리는 스푼 모양의 도구로 자궁내벽으로부터 내용물이나 물질을 제거하는 것
cystocele [sistásəli]	**방광탈출증(방광류)**: 방광을 지지하는 치골 경관근막 결손으로 질내로 방광이 탈출된 상태

용어	정의
danazol	**다나졸: 남성호르몬 androgen 유도제:** 가상의 폐경 상태를 유도한다.
dermoid cyst [durmɔid sist]	**피부모양기형낭종, 유피낭종(양성낭종성기형종):** 피양낭종
Donovan body [danʌvn badi]	서혜육아종 원인균
dyschezia [diskí:ziʌ]	배변곤란(배변곤란증)
dysgerminoma [disdʒurminóumʌ]	난소고환종, 이상종자세포종(미분화세포종)
dysmenorrhea [dismɛnərí:ʌ]	월경통(월경곤란증)
dyspareunia [dispəri:niʌ]	성교통증(성교곤란증)
dysplasia [displéiʒiʌ]	형성이상증, 이형성
electrocauterization [ilɛktrəkɔ:turizéiʃən]	전기지짐술(전기소작법)
empty nest syndrome [ɛ́mpti nɛst sindroum]	**빈둥지증후군:** 폐경기 역할 및 가치체계 변화로 의기소침, 슬프고, 허전함, 비통함을 느끼는 증후군
endometrial biopsy [ɛndomitrijul baijapsi]	**자궁내막생검:** 배란유무와 배란후의 내분비계 변화를 보는 것으로 황체기 결함을 확인하기 위한 방법이다.
endometrial polyp [èndoumitríʌl pálip]	**자궁내막폴립:** 자궁내막에서 발생하는 육종성 종양
endometriosis [èndoumitrióusəs]	**자궁내막증:** 자궁내막과 유사한 조직이 자궁외의 골반강내에서 발생하는 상태

여성건강간호학
Woman Health Nursing

용어	정의
endometritis [èndoumitráitəs]	자궁내막염
erosion [iróuʒən]	**미란, 까짐, 짓무름:** 만성경관염 증상
erythromycin [iriθroumáisən]	**에리트로마이신:** 광범위 항생제로 특히 임부에게 사용
female hermaphroditism [fímel hurmǽfròdàitizm]	**여성반음양:** 성선이 난소의 구조를 가지고 있으나 부신피질 결함으로 코티솔의 저하가 있다.
fetal erythroblastosis [fi:tl iriθroublæstóusəs]	태아적혈모구증(태아적아구증)
fissure [fíʃr]	**틈새, 열, 열창(균열):** 조직이 갈라지고 홈이 생김
fistula [fistʃjulʌ]	샛길, 루, 누공
functional ovarian tumor [fʌ́nkʃʌnɔl òvéríjʌn túmur]	기능성 난소종양으로 남성화, 여성화 종양이 있다.
galactorrhea [gəlæktərí:ʌ]	**젖흐름증, 젖분비과다(유즙분비과다):** 유즙의 지나친 자연유출 현상으로 수유와 관계없이 유즙이 지속적으로 분비되는 것
gestational trophoblastic disease [dʒesteiʃənl trɔ́fəblæstək dəzi:z]	임신영양막병(임신성융모질환)

용어	정의
gonorrhea [gànəri:ə]	**임질**: 성인성 질환으로 원인균은 Neisseria gonorrheae다.
granulosa cell tumor [grænjulóumʌ sel tumr]	과립막세포종양(과립막세포종), 여성화 난소 종양이다.
gynandroblastoma [gənaíndròblǽstòmə]	음양모세포종(남녀성세포함유종)
gynecology [gʒàinəkálədʒi]	**부인과학**: 여성질환중 특히 생식기 질환을 취급하는 의학 의한 분야
Halban's disease [hǽlbənz dazi:z]	**지속적인 황체**: 난소에서 프로스타글란딘의 생산 부족으로 황체가 지속적으로 존재하는 것
herpes simplex [hʊrpiz simplɛx]	단순포진, 단순헤르페스
hot flush [hot flʌʃ]	**열감**: 안면홍조: 폐경기 증상으로 불안정한 혈관운동에 의해 일어난다.
hydralazine(Apresoline) [haìdrálәzin]	**히드랄라진**: 항고혈압제
hydrocephalus [hàidrousέfələs]	물뇌증(수두증)
hysterosalpingography [hístərousǽlpiŋgágrəfi]	**자궁자궁관조영술, 자궁난관조영술**: 월경직후(2~5일)부터 배란전에 시행하며 자궁강 및 나팔관의 해부학적 폐색여부를 확인하기 위해 조영제를 자궁내에 주입한다. 나팔관의 통기성 여부를 알기위해 조영제가 난관을 통과하는 과정을 X-ray를 찍어서 확인하는 것

용어	정의
indomethacin [índoméθəsən]	**인도메타신**: 프로스타글란딘 억제제
infertility [ìnfʊrtiləti]	**불임증(불임)**: 부부가 1년동안 임신을 시도했어도 임신이 안되며, 부부 중 한쪽이 임신능력이 없는 경우
Kallmann syndrome [kɔ́lmən sindroum]	**칼만증후군**: 고나도트로핀 저하로 오는 무월경의 가장 흔한 선천성 형태
Kegel exercise [kígʊlz ɛxʊrsaiz]	**케겔운동**: 치골미골근의 지속적이고 반복적인 수축과 이완을 통해서 질과 회음부의 근육을 강화시키는 운동
kraurosis vulvae [kræwrosəs vʊlvə]	음문위축증, 외음위축증
Krukenberg tumor [krùkənbʊrg tùmʊr]	**크루켄버그종양**: 위장관이나 유방에서 전이되는 난소암
leiomyosarcoma [làioumaiousarkóumʌ]	평활근육종
let down reflex [lɛt daun ríflɛ̀x]	**사출반사: 모유사출반사: 유즙사출반사**: 옥시토신 분비로 유방내 근육세포들의 수축이 유발되어 모유가 유관을 따라서 유두로 배출되는 현상

용어	정의
male hermaphroditism [méil hurmǽfròdàitizm]	**남성반음양**: 고환의 구조를 가지고 있으나 테스토스테론의 생성 또는 합성과정에 문제가 있는 경우에 나타난다.
mastalgia [aæ̀stáldʒjʌ]	유방통증(유방통)
Meigs' syndrome [me:gz sindroum]	**메이그증후군(복수, 흉수 증후군)**: 섬유종과 brenner 종양에서 나타남
menometrorrhagia [mέnəmέtrɔrhédʒiʌ]	**불규칙과다월경**: 불규칙적이고 많은 양의 과다월경
menopause [mέnə̀pɔz]	폐경
menorrhagia [mεnə]	월경과다
metastasis [mεtæstəsəs]	전이
methotrexate [mέθətrέkset]	**메토트렉세이트**: DNA합성방해, 융모상피암에 사용한다.
metronidazole [mεtromídəzɔl]	**메트로니다졸**: 광범위한 항생제로 박테리아성 질염에 사용: 불편감으로 오심, 구토가 있고 임부에겐 임신초기에는 사용 안함
metrorrhagia [mέtrɔrhédʒiʌ]	**자궁출혈**: 불규칙한 월경주기에 자궁출혈이 있는 상태
miconazole [maikánəzɔl]	**미코나졸: 항진균성 국소도포제**: 모닐리아성 질염에 사용
monilial vaginitis [mouniliəl vædʒənáitəs]	**모닐리아성 질염**: 이 질염은 candidiasis, fungal vaginitis, mycotic vaginitis 라고도 불린다.

용어	정의
myoma degeneration [didʒènəréiʃən]	근종변성
omentectomy [òuməntéktəmi]	그물막절제술, 망절제술 (대망절제술)
oophorectomy [òuəfəréktəmi]	난소절제술
oral contraceptive [ɔ:rɔl kàntrəséptəv]	**경구피임제, 먹는피임제**: 에스트로겐과 프로게스테론의 결합제제 혹은 프로게스테론 단독으로 구성된 호르몬 제제
osteoporosis [ɔ́stioupo:róusəs]	**뼈엉성증, 골다공증**: 뼈 실질조직의 감소로 뼈조직 내에 구멍이 많이 생긴 상태이며, 폐경시 에스트로겐의 감소로 증가되는 경향이 있다.
pessary [pésəri]	**질좌제, 페서리**: 질과 자궁경관에 장치하는 기구
podophyllin [pádəfílən]	**포도필린**: 유두종 바이러스 감염 치료제
pseudohermaphroditism [si:douhurmǽfrədizəm]	**거짓남녀중간몸증(위반음양)**: 한쪽성의 외생식기를 가지고 있으면서 반대되는 성샘을 가진 상태

용어	정의
pseudomucinoma [súdòmjusənoumʌ]	복막위점액종
pyelonephritis [pàiəlounɛfráitəs]	신우신염, 깔때기콩팥염
radical hysterectomy [rǽdɪkl histəréktəmi]	**근치자궁절제술**: 자궁전체와 양쪽 난소, 난관, 질의 일부, 자궁주위의 림프샘, 인대까지 모두 제거하는 수술이다.
rectocele [rɛ́ktəsil]	**직장탈출, 곧창자탈출증(직장류)**: 직장의 일부가 탈장모양으로 질내에 돌출한 것
salpingectomy [sælpindʒɛ́ktəmí]	**자궁관절제술, 난관절제술**: 복강경이나 복부수술을 통해 난관을 한쪽 또는 양쪽을 제거하는 방법
salpingitis [sælpindʒáitis]	자궁관염, 난관염
sarcoma [sarkóumʌ]	육종
sarcoma botryoides [sarkómʌ bərríjoìdiz]	**포도형육종(포도상육종)**: 유소아에게 흔한 질육종
sarcomatous degeneration [sárkòmǽdʌs dìdʒénərèiʃn]	육종성 변성
Schiller test [sílʊr tɛst]	**쉴러검사: 자궁경관암 보조검사**: 자궁경관암 보조검사로 생검을 위한 부위 결정이 어려울 때, 확대경검사를 이용할 수 없을 때 사용된다.
sexual frigidity [sɛ́kʃjuəl frədʒidəti]	육종성 변성

5. 여성건강간호학

용어	정의
Stein-Leventhal syndrome [stain-lɛvʌnθɔl sindroum]	다낭성 난소질환
sterility [stəríləti]	불임: 임신할 수 없는 절대인자를 가지고 있는 사람
stress urinary incontinence [strɛs júrənɛri inkántinənts]	복압요실금, 복압오줌새기, 스트레스 요실금(긴장성 요실금): 뛰거나 크게 웃거나, 재채기, 무거운 물건을 들때 요가 유출되는 것을 말한다.
syphilis [sífələs]	매독: 원인균은 treponema pallidum
teratogen [tèratədʒən]	기형유발물질, 기형원 (태아기형유발인자)
teratoma [tèrətomə]	기형종
terbutaline [turbjúdʌlin]	터부탈린: 자궁근 이완제
thecoma [θəkómə]	난포막종(난포막세포종)
torsion [tɔrʃn]	꼬임, 염전: 육경이 꼬인 상태로 극심한 동통을 유발
trichomonas vaginitis [tríkəmónəs vædʒənaitəs]	편모충질염(트리코모나스성 질염): 성병으로 trichomonas vaginalis 가 원인균이다.

용어	정의
true hermaphroditism [tru hurmǽfrədaítizm]	**참남녀한몸증, 진성자웅동체증(진성반음양)**:고환과 난소의 두 구조를 동시에 가지고 있는 상태
uterine myoma [jutərən maijomə]	자궁근종
vaginitis [vædʒənáitos]	질염
vesicovaginal fistula [vésəkovædʒənɔl fístjùlə]	**방광질샛길, 방광질루**: 비뇨기 누공 중 가장 많은 것으로 대수술이나 라듐치료 후에 발생한다.
vulva Paget's disease [vulvʌ pəzez dəzi:z]	**외음 파제트병**: Bowen병 보다 진행된 상태이나 외음의 전암성 또는 암병소
vulvectomy [vulvεktəmi]	음문절제술, 외음절제술

1) 약어

AIDS (acquired immunodeficiency syndrome)	**후천면역결핍증후군, 에이즈(후천성면역결핍증후군)**: HIV가 원인균이다.
ASB (asymptomatic bacteriuria)	**무증상세균뇨(무증후성 세균뇨)**: 증상 없이 요배양상 많은 수의 세균이 발견되는 경우
BSO (bilateral salpingo-oophorectomy)	양쪽자궁관난소절제술, 양측난소난관절제술

용어	정의
CIN (cervical intraepithelial neoplasia)	자궁목상피내종양, 자궁경부 상피내종양(자궁경관상피내종양)
CIS (carcinoma in situ)	제자리암종(상피내암종)
D&C (dilatation and curettage)	자궁긁어냄술, 자궁소파술 (자궁경관확장과 소파술)
D&E (dilatation and evacuation)	자궁경관 확장과 흡인술
DUB (dysfunctional uterine bleeding)	**기능장애자궁출혈(부정형 자궁출혈):** 비정상적이고 불규칙한 출혈
ECC (endocervical curettage)	자궁목안긁어냄술, 자궁경관내소파술
GIFT (gamete intrafallopian transfer)	생식세포자궁관내이식, 생식세포자궁관내전달 (생식세포 난관내 이식)
HRT (hormone replacement therapy)	**호르몬대치치료(호르몬 대체 요법):** 폐경과 관련된 증상을 치료하는 목적으로 estrogen 단독 또는 estrogen과 progesteron을 병용하여 호르몬제제를 투여하는 것이다.
HPV (human papilloma virus)	**사람유두종바이러스(인유두종바이러스):** 자궁경부암 원인균, 외음부와 경부이형성의 전구자 역할

용어	정의
IUD (intrauterine device)	**자궁내장치**: 수정란의 착상을 방지하기 위해 불활성의 플라스틱을 장치하는 것이다.
LEEP (loop electrothermy excision procedure)	루프전기소작절제술
LEETZ (loop electrosurgical excision of the transformation zone)	**루프환상투열절제법**: 큰 환상루프(고리)를 이용하여 조직의 질단과 치료를 동시에 가능하게 보완한 방법으로 자궁경부의 변형대 조직을 절제하는 원추생검의 한방법이다.
Pap smear (papanicolaou smear)	**파파니콜로펴바른표본(파파니콜로도말검사)**: 세포진 검사 자궁경부암 조기진단을 위해 사용되는 세포학적 검사
PID (pelvic inflammatory disease)	**골반염증질환, 골반염**: 골반 장기의 세균성 감염으로, 난관협착의 흔한 원인이다.
PMS (premenstrual syndrome)	**월경전증후군**: 월경 시작 전 10일부터 월경이 끝날 때까지 경험하는 신체적, 행동적, 정서적으로 불편한 증상을 경험하는 것
STD (sexually transmitted disease)	**성매개병, 성병(성매개질환)**: 성접촉으로 인해서 전파되는 질병
TAH (total abdominal hysterectomy)	배전체자궁절제술, 복식전자궁절제술 (복식자궁절제술)

용어	정의
TCA (trichloroacetic acid)	**삼염화아세트산**: 유두종 바이러스 감염 치료제
TORCH infection (toxoplasmosis, other [congenital syphilis and viruses], rubella, cytomegalovirus, and herpes simplex virus)	톡소플라스마병, 기타 바이러스, 풍진, 거대세포바이러스, 헤르페스 감염
TVH (total vaginal hysterectomy)	질식전자궁절제술 (질식자궁절제술)
VDRL (venereal disease research laboratory test)	매독혈청검사, VRDL검사

P 아동간호학

Pediatric Nursing

학습목표

1. 아동간호학(소아청소년질환, 신생아질환)에 관련된 전반적인 용어를 이해하고 학습할 수 있다.
2. 아동간호학에서 필요한 진단검사 및 징후에 관련된 용어를 이해하고 학습할 수 있다.
3. 아동간호학 전반에서 필요한 약어를 이해하고 학습할 수 있다.

목 차

1. 일반용어

1) 성장 · 발달 관련 용어

용어	정의
adaptation [ædæptéiʃən]	적응, 순응
adolescence [ædəlésəns]	청소년기
amenorrhea [eimɛnərí:ə]	무월경(무월경의)
attachment [ətǽtʃmənt]	애착
autonomy [ɔ:tánəmi]	자율성(자주성)
bottle mouth syndrome [bátl mauθ sindroum]	우유병 충치증후군
cognitive [kágnətiv]	인지(인식)
dysmenorrhea [dismenərí:ə]	월경통(월경곤란증)
egocentrism [égoùséntrìzəm]	자기중심주의(자아중심적)
growth [grouθ]	성장, 증식, 증가
initiative [iníʃieìtiv]	자발성
libido [ləbí:dou]	**리비도, 성욕**: 원시적 충동으로 부터 유발되는 에너지로, 정신 분석에서는 성적 생활의 기동력을 의미
masturbation [mæ̀sturbéiʃən]	자위, 수음

용어	정의
maturation [mætʃuréiʃən]	성숙
narcissism [nársəsìzəm]	자기애(나르시즘)
parallel play [pǽrəlɛl plei]	**평행놀이**: 유아들이 같은 공간 내에 있으면서도 각자 따로 노는 형태
postmaturity, postmature Infant [póustmətjúritì]	과숙, 과숙아
postpubescence, postpuberty [pōstpju:bɛ̀səns]	사춘기후기
prematurity [prì:mətjùriti]	조숙, 미숙(미숙아)
primary sex characteristic [práimәri seks kæriktərí stik]	1차성징
puberty [pjú:bʊrti]	사춘기
secondary sex characteristic [sékəndɛri seks kæriktərí stik]	2차성징
superego [su:pʊrí:gou]	초자아
toilet training [tɔ́ilit tréiniŋ]	배변훈련(대소변가리기)

2) 전염성 질환 관련용어

acquired immunity [əkwáird imju:nəti]	후천면역(후천적 면역)
active [ǽktəv]	능동, 적극, 활성 (활동성의, 적극성의, 능동적)

아동간호학

Pediatric Nursing

용어	정의
carrier [kǽriʊr]	보균자, 보인자, 운반체
chickenpox [tʃíkənpaks]	수두
communicable [kəmjú:nəkəbl]	전염(전염성의, 전염력이 있는)
diphtheria [diftíriə]	디프테리아
dysentery [disəntɛri]	이질
encephalitis [ɛnsέfəláìtəs]	뇌염
epidemic parotitis [epədέmik pærətáitəs]	유행귀밑샘염, 볼거리 (유행성 이하선염)
german measles [dʒə́rmən mí:zlz]	풍진
gonorrhea [gànərí:ə]	임질
grasp reflex [græsp rí:flɛks]	움켜잡기반사(파악반사)
host [houst]	숙주(기생)
immunity [imjú:nəti]	면역(면역성)
incubation period [inkjubéiʃən píriəd]	잠복기
influenza [inflúɛnzə]	인플루엔자(유행성감기)
Koplik's spots [koupliks spɑts]	코플릭점, 코플릭반점

용어	정의
macula [mǽkju:lə]	황반, 각막반, 반, 반점(흠)
measles [mí:zlz]	홍역
mumps [mʌmps]	유행귀밑샘염, 유행성이하선염(볼거리)
pandemic [pændɛ́mic]	세계적 유행(범유행)
papule [pǽpju:l]	구진
pertussis(whooping cough) [purtʌ́səs (hwu:piŋ kɔ:f)]	백일해
poliomyelitis [pouliomáiəláitəs]	회백질척수염(회백수염, 소아마비)
rocky mountain spotted fever [raki máuntən spátəd fí:vr]	로키산 반점열
sabin vaccine [séibən vǽksin]	경구용 소아마비약; 생균 백신
salk vaccine [sɔ́:lk vǽksin]	주사용 소아마비약; 사균 백신
scarlet fever [skárlət fí:vr]	성홍열
smallpox [smɔ́:lpaks]	마마, 천연두
tetanus [tétnəs]	파상풍
vaccine [vǽksin]	백신
vesicle [vɛ́sikl]	잔물집, 수포, 소수포(소포, 소낭)

3) 증상관련 용어

용어	정의
abortion [ʌbɔrʃən]	유산, 낙태
acne vulgaris [ǽkni vulgǽris]	보통 여드름, 여드름(심상성 좌창)
acromegaly [æ̀kroumɛ́gəli]	말단 비대증(선단 거대증)
amniocentesis [æ̀mniousɛntí:səs]	양막천자, 양수천자
anaphylactic shock [æ̀nəfəlǽktik ʃɑk]	아나필락시스 쇼크(과민반응)
anemia [əní:miə]	빈혈
anterior fontanelle [æntíəriər fɑ̀ntənél]	앞숫구멍, 대천문(전천문)
ascites [əsáiti:z]	복수
asphyxia [æsfíksiə]	질식(가사)
atopy [ətápi]	아토피(과민성)
atresia [ətrí:ziə]	폐쇄증(폐쇄, 협착)
atrophy [ǽtrəfi]	위축증(위축)
autograft [ɔ́:tɔ̀græft]	자가이식
babinski reflex [babinski rí:flɛks]	바빈스키반사
bile duct [bail dʌkt]	쓸개관(담관)
bone marrow [boun mǽrou]	뼈속질(골수)

용어	정의
bowel obstruction [bǽuəl əbstrʌ́kʃən]	창자막힘(장폐쇄)
brain tumor [brérin tú:mr]	뇌종양
breech presentation [bri:tʃ prɛ́zəntéiʃən]	볼기태위, 둔위(둔위분만)
burn [bʊr:n]	화상
cardiac catheterization [kárdiæk kæθəturəzéiʃn]	심장도관삽입, 심장카테터삽입(심도자법)
cephalohematoma [séfəlohì:mətómə]	머리혈종, 두개혈종(두혈종)
chorea [kɔrí:ə]	무도병(무도증)
circumcision [sʊrkəmsíʒən]	포경수술, 음경꺼풀절제술(윤절술, 표피절개술)
clubbing [klʌ́biŋ]	곤봉형(곤봉모양)
constipation [kànstipéiʃən]	변비
convulsion [kənvʊlʃən]	경련, 발작
coryza [kəráizə]	코감기(콧물)
dehydration [di:haidréiʃən]	탈수
diarrhea [dàiərí:ə]	설사
dysphagia [disféiʒiə]	삼킴곤란(연하곤란)
ecchymosis [èkimóusəs]	얼룩출혈(반상출혈)
edema [ədí:mə]	부종
enuresis [ɛ́njurísəs]	유뇨증
fistula [fistʃjʊlə]	샛길, 루, 누공(누관)

Pediatric Nursing

용어	정의
forceps delivery [fɔ́rsɛps dəlívəri]	집게분만(겸자분만)
furuncle [fjúrʌŋkl]	종기(절종, 부스럼)
gastrostomy [gæstrástəmi]	**위창냄술(위루설치술)**: 위의 분비물을 채집하기 위해 위벽을 뚫고 금속제 캐뉼라를 삽입하는 방법
gavage feeding [gæva:ʒ fí:diŋ]	위관영양
gestational age [dʒestéiʃənɔl eidʒ]	임신나이(임신기간, 재태기간)
hematuria [hímətju:riə]	혈뇨
hemodialysis [hìmoudáiæləsis]	혈액투석
hemolysis [himálisəs]	용혈
hemostasis [hi:mousteisəs]	지혈
hepatomegaly [hèpətóumɛgəli]	간비대(간종대)
hernia [hʊr:niə]	탈장(헤르니아)
homograft [háməgræ̀ft]	동종이식
hyperbilirubinemia [hàipʊrbilirù:biní:miə]	고빌리루빈혈증(과빌리루빈혈증)

용어	정의
hyperthermia [hàipurθurmiə]	온열치료(고열, 고체온)
hypothermia [hàipurθurmiə]	체온저하, 저온법(저체온(증))
hypotonic [hàipurtánək]	저긴장, 긴장저하
hypoxia [hàipuráksiə]	저산소증
icterus [íktərəs]	황달
immobilization [imóubələzéiʃən]	고정, 부동화(부동)
incontinence [inkántənəns]	실금, 새기(요실금)
inflammation [ínfləméiʃən]	염증
intracranial pressure [intrəkreiniəl préʃr]	머리속압력, 두개내압(뇌내압)
labia majora [léibiə mədʒɔ́ra]	대음순
labia minora [léibiə mənɔra]	소음순
lanugo [ləni:gou]	배냇솜털(솜털)
laryngeal stridor [ləríndʒəl stráidr]	후두협착음(후두천명음)
leukocytosis [lù:kousaitousəs]	백혈구증가증(백혈구증)
leukopenia [lù:kəpí:niə]	백혈구감소증
lockjaw [lákdʒɔ:]	입벌림장애(아관긴급)
malabsorption [mæ̀ləbsɔrpʃən]	흡수장애(흡수불량)
marasmus [məræ̀zməs]	소모증
meconium [mikóuniəm]	배내똥(태변)

Pediatric Nursing

용어	정의
milia [milí:ah]	좁쌀종(비립종, milium의 복수)
miliaria [mʌliέiə]	땀띠(한진)
molding [móuldiŋ]	아두변형
mongolian spot [maŋgóulìən spɑt]	몽골반점(몽고반점)
moro reflex [mɔrə rí:flɛks]	**모로반사**: 영아를 진찰대에 바로 눕히고 한쪽에서 진찰대를 두드리면, 양손을 앞으로 내밀고 포옹자세를 취하는 반사
nystagmus [nəstǽgməs]	눈떨림, 안구진탕(안구진탕증)
obesity [oubí:siti]	비만, 비만증
paralysis [pæ̀rǽləsis]	마비
partial bath [pɑ́:rʃəl bǽθ]	부분목욕
patent ductus arteriosus [peitənt dʌ́ktəs artíriousəs]	동맥관열림증(동맥관개존증)
phimosis [faimóusəs]	**우멍거지(포경)**: 포피구가 작거나 귀두가 유착되었기 때문에 포피가 반전 불가능한 상태
phototherapy [fòutouθέrəpì]	광선요법(형광요법)
pica [páikə]	무분별 탐식증, 이식증(이미증)

용어	정의
polycythemia [pàlisaiθí :miə]	적혈구증가증 (다혈구혈증, 다혈구증)
polyphagia [palifeziə]	다식증
projectile vomiting [prədʒéktail vámətiŋ]	분출구토(투사성구토)
pyloric sphincter muscle [pàilɔrik sfíŋktr mʌ́sl]	날문조임근(유문괄약근)
regurgitation [ri:gʊrdʒətéiʃən]	역류, 구토
remission [rəmíʃən]	완화, 진정(차도)
retraction [ritrǽkʃən]	뒤당김, 수축(퇴축)
seizure [si:ʒr]	발작(간질발작)
sepsis [sɛpsis]	패혈증
sore throat [sɔr θrout]	목앓이, 인두통(인후통, 목감기)
spasm [spǽzəm]	연축(경축)
spinal cord [spáinl kɔrd]	척수
spinal tap [spáinl tǽp]	척추천자(요추천자)
syndactyly [sindǽktəli]	가락붙음증(합지증)
temper tantrum [témpr tǽntrəm]	분노발작
tetany [tɛtəni]	테타니(강축증, 긴장)
tetralogy of Fallot [tɛtráləd3i ʌv fæ̀lɔ́]	**팔로네증후(팔로사징후)**: 선천성 심장 질환 중 청색증형 질환의 하나
thrombocytopenia [θràmbousàitəpí:niə]	혈소판감소증

6. 아동간호학

Pediatric Nursing

용어	정의
thumb sucking [θʌm sʌ́kiŋ]	엄지빨기
thymus [θáiməs]	가슴샘, 흉선
tinea [tíniə]	백선증(버짐, 누선)
tongue-tie [tʌŋ-tai]	혀유착증(짧은 혀)
tracheoesophageal fistula [tréikiəisəfedʒiəl fistjulə]	기관식도샛길(기관식도루)
tracheostomy [tréikiastəmi]	기관절개술(기관지절개술)
transitional stool [trænzíʃənəl stu:l]	이행변
tremor [trέmr]	떨림, 진전
tub bath [tʌ́b bǽθ]	통목욕
ulcer [ʌ́lsr]	궤양
volvulus [válvjuləs]	창자꼬임, 장염전(장축 염전증)
vomiting [vάmətiŋ]	구토
weaning [wí:niŋ]	젖뗌, 이유
wheezing [hwí:ziŋ]	쌕쌕거림, 천명(천명음)
witch's milk [witʃəz milk]	마유, 기유
yawn reflex [jɔ:n riflεks]	하품반사

4) 진단관련 용어

용어	정의
anorexia nervosa [ǽnərɛksiə nʊrvosə]	신경성식욕부진
aplastic anemia [eiplǽətik əníˑmiɵ]	재생불량빈혈, 무형성빈혈 (재생불량성빈혈)
apnea [əpníːə]	무호흡
appendicitis [əpɛ́ndəsáitəs]	충수염, 막창자꼬리염 (충수돌기염, 맹장염)
asthma [ǽzmə]	천식
atelectasis [æ̀tilɛ́kəsəs]	무기폐, 폐확장부전(확장부전증)
atopic dermatitis [ətápik dʊrmətáitis]	아토피피부염(과민성피부염)
beriberi [bɛ́ribɛ́ri]	각기(각기병)
biliary atresia [bílieri ətríːziə]	쓸개길폐쇄증, 담도폐쇄증 (담관폐쇄)
bronchiolitis [brɔŋkiəlatiəs]	세기관지염(기관지초염)
bronchitis [brɔŋkáitis]	기관지염
candidiasis [kæ̀ndədéisis]	칸디다증
caput succedaneum [kéipət sʌkseidəneəm]	출산머리부종(산류)
cellulitis [sèljuláitis]	연조직염(봉와직염)
cerebral palsy [səribrəl pɔ́ːlzi]	뇌성마비

Pediatric Nursing

용어	정의
clavicle fracture [klǽvikl frǽktʃr]	빗장뼈골절, 쇄골골절
cleft lip & cleft palate [klɛft lip & klɛft pǽlət]	입술 갈림증/구순열과 입천장 갈림증/구개열 (토순과 구개파열)
clubfoot [klʌbfʊt]	휜발(만곡족)
colitis [kouláitəs]	잘록창자염, 결장염(대장염)
collagen disease [kálədʒən dəzíːz]	**콜라겐병(교원성질환)**: 현미경 아래서 보이는 섬유들 사이에 있는 주위 물질에 장애가 오는 것으로 결체 조직의 파괴, 퇴행성 증식의 변성
congenital megacolon [kəndʒέnətl mέgəkóulən]	선천거대잘록창자 (선천성거대결장증)
conjunctivitis [kəndʒʌŋktəváitis]	결막염
craniosynostosis [kréiniousinɔstóusəs]	머리뼈 붙음증, 두개골유합증 (두개골유착증)
croup [kruːp]	상기도막힘증 (크루프, 급성후두염)
cryptorchidism [kriptɔ́rkidizəm]	잠복고환
cystitis [sistaitəs]	방광염

용어	정의
diabetes insipidus [dàiəbí:tis inspidʌs]	요붕증
diabetes mellitus [dàiəbí:tis meli:təs]	당뇨병
diaper rash [dáiəpr ræʃ]	기저귀발진
dislocation of hip joint [dìsloukéiʃən ʌv ðə hip dʒɔint]	엉덩관절탈구, 고관절탈구
Down's syndrome [daʊnz sindroum]	염색체 47개, 다운증후군, 21번 삼염색체질환
Duchenne muscular dystrophy [duʃein mʌskjulr distrəfi]	뒤센느근육디스트로피(뒤센느근이영양증): 근육 발육이상
dwarfism [dwɔ́rfizəm]	난쟁이증, 왜소증(왜소발육증)
eczema [éksimə]	습진
Edwards' syndrome [edwɔrd sindroum]	염색체 47개, 에드워드증후군, 18번 삼염색체질환
elbow restraint [ɛlbou ristréint]	팔꿈치억제대
epiglottitis [èpəglatáitəs]	후두덮개염(후두개염)
epilepsy [épəlɛpsi]	간질
epistaxis [èpistǽksəs]	코피(비출혈)
erythroblastosis [ərìθroublæstóusəs]	적혈모구증(적아구증)
esophageal atresia [isofeʒiəl ətrí:ziə]	식도폐쇄

용어	정의
exstrophy of the bladder [ékstrəfi ʌv ðə blǽdr]	방광외번증(방광외반증)
facial nerve paralysis [féiʃəl nə:rv pərǽláisəs]	얼굴신경마비, 안면신경마비
febrile convulsion [fɛ́:brəl kənvʌ́lʃən]	열성경련
fetal alcohol syndrome [fí:tl ǽlkəhɔ:l sindroum]	태아알코올증후군
fracture [frǽktʃr]	골절(파손)
gastroenteritis [gæ̀strouèntəráitəs]	위창자염, 위장염
glomerulonephritis [gləmèrjulonəfráitəs]	토리콩팥염(사구체신염)
glycosuria [glàikəsúriə]	당뇨
Guillain-Barre's syndrome [gilein-barz sindroum]	길랭-바레증후군 (길리안-바레증후군)
hemangioma [himæ̀ndʒióumə]	혈관종
hemophilia [hìməfíliə]	혈우병
Henoch-Schölein purpura [henok-sonlein purpurə]	헤노흐-쇤라인자색반 (과민성자반병, 알러지성자반병)
hepatitis [hɛ̀pətáitəs]	간염

용어	정의
hepatoblastoma [hέpətoublæstóumə]	간모세포종(간아세포종)
herpes simplex [hʊ́rpi:z simplεks]	단순포진
herpes zoster [hʊrpi:z zɔstr]	띠 헤르페스(대상포진)
Hirschprung's disease [hʊrsʃprʌŋs dəzí:z]	히르슈슈프룽병(선천성 거대결장)
hyaline membrane disease [há:əlin:n mέmbrein dəzí:z]	유리질막병(초자양막증)
hydrocele [hàidrəsi:l]	물 음낭종, 음낭수종
hydrocephalus [hàidrousέfələs]	물 뇌증, 수두증(뇌수종)
hydrops fetalis [haidráps fitələs]	태아수종
hyperglycemia [hàipʊrglaisí:miə]	고혈당증(과혈당증)
hypertension [hàipʊrtέnʃən]	고혈압
hypertrophic pyloric stenosis [hàipʊrtrofik pailɔrik stinóusəs]	비대날문협착증, 비대유문협착증(유문비대협착증, 비후성유문협착증)
hypospadias [hàipəspeidiəs]	요도밑열림증, 요도하열증(요도하열)
idiopathic respiratory distress syndrome [ìdiəpæθik rεspərəto:ri distrεs sindroum]	특발호흡곤란증후군(특발성호흡장애증후군)

6. 아동간호학

용어	정의
idiopathic thrombocytopenic purpura [ìdiápæθik θràmbousàitəpí:nik púrpurə]	특발 저혈소판 자색반병 (특발성혈소판감소성자반병)
imperforate anus [ìmpurfəreit éinəs]	항문막힘증(항문폐쇄, 밀폐항문)
impetigo [impətáigou]	고름딱지증(농가진)
infantile myoclonic spasm [ínfənta:l maiəklánik spǽzəm]	영아간대성 근연축 (소아간대성근경련증)
inguinal hernia [íŋgwənl hurniə]	샅굴탈장, 서혜탈장(서혜부탈장)
intertrigo [ínturtráigo]	피부스침증, 간찰진(찰상)
intussusception [ìntʌsʌsέpʃən]	창자겹침증(장중첩증)
juvenile rheumatoid arthritis [dʒú:vənl rú:mətɔ́id aəθráitəs]	소아 류마티스관절염 (유년의 류마티스성 관절염)
Kawasaki disease [kàwəsákì dəzí:z]	가와사키병, MCLS
kernicterus [k:níkterəs]	핵황달
ketoacidosis [kí:təæ̀sidóusəs]	케톤산증
Klinefelter's syndrome [klainefeltrs sindroum]	클라인펠터 증후군

용어	정의
knock-knee(genu valgum) [nɑk-ni:(dʒí:nju: vælgʌm)]	충돌무릎, 양측외반슬(X각)
kussmaul respiration [kusmaul rèspəréiʃən]	**쿠스마울호흡:** 당뇨병성 혼수일 때 일어나는 호흡
kwashiorkor [kwàʃíorkur]	**단백열량부족증, 크와시오르코르(콰시오코르):** 아프리카어로 '붉은신체'라는 뜻으로 유아의 피부적색화, 식욕부진, 저단백혈증, 부종을 나타내는 질환
kyphosis [kaìfóusəs]	척주뒤굽음증, 척주후만증
laryngitis [lærəndʒáitəs]	후두염
lead poisoning [lɛ:d pɔ́izniŋ]	납중독
leukemia [lu:kí:miə]	백혈병
lordosis [lɔrdóusəs]	척주앞굽음증, 척주전만증
marasmus [məræ̀zməs]	소모증
meconium aspiration syndrome [mikóuniəm æ̀spəréiʃən sindroum]	태변흡인증후군
meningitis [mènindʒáitəs]	수막염(뇌막염)
meningocele [məniŋgosi:l]	수막탈출증(수막류)
meningomyelocele [məniŋgomaìélòsì:l]	수막척수탈출증(수막척수류)
mental retardation [méntl ri:tardéiʃən]	정신지체

아동간호학

Pediatric Nursing

용어	정의
minimal brain dysfunction [minəml brein dísfənkshən]	경미뇌기능장애(미소뇌기능장애)
mucocutaneous lymph node syndrome [mju:kouku:teinjəs limfnoud noud sindroum]	점액 피부림프절 증후군 (점막피부의 림프절 증후군)
nasopharyngitis [nèizoufǽrəŋdʒaitəs]	코인두염(비인두염)
necrotizing enterocolitis [nέkrətaiziŋ έntəroùkólaìtəs]	괴사 작은창자 큰창자염 (괴사성소장결장염)
nephritis [nefráitəs]	콩팥염(신장염)
nephrotic syndrome [nέfrətìk sindroum]	콩팥증후군(신증후군)
neuroblastoma [nuroublæstóumə]	신경모세포종(신경아세포종)
nystagmus [nistǽgməs]	눈떨림, 안진, 안구진탕 (안구진탕증)
omphalitis [ɔ̀mfəláitəs]	배꼽염(제염)
omphalocele [ɔ̀mfəlóusí:l]	배꼽내장 탈장, 선천 복벽탈장 (제대류)
otitis media [outaitəs mí:diə]	가운데 귀염(중이염)
patent urachus [péitənt yú:ərkəs]	열린요막관, 개방요막관 (요막관개존증)

용어	정의
peritonitis [pèrətənáitəs]	배막염(복막염)
petechia [pətékiə]	출혈점(점상출혈)
pharyngitis [fæ̀rindʒáitəs]	인두염
phenylketonuria [fènəlki:tounúriə]	페닐케톤뇨(페닐케톤뇨증)
pneumonia [numóunjə]	폐렴
polycystic kidney [pálisistik kidni]	다낭성콩팥, 다낭성신장 (다발성신낭종, 다낭포성신장)
polydactyly [pálidǽktəli]	가락과다증(다지증)
polydipsia [pàlidípsiə]	다음증(다음다갈증)
purpura [púrpurə]	자색반, 자색반병(자반증)
retinoblastoma [rɛtənoublæstóumə]	망막모세포종(망막아종)
retinopathy of prematurity [rètənápəθi ʌv prì:mətʃùrəti]	미숙아 망막병증(미숙아망막증)
retraction [rətrǽkʃən]	뒤당김, 오그라듦, 수축 (퇴축, 견인)
retrolental fibroplasia [retrəlɛntul fàibrəpléiʒiə]	수정체 뒤 섬유증식 (수정체후부 섬유증식증)
rheumatic fever [rumǽtək fí:vr]	류마티스열(류마티스성 열)
rickets [rikəts]	구루병
rubella [ru:bɛlá]	풍진
rubeola [ru:bíələ]	홍역(마진)

Pediatric Nursing

용어	정의
scoliosis [skolióusəs]	척주옆굽음증, 척주측만증 (척추측만증)
scurvy [skúrvi]	괴혈병
shigella [ʃígəla]	시겔라(속), 이질균
sickle cell anemia [sikl sɛl əní:miə]	낫 적혈구빈혈(겸상 적혈구빈혈)
skin graft [skin grǽft]	피부이식
spina bifida occulta [spáinə báifida əkʌ́lta]	숨은척추갈림증, 잠재이분척추 (잠재성 이분척추)
strabismus [strəbízməs]	사시
stridor [stráidr]	그렁거림, 협착음 (천명: 호흡 기관의 협착이 원인)
syncope [síŋkəpi]	실신
syndactyly [sindǽktəli]	가락붙음증(합지증)
thalassemia [θæ̀ləsí:miə]	지중해빈혈(해양빈혈)
tonsillitis [tànsəláitəs]	편도염(편도선염)
torticollis [tɔ̀rtəkáləs]	기운목(사경)
toxoplasmosis [tàksouplæzmóusəs]	톡소포자충증(톡소플라스마병)
umbilical hernia [ʌmbíləkəl húrniə]	배꼽탈장(제대탈장)

용어	정의
undescended testis [ʌndiséndəd téstis]	안내려간고환, 미하강고환(잠복고환)
urticaria [úrtəkéirìə]	두드러기(담마진)
varicella zoster [væ̀rəsélə zɔ́str]	수두대상포진(대상포진)
whooping cough [hwu:piŋ kɔ:f]	백일해(기침)
Wilms' tumor [wilms tú:mr]	**빌름스종양**: 신장의 태아 조직성선 육종
wryneck [ráinɛk]	기운목, 사경

5) 기타용어

anesthesia [æ̀nəsθizia]	마취, 무감각, 마비(마취법)
artificial feeding [ɑ̀rtəfíʃəl fí:diŋ]	인공영양(인공수유)
Aschoff bodies [astʃof bádi:z]	**아쇼프소체**: 류마티스열의 주증상 중 심장염에서 볼수 있는 백혈구나 상피세포로 이루어지는 작은 결절
babinski reflex [babinski rí:flɛks]	바빈스키반사
barium enema [bɛ́riəm ɛ́nimə]	바륨관장
buttock [bʌ́tək]	볼기, 궁둥이(엉덩이)

아동간호학

Pediatric Nursing

용어	정의
child abuse [tʃaild əbju:s]	어린이학대(아동학대)
elbow restraint [élbou ristréint]	팔꿈치억제대
femoral pulse [fimərəl pʌls]	대퇴맥박
genetic disorder [dʒənétik disɔ́ərdr]	유전질환(유전장애)
genitalia [dʒènətéiliə]	생식기관, 생식기
handicapped child [hǽndikæpt tʃaild]	장애아, 장애아동: 상해를 입은 아이
homograft [hɔ́məgrǽft]	동종이식
hyperalimentation [hàipʊrǽlimɛnteiʃən]	과영양, 고영양
jacket restraint [dʒǽkət ristréint]	자켓억제대
liver function test [lívr fʌ́ŋkʃən tɛst]	간기능검사
mummy restraint [mʌ́mi ristréint]	미이라억제대
Turner's syndrome [tʊrnrz síndroum]	터너증후군, 염색체 45개(XO)
umbilical cord [ʌmbíləkl kɔrd]	탯줄, 제대

용어	정의
vernix caseosa [vúrnəks kéisiosa]	태아기름막(태지)

2. 검사 및 징후 관련 용어

용어	정의
Apgar score [apgar skɔ́:r]	**아프가점수**: 분만시 신생아의 상태를 평가하는데 사용되는 아프가 점수방법은 그것을 고안한 Virginia Apgar 의사의 이름을 딴 것이다. 분만 1분 후에 신생아를 관찰하여 5개 범주에 각각 0, 1, 2점을 주어 계산한다. 출생 후 1분에 측정된 점수는 분만 후 신생아의 상태를 직접적으로 반영하며 생리적 과정이 점차로 나빠지고 있는 응급치료를 요하는 신생아를 확인하는데 도움을 준다. 두 번째로 실시되는 출생 5분 후의 측정점수는 자궁외 생활에 대한 신생아의 적응력을 나타내며, 또한 빠른 소생력의 효과를 예견하는 데 도움을 준다. 아프가 점수의 범위는 0점(가장 나쁜 상태)에서 10점(가장 건강한 상태)까지이며, 다음과 같이 해석된다. 0~2점: 즉각적인 소생술과 집중적인 치료 및 간호를 요하는 매우 허약한 신생아 3~6점: 적어도 24시간 동안 정밀한 모니터 사용을 요하는 허약한

용어	정의
	신생아(호흡기계의 도움이 요구되는 경우가 많다) 7~10점 : 일반적인 신생아 관리를 요하는 건강한 상태의 신생아
Barlow sign [barlou sáin]	아동을 눕히고 고관절과 슬관절을 90° 굴곡시키고 엄지를 소전자 부위에 위치한 다음 후외방으로 밀면 대퇴골 두부가 탈구된다. 신생아의 선천성 대퇴관절 탈구 진단에 보다 유용하다.
Brudzinski sign [bruzinski sáin]	**브루진스키징후**: 뇌막염에서는 목을 앞으로 굽히면 고관절·슬관절·족관절이 굴곡한다.
Kernig's sign [kurnigz sáin]	**케르니히징후**: 뇌막염에서 볼 수 있는 증상으로 앙와위에서는 두다리를 완전히 펼 수 있으나 좌위를 취하거나 다리를 배위로 구부리면 다리를 펼 수 없다.
lumbar puncture [lʌ́mbar pʌ́ŋktʃr]	**허리천자, 요추천자, 요추뚫기**: Hallow needle을 척수가 없는 척수관의 지주막 하강으로 보통 제 3, 4 요추사이에 삽입한다. manometer를 바늘과 연결하여 척수액의 압력을 측정하거나 뇌척수액을 채취한다.
mantoux test [mæntou tést]	**망투검사(만토우 검사)**: 결핵반응검사 5TU PPD를 전박 내측에 피내주사하여 48~72시간후 판독

용어	정의
	- 양성: 경결의 지름이 10㎜ 혹은 그 이상 궤양 혹은 수포 형성 - 음성: 경결의 지름이 5㎜ 이하, 경결이 없이 발적만 있는 경우 - 위양성: 경결의 지름이 5~10㎜인 경우 2~6주후 재검사 할 필요가 있다. - 결핵의 증상: 발열, 불안정, 체중감소, 호흡곤란, 영양실조와 청진에서 빈호흡과 수포음도 가능하다. 치료는 INH, RFP, PZA, SM의 병합치료로 1년간 치료한다. 결핵아동이 있는 부모에게는 약물을 장기 복용해야하는 질병의 특성을 설명하며 약물을 꾸준히 복용하도록 교육하고 관리한다. 약물의 부작용을 설명한다. 감염된 어린이를 중심으로 가족의 집단 검진을 시행한다.
Ortolani's sign [ortolaniz sáin]	아동을 앙와위로 눕힌 후 대퇴관절을 90° 굴곡하고, 슬관절도 굴곡시킨 후 중지는 대전자부에 엄지는 소전자부에 위치한 다음 대전자부를 내측으로 밀어올리면서 외전시키면 "뚝" 하는 느낌을 느낀다.

용어	정의
Reye syndrome [ree sindroum]	Reye 증후군(RS): 다른 특징적 기관의 침범과 관련된 독성 뇌증(toxic encephalopathy)이라고 정의된 질환이다. 특징은 발열, 의식의 심한 손상, 간기능 장애이다. 이 질환의 원인은 확실하지 않으나, 대부분의 Reye 증후군 아동은 바이러스성 질환 (인플루엔자나 수두가 가장 많음)을 보인다. 전구질환 동안 아스피린 섭취와 Reye증후군의 발생 사이에 어떤 관련이 있다는 가능성은 있지만 확실하지는 않다.
scarf sign [skarf sáin]	검사자가 한손으로 신생아의 머리를 신체중앙선에 지지하고 나머지 손으로 신생아의 손을 가능한 반대편 어깨쪽으로 당기는데, 이때 신체의 중앙선에 대한 팔꿈치 위치에 따라 점수를 매긴다.
Silverman Anderson-score [silvurmæn ændursən-skɔ́:r]	미숙아를 계속적으로 관찰할 때 이용하는데 주로 호흡시 흉부 상하 운동, 흉근 및 검상돌기의 함몰, 콧구멍의 확장, 호기시 신음소리의 유무로 판정하여 0, 1, 2 점씩 준다. 정상아는 0점이며 불량아는 10점인데 대개 4점 이상은 불량하고 7점 이상은 매우 불량하다.

용어	정의
Trendelenburg's sign [trendelenbʌrgz sáin]	탈구된 다리로 서면 반대쪽 골반이 밑으로 쳐지는 것
Turner's syndrome [tərnə˞z sindroum]	**터너증후군(45, XO형):** - **빈도:** 여아 신생아 1 : 10000 - 태아 95%가 자연 유산, 모든 자연 유산의 5~10% 차지 - **임상증상:** 단신, 원발성 무월경, 불임, 성적 유아증, 지능저하(18%), 고혈압, 시력 및 청력 결손, 방패가슴, 심기형(COA 15%) 재발성 중이염(15%) - **치료:** 단신교정 - 합성 정장 호르몬 투여 또는 anabolic steroid와 병합요법 2차 성징 발현-12~13세에 estrogen 3~6개월간 매일 투여하고 이후 estrogen, progesteron 주기요법 시도

3. 약어

용어	정의
ACTH (adrenocorticotropic hormone)	부신겉질자극호르몬, 부신피질자극호르몬
ADH (anti diuretic hormone)	항이뇨호르몬
AGA (appropriate for gestational age)	임신(재태)기간에 적절한
AGE (acute gastro enteritis)	급성위장염
AIDS (acquired immunodeficiency syndrome)	후천면역결핍증후군, 에이즈(후천성면역결핍증후군)
ALL (actue lymphocytic leukemia)	급성림프구백혈병 (급성임파구성백혈병)
ALT(alanine aminotransferase) 또는 SGPT	알라닌아미노전달효소
AMF (artificial milk feeding)	인공 우유수유
AML (acute myelogenous leukemia)	급성골수성백혈병
ANLL (acute nonlymphocytic leukemia)	급성 비림프구 백혈병 (급성 비임파구성 백혈병)
APSGN (acute post streptococcal glomerulonephritis)	연쇄상구균 감염후 사구체신염
APT (acute pharyngotonsillitis)	급성인두편도염

용어	정의
AS (aortic stenosis)	대동맥판 협착증(대동맥협착)
AST(aspartate aminotransferase) 또는 SGOT	아스파르테이트 아미노전달효소
ASD (atrial septal defect)	심방사이막결손, 심방중격결손 (심방중격결손증)
ASO (anti-streptolysin O)	항 스트렙톨리신 O
BMF (breast milk feeding)	모유수유
BMR (basal metabolic rate)	기초대사율
BMT (bone marrow transplantation)	골수이식
BPD (bronchopulmonary dysplasia)	기관지 폐 형성이상 (기관지 폐 형성부전증)
BST (blood sugar test)	혈당검사
BUN (blood urea nitrogen)	혈액요소질소(혈중요소질소)
CAT (computerized axial tomography)	컴퓨터축 단층촬영술 (컴퓨터단층법)
CCU (coronary care unit)	관상동맥 집중치료실, 심장동맥 집중치료실
CHD (congenital heart disease)	선천심장병(선천성 심장질환)

용어	정의
CHF (congestive heart failure)	울혈심장기능상실, 울혈심부전 (울혈성심부전)
CHPS (congenital hypertrophic pyloric stenosis)	선천비대 날문협착증 (선천성비후성유문협착증)
CLD (chronic lung disease)	만성폐질환
COA (coarctation of the aorta)	대동맥축착
CP (cerebral palsy)	뇌성마비
CPAP (continuous positive airway pressure)	지속기도양압(지속적 양압호흡법)
CPD (cephalopelvic disproportion)	머리골반 불균형 (아두 골반불균형)
CPK (creatine phosphokinase)	크레아틴 인산활성효소 (크레아틴인산효소)
CPR (cardiopulmonary resuscitation)	심폐소생술, 심장허파소생술
CRF (chronic renal failure)	만성콩팥기능상실, 만성신부전 (만성신부전증)
CRP (C-reactive protein)	C 반응성 단백질
C/S (cesarean section)	제왕절개술
CSF (cerebrospinal fluid)	뇌척수액
CT (computed tomography)	컴퓨터 단층촬영술 (전산화단층촬영)
CUG (cystourethrogram)	방광요도조영상 (방광요도 X-선사진)

아동간호학

Pediatric Nursing

용어	정의
CVA (cerebrovascular accident / costovertebral angle)	뇌혈관사고(뇌졸중)/갈비척추각, 늑골척추각
CVP (cental venous pressure)	중심정맥압
Cx (cervix)	목, 자궁목, 자궁경부(경부)
DIC (disseminated intravascular coagulation)	파종혈관내응고 (파종성혈관내응고)
DDST (denver developmental screening test)	덴버발달선별검사 (덴버발육검사)
DPT (diphtheria, pertussis, tetanus)	디프테리아, 백일해, 파상풍
ESR (erythrocyte sedimentation rate)	적혈구침강속도, 혈침속도
FBS (fasting blood sugar)	공복혈당(공복시혈당)
FHS (fetal heart sound)	태아심(장)음
FTT (failure to thrive)	성장장애(성장결여)
FUO (fever of unknown origin)	원인불명열
GP (gestational period)	임신기간(재태기간)
Hb (hemoglobin)	혈색소, 헤모글로빈

용어	정의
HBIG (hepatitis B immune globulin)	항 B형간염 면역 글로불린
Hct (hematocrit)	적혈구용적률, 헤마토크리트
HIE (hypoxic ischemic encephalopathy)	저산소허혈성뇌질환
HPS (hypertrophic pyloric stenosis)	비대날문협착증 (비후성유문협착증)
HSP (Henoch-Schönlein purpura)	헤노흐-쇤라인 자색반 (과민성자반병, 알러지성자반병)
ICF (intracellular fluid)	세포내액
IDDM (insulin dependent diabetes mellitus)	인슐린 의존당뇨병 (인슐린의존성당뇨병)
I&D (incision and drainage)	절개배농술, 절개배액술 (절개와 배농)
IPPB (intermittent positive pressure breathing)	간헐 양압호흡(간헐적양압호흡법)
IQ (intelligence quotient)	지능지수
IRDS (idiopathic respiratory distress syndrome)	특발 호흡곤란증후군 (특발성호흡장애증후군)
ITP (idiopathic thrombocytopenic purpura)	특발 저혈소판 자색반병 (특발성혈소판감소성자반병)
IUFD (intrauterine fetal death)	자궁내 태아사망
IUGR (intrauterine growth retardation)	자궁내 성장지연 (자궁강내성장지연)

용어	정의
IVP (intravenous pyelography)	정맥 신우조영술, 정맥 깔대기조영술 (정맥내 신우조영술)
LBW (low birth weight infant)	저체중출생아
LDH (lactic dehydrogenase)	젖산 탈수소효소(유산탈수소효소)
LGA (large for gestational age)	임신기간에 비해 큰아기
LLQ (left lower quadrant)	좌측하부 1/4
LTB (laryngotracheobronchitis)	후두기관기관지염
LUQ (left upper quadrant)	좌측상부 1/4
MAS (meconium aspiration syndrome)	태변흡인증후군(태변흡입증후군)
MCH (mean corpuscular hemoglobin)	평균적혈구혈색소량
MCLS (mucocutaneous lymph node syndrome)	점액피부 림프절증후군 (점막피부림프절증후군)
MCNS (minimal change nephrotic syndrome)	미세변화 신증후군 (최소 변화 신증후군)
MMR (mumps, measles, rubella)	볼거리, 홍역, 풍진

용어	정의
MSUD (maple syrup urine disease)	단풍시럽뇨병(단풍당뇨증)
NEC (necrotizing enterocolitis)	괴사 작은창자 큰창자염, 괴사 소장대장염, 괴사 소장결장염 (괴사성 대장결장염)
NHB (neonatal hyperbilirubinemia)	신생아 고빌리루빈혈증 (신생아 과빌리루빈혈증)
NICU (newborn intensive care unit)	신생아집중치료실
NPN (nonprotein nitrogen)	비단백질질소(비단백질성 질소)
NSVD (normal spontaneous vaginal delivery)	정상질식분만
OD (oculus dexter (right eye))	오른쪽 눈
OM (otitis media)	중이염
OS (oculus sinister (left eye))	왼쪽 눈
OU (oculi unitas (both eye))	양쪽눈
PEEP (positive end expiratory pressure)	날숨끝양압, 호기말양압
PID (pelvic inflammatory disease)	골반염증질환, 골반염 (골반염증성질환)
PKU (phenylketonuria)	페닐케톤뇨증
PPT (partial prothrombin time)	부분 프로트롬빈시간 (부분적 프로트롬빈시간)

Pediatric Nursing

용어	정의
PROM (premature rupture of membranes)	조기양막파열, 조기양막파수 (조기양수파막, 조기파수)
PS (pulmonary stenosis / pyloric stenosis)	폐동맥판 협착증(폐협착증) / 날문협착증, 유문협착증
PTT (partial thromboplastin time)	부분 트롬보 플라스틴시간 (부분적 트롬보 플라스틴시간)
RAST (radioallergosorbent test)	방사 알레르기항원 흡착검사 (방사선알레르기 흡착시험)
RLF (retrolental fibroplasia)	수정체뒤 섬유증식 (후수정체섬유형성증)
ROP (retinopathy of prematurity)	미숙아 망막병증(미숙아망막증)
RUQ (right upper quadrant)	우측상부 1/4
SFD (small for date)	임신기간에 비해 작은 아기, 저체중출생아
SGA (small for gestational age)	임신기간에 비해서 작은 아기, 저체중출생아
SIDS (sudden infant death syndrome)	영아 돌연사증후군 (유아 돌연사증후군)
SLE (systemic lupus erythematosus)	전신 홍반루프스 (전신성홍반성낭창)

용어	정의
T&A (tonsillectomy and adenoidectomy)	편도절제술과 아데노이드절제술
TEF (tracheoesophageal fistula)	기관식도샛길(기관식도루)
TGA (transposition of great artery)	대동맥전위
TGV (transposition of great vessels)	대혈관전위
TM (tympanic membrane)	고막
TOF (tetralogy of fallot)	팔로네증후(팔로사징후)
TOPV (trivalent oral poliomyelitis vaccine)	3중 구강 소아마비 백신
TPN (total parenteral nutrition)	완전비경구영양, 완전정맥영양 (총비경구영양)
TSB (total serum bilirubin)	총혈청빌리루빈
TTNB (transient tachypnea newborn breathing)	신생아 일과성(일시적) 빈호흡
URI (upper respiratory infection)	상기도감염
UTI (urinary tract infection)	요로감염
VBAC (vaginal birth after cesarean)	제왕절개후 질강분만
VCUG (voiding cystourethrography)	배뇨 방광요도 조영술 (배뇨시 방광요도조영법)

용어	정의
VDRL (venereal disease research laboratory test)	매독혈청검사, VRDL검사
VLBWI (very low birth weight infant)	극소저체중아
VSD (ventricular septal defect)	심실 사이막결손(심실중격결손)
WNL (within normal limits)	정상범위내

P 정신간호학

Psychiatric Nursing

학습목표

1. 정신간호 현장에서 공통적으로 사용되는 용어를 이해하고 학습할 수 있다.
2. 이상행동에 대한 관련용어를 이해하고 학습할 수 있다.
3. 정신장애와 관련된 용어 및 약어를 이해하고 학습할 수 있다.

목 차

정신간호학
Psychiatric Nursing

1. 인간의 이해

1) 의식의 구조(topography of the self)

용어	정의
consciousness [kánʃʌsnəs]	**의식**: 주의하고 있는 부분, 즉 알고 있는 부분을 말한다.
preconsciousness [príkánʃʌ̀snəs]	**전의식**: 의식과 무의식 사이의 영역으로 상호 연결되며 이차과정의 사고가 수행된다.
unconsciousness [ʌnkánʃʌsnəs]	**무의식**: 의식하지 않고 있는 부분으로 대개 억압된 사고와 감정 즉 본능, 만족을 구하고 있는 소원들, 언어상징과 단절된 기억들 등이 그 내용을 이루고 있는 일차과정의 사고가 형성되는 장소이다. 행동의 대부분은 이 무의식에 의해 결정된다.

2) 성격의 구조(structure of personality)

ego [í:gou]	**자아**: 자아는 현실을 감지하는데서 형성되기 시작하며, 현실에 맞도록 개인을 조정해 가는 집행 부분이다. 또한 자아는 행동의 조절, 자아의 일차적 자율적 기능으로 알려진 언어, 학습, 직관,

용어	정의
	이해, 지각, 기억, 사고를 수행하며 결과를 예측하는 판단기능을 수행하고 대상관계를 수립하고, 조직, 조정, 일반화 등 여러 요인들을 통합하는 기능을 하며 충동과 초자아의 요구, 그리고 사회환경으로부터의 영향간의 충돌을 중재한다.
ego-dystonic [í:gou distanək]	**자아이질적**: 자기를 수용하지 못하는 상태
ego-syntonic [í:gou sintanək]	**자아동질적**: 자기를 수용하는 상태
id [id]	**이드, 원본능**: 개체의 존속과 만족을 위한 생물학적 욕구와 충동, 즉 본능으로 구성된, 거의 전적으로 무의식적이고 복합적인 구조이다. 이는 개인으로 하여금 현실을 고려하지 않고 본능적 욕구의 즉각적인 만족을 얻기 위해 쾌락원칙에 따라 행동하게 만든다.
superego [su:puri:gou]	**초자아**: 자아가 발전하는 과정에서 남근기에 부모와 사회의 금지와 도덕규범을 동일화하는 데서 생겨난다. 개인의 양심, 도덕심, 이상이 그 내용이 되며 주로 무의식적인 구조이다. 초자아는 자아의 행동에 대해 감독자, 검열자로서 기능하므로 id만큼 자아에 대해 위협적 존재가된다.

3) 방어기전(defense mechanisms)

용어	정의
acting out [ǽktiŋ aut]	**행동화**: 무의식적인 소망이나 충동이 즉시 만족되지 않고 연기됨으로써 생기는 갈등을 피하기 위하여 무의식적으로 즉각적인 행동으로 표현하는 방어기제이다.
altruism [ɔ́ltruizm]	**이타주의**: 반동형성의 하나로, 자기 본능의 만족을 포기하고 다른 사람을 건설적으로 도와줌으로써 내재화에 의한 대리만족을 하는 것이다.
anticipation [æntisəpéiʃən]	**예기**: 미래에 나타날 정신적 고통을 미리 현실적으로 예견하고 그것에 대해 준비하는 것이다.
asceticism [əsɛ́təsizm]	**금욕주의**: 경험을 통해 얻을 수 있는 직접적인 쾌감을 뿌리 뽑고, 의식에서 지각되는 모든 기본적인 즐거움에 반대하면서 그 진정한 즐거움과 만족을 금욕에서 얻는 방어기제이다.
compensation [kampɛnséiʃən]	**보상**: 자신이 실제적인 혹은 상상의 부족한 면을 메우기 위하여 장점을 강조하는 방어기제이다. Napoleon complex라고도 한다(속담: 작은 고추가 맵다).

용어	정의
condensation [kandənseiʃən]	**압축**: 둘 이상의 관념이 하나의 이미지로 결합된 것을 말한다.
control [kəntróul]	**통제**: 불안과 내적 갈등을 최소화하기 위해 사건이나 대상을 관리, 조절하려고 시도하는 방어기제이다.
conversion [kənvúrsʒən]	**전환**: 불안을 감소시키기 위해서 개인의 강한 정신적 갈등이 신체적 증상, 즉 신체의 감각기관과 수의근계의 증상으로 표출되는 방어기제이다(예: 심리적인 충격을 받고 눈이 안 보이는 현상).
defense mechanism [diféns mékənizms]	**방어기전**: 불안, 죄악감, 받아들일 수 없는 충동, 내적 갈등 또는 자아에 대한 기타 위협으로부터 개인을 방어하기 위한 목적에 이바지하는 대개는 무의식적인 반응양상을 말한다.
denial [dənáiəl]	**부정**: 엄연히 존재하는 위험이나 불쾌한 현실을 부정함으로서 그로 인한 불안을 회피하고 편안한 상태를 유지하는 방어기제이다(예: '말기간암' 이라는 진단을 받은 환자가 이 진단을 인정하지 못하고 다른 병원에 다시 검사하러 가는 것).
displacement [displéismənt]	**전치**: 개인이 좌절, 적개심 또는 불안 같은 감정이나 정서를 원래 파생된 곳에서부터 덜 위협적이고 더 받아들이기 쉬운 다른 대

7. 정신간호학

용어	정의
	상으로 이동하는 방어기제이다(예: 종로에서 뺨 맞고 한강에서 눈흘기기).
dissociation [disóusieiʃən]	**해리**: 의식에서 갈등을 분리시키고 떼어냄으로써 정서적으로 충전된 갈등과 관련된 감정을 인식하지 못하도록 하여서 개인을 보호하는 방어기제이다.
dream [dri:m]	**꿈**: 깨어 있을 때는 할 수 없거나 갈등을 일으킬 수 있는 소원을 잠자는 동안 부분적으로 만족시키는 방어기제이다.
fantasy [fæntəsi]	**공상**: 실제로는 이루어질 수 없는 욕구나 소원을 마음속으로 만족시키기 위하여 상상된 사건이나 정신 이미지 속에서 비현실적인 것을 상상하는 방어기제이다.
humor [hjú:mr]	**유머**: 자신과 타인에게 불쾌한 감정을 느끼지 않게 하면서 자기 느낌이나 생각을 공개적으로 우스꽝스럽게 표현하는 방어기제이다.
hypochondriasis [haipoukəndraiəsəs]	**건강염려**: 회피와 퇴행을 위해 질병을 과장하거나 강조하는 방어기제이다.

용어	정의
identification [aidɛntəfikéiʃən]	동일시: 자아와 초자아의 건강한 성장을 결정해주는데 가장 중요한 정신기제로 다른 사람(부모, 형, 윗사람 등)의 바람직한 속성, 태도, 행동 등을 들여와서 자신의 성격의 일부로 삼게되는 방어기제이다.
incorporation [inkɔrpəreiʃən]	합일화: 넓은 의미로 볼 때 동일시에 포함되는 동일시의 원시적 형태를 말한다. 합일화는 '자기'와 '자기 아닌 것'을 전혀 분별하지 못하는 영아기에 일어나는 동일시를 뜻한다.
intellectualization [intəlɛktʃuəlaizeiʃən]	주지화: 개인이 정서나 감정을 지적 영역으로 이동시켜서 느낌보다는 사고로 정서적 불편을 제거하려는 방어기제이다.
introjection [intrədʒɛkʃən]	함입: 넓은 의미로 볼 때 동일시에 포함되는 방어기제로 자신에게 중요한 사람의 성격 특성, 태도, 사고를 자신에게 융합하는 것을 의미한다.
isolation [aisəléiʃən]	격리: 고통스러운 생각이나 기억을 그에 수반된 감정상태와 분리시키는 것이다. 따라서 화나는 일을 말하면서도 그 분노의 감정을 못 느끼게 된다(예: 분주한 응급실에서 근무하는 간호사는 환자의 고통이나 상처, 죽음과 관련된 감정이나 정서를 분리시키거나 격리시킴으로서 심하게 사고당한 희생자를 간호할 수 있다).

정신간호학

Psychiatric Nursing

용어	정의
projection [prədʒέkʃən]	**투사**: 용납할 수 없는 자신 내부의 문제나 결점의 원인이 자기 외부에 있다고 생각하는 방어기제이다(속담: 가랑잎이 솔잎더러 바스락 거린다고 한다).
rationalization [ræʃənɔləzeiʃən]	**합리화**: 사회적으로 용납 될 수 없는 충동이나 행동에 대해 의식적·사회적으로 용납되는 그럴듯한 설명이나 이유를 대는 정신기제. 의식적 거짓말과 다른 점은 이는 순전히 무의식적으로 일어난다는 것이다(이솝우화: '신포도' 기제).
reaction formation [riǽkʃən fɔrméiʃən]	**반동형성**: 용납될 수 없는 감정이나 충동 또는 성향과는 정반대로 행동하게 하는 정신기제. 즉 어떤 사람에 대해 공격적인 증오심이라든지 죽게 되기를 원하는 무의식적 욕구가 그 반대로 매우 예의바르게 행동하는 태도(속담: 미운 자식에게 떡하나 더 준다, 미운 사람에게 쫓아가 인사한다).

용어	정의
regression [rəgrɛʃən]	**퇴행**: 개인이 불안을 감소시키기 위하여 이미 지나간 행동 수준으로 후퇴하고 의존적인 역할을 추구하는 방어기제이다(예: 소변 가리기 훈련이 다 끝난 어린이에게 동생이 태어나면 다시 누어서 오줌을 싸고 손가락을 빠는 행동이 보이는 것).
repression [rəpréʃən]	**억압**: 갈등을 해결하기 위해 가장 흔히 사용되는 무의식적 정신기제이다. 이 기제에 의해서 용납되지 않는 욕구나 충동, 사고 등을 의식 밖으로 몰아내어 무의식 속으로 잠기게 된다. 특히 죄책감이나 수치심 또는 자존심을 상하게 하는 경험일수록 억압되기 쉽다(예: 죄책감이나 수치심 또는 자존심을 상하게 한 일들에 대한 기억상실).
resistance [rəzístənts]	**저항**: 무의식에 억압된 내용을 의식화할 때, 이것이 의식화되면 너무 고통스럽기 때문에 심층에서 이 의식화를 방해하는 방어기제이다.
restitution [restətú:ʃən]	**상환**: 배상하는 행위를 통해 무의식에 있는 죄책감으로 인한 마음의 부담을 줄이려는 방어기제이다(예: 끊임없이 지칠 줄 모르는 마음씨 좋은 성품이라든지 어떤 창조적인 행위로 나타난다).

용어	정의
somatization [soumətəzeiʃən]	**신체화**: 심리적인 갈등이 감각계와 수의근계를 제외한 기타 신체 부위의 증상으로 표출되는 방어기제이다.
splitting [splitiŋ]	**분단**: 자신이나 다른 개인의 이미지에 대하여 선과 악을 통합하지 못하는 방어기제이다.
sublimation [sʌ́bləmeiʃən]	**승화**: 원시적이고 용납되지 않는 충동을 억압으로 충분히 해결하지 못할 때 스스로 충동에 붙은 에너지를 변형시켜 사회적으로 용납되는 건설적이고 유익한 목적을 위해 표현되게 하는 것(예: 예술은 성적 욕망의 승화이다).
substitution [sʌ́bstətu:ʃən]	**대리형성, 대치, 치환**: 욕구불만으로 생긴 긴장을 감소시키기 위하여 원래 대상과 비슷하며 동시에 사회적으로 용납되는 다른 대상으로 만족하는 방어기제(속담: 꿩 대신 닭이다).
suppression [səpréʃən]	**억제**: 개인에게 불유쾌하거나 용납할 수 없는 충동, 감정, 사고를 의식적이며 의도적으로 전의식계로 추방하는 것이다. 이것은 억압처럼 무의식적이고 자동적인 것이 아니라, 잊고 싶은 기억

용어	정의
	이나 용납되지 않는 욕구나 생각을 잊으려 하는 의식적인 노력이다(예: 대학 시험을 앞 둔 입시생이 자신이 대학시험에 떨어지는 장면을 생각하지 않으려고 덮어두는 것).
symbolization [símbələzeiʃən]	**상징화**: 어떤 사람이나 사물에 부착된 감정적 가치를 어떤 상징적 표현으로 전치시키는 것이다. 즉 상징화는 무의식의 언어라고 볼 수 있다(예: 세계의 각기 다른 나라를 나타내는 국기).
turning against the self [túrniŋ əgénst ðə sɛlf]	**자신에게 향함**: 자기가 사랑하는 사람에게 공격적 충동이 생길 때 이를 자신에게 돌려 자신을 해치는 것이다.
undoing [ʌndúːiŋ]	**취소**: 무의식에서 어떤 대상에 대해 품고 있던 자기의 성적 또는 적대적인 욕구로 인해 상대방이 입었다고 상상하는 피해를 원상복귀하는 행위를 하는 방어기제이다(예: 죄책감을 지닌 대상자에게서 나타나는 반복해서 손을 씻는 행위).

7. 정신간호학

4) 인격발달(personality development)

용어	정의
oral stage [ɔ́:rɔl steidʒ]	**구순기**: 출생부터 1.5세 정도까지의 시기이며, 본능적 욕구로서 입으로 빠는 행동, 즉 먹는데 쾌감을 느끼는 시기이다.
anal stage [einɔl steidʒ]	**항문기**: 1.5~4세 시기이며, 본능적 욕구로서 배변, 배뇨행동이 주된 관심의 대상으로 쾌감의 근원이 되는 시기이다.
phallic stage [fæiək steidʒ]	**남근기**: 4~7세의 시기이며, 본능적 욕구로서 성기가 주된 관심의 대상 내지 쾌락의 근거가 된다.
latency [léitənsi]	**잠복기(잠재기)**: 7~12세의 시기로 이 때는 본능적 욕구가 잠재화되어 이성에 대한 관심은 줄어들고 동성의 아이들과 어울리게 되는 때이다. 이 동무관계 peerrelation ship의 대상관계는 이후 사회관계의 발전에 중요한 기초가 된다.
adolescence [ædəlɛ́səns]	**사춘기**: 12~18세까지로 true genital stage라고도 하는데 이 때 신체적 발달과 더불어 성인에서와 같은 의미의 성기에 관심이 집중되고 성적 욕구가 쾌락의 근거가 되는 시기이다.

용어	정의
adaptive regression [ʌdǽptəv rigrέʃən]	**적응적 퇴행**: 더 나은 성취를 위해 적응시 퇴행이 필요할 때 자아기능 수준이 적응을 위해 퇴보할 수 있는 능력이다.
autonomous function [tánəməs fʌ́ŋkʃəniŋ]	**자율적 기능**: 학습된 지식이나 기술, 취미 등과 같은 것이 포함되며 이는 정신장애가 발생하여도 손상 받지 않는 자아기능이다.
castration fear [kæstreiʃən fi:r]	**거세공포**: 가족삼각관계에서 나타나는 양상으로 아들의 경우 대체로 어머니에게 사랑을 느끼고 아버지를 미워하면서 아버지에 의한 위협을 느끼는 현상이다.
electra complex	**엘렉트라 콤플렉스**: 여자 아이의 경우 아버지에 대해 성적 관심을 가지고 독차지 하려 하고, 반면 어머니를 적대하는 행동을 보이는 경우이다.
instinct [ínstiŋkts]	**본능(libido)**: 개인의 존속과 만족을 위한 생물학적 내지 신경생리학적 욕구이다. 즉, 배고픔, 갈증, 성과 같은 생리적이고 본능적인 욕구와 관련된 에너지를 말한다.
object relation [ábdʒεkt reléiʃən]	**대상관계**: 좋고 나쁜 대상(사람)과의 융합이나 분리의 정도를 결정할 수 있는 능력을 말한다.

Psychiatric Nursing

용어	정의
Oedipus complex	**에디푸스 콤플렉스**: 남자 아이의 경우, 성적 관심을 가지고 어머니를 독차지하려 하고, 반면 아버지에 대해 적대감과 더불어 제거하고 싶다는 욕구를 가지는 상태이다.
penis envy [pi:nəs ɛnvi]	**남근 선망**: 정신분석학에서 사용되는 용어로서, 여성이 남성의 성기를 가지고 싶어하는 욕망을 말한다. 3세에서 6~7세까지의 정신성적 발달단계의 남근기에서 여자어린이들이 남자어린이가 가지고 있는 남근이 자기에게는 없다는 사실을 발견하고, 자기는 부족한 사람 또는 부당한 대우를 받은 사람으로 느끼면서 남근이 없는데 대해서 어머니를 원망하고 그것을 가지고 싶어하게 된다는 것이다.
pleasure principle [pléʒʊr prínsəpl]	**쾌락원칙**: 생리적이고 본능적인 욕구가 방출될 때 긴장을 감소시키기 위해서 쾌락추구적인 행동을 하는 것을 말한다.
reality test [riǽləti tɛst]	**현실검증**: 외적인 상황을 분별할 수 있고, 자신에게 일어나는 심리적 과정을 인지하는 능력을 말한다.

용어	정의
sense of reality [sɛns ʌv riǽləti]	**현실감각**: 현실검증에서 분리된 자아기능은 자신의 경험에서 생기는 외부세계에 대한 경험이나 개인의 유일성에 대한 느낌 및 자기 신체나 자신의 부분에 대한 감각을 말한다.
stimulus barrier [stímjuləs bǽriur]	**자극관문**: 여러 수준의 감각자극을 통합하고 조절해서 받아들이는 능력을 말한다.
synthetic integrative function [sinθέtək íntəgreitəv fʌ́ŋkʃəniŋ]	**통합기능**: 모순되는 태도나 가치, 정서상태 등을 통합하여 외부로 나타나는 행동이 전체적으로 통합되게 하는 능력이다.
thought process [θɔ:t prásɛs]	**사고과정**: 현실과 부합되는 인지와 이차사고과정을 처리하는 능력으로, 이는 주의, 기억, 집중, 예측, 개념형성을 추진하고 촉진시킨다.

7. 정신간호학

2. 이상행동(abnormal behaviors)

1) 사고장애(disorders of thought)

용어	정의
thought [θɔ:t]	**사고**: 사고는 생물체가 가진 최고의 정신기능이며, 인간의 내적 활동이라고 할 수 있다. 사고란 목적을 향한 생각들의 흐름으로 문제점이나 과제에 의해 시작되어 현실적인 결론에 도달하는 연상행동이다. 즉 행동적 관점에서 사고란 자극에 대한 반응으로서 어떤 자극이 주어졌을 때 정동, 지각, 상상, 기억력, 연상, 추리 등 모든 정신기능을 동원하여 자극을 받아들여 해석하고, 이해하고 판단하며 새로운 개념을 형성하는 것이다.
① disorders in the form of thought [disɔ́rdərs in ðí fɔrm ʌv θɔ:t]	**사고형태장애**: 정상적인 사고란 이성과 논리에 따른 합리적인 사고이다.
autistic thinking [ɔ:tistək θíŋkiŋ]	**자폐적 사고**: 외부 현실을 무시하고 외부와의 적절한 관련성 없이 자신의 내적 세계에 집착하고 자신만의 논리 속에 빠져있어 일반 상식이나 논리와는 동떨어진 비현실적 사고로 백일몽, 환상, 망상 등에 몰입되는 경우를 말한다.

용어	정의
concrete thinking [kánkri:t θíŋkiŋ]	**구체적 사고**: 사고의 폭이 넓고, 은유와 가설을 이해하고 의미의 뉘앙스를 아는 추상적인 사고와는 달리 은유를 사용하지 못하고 그 의미를 잘 헤아리지 못하는 문자적이고 일차원적인 사고를 말한다.
day dreaming [dei dri:miŋ]	**백일몽**: 각성시의 공상을 말하는데, 의식 또는 무의식적 소원이 상상 속에서 충족되는 것을 말한다.
deprivation of thought [deprəvéiʃən ʌv θɔ:t]	**사고탈취**: 누군가 자신의 생각을 빼앗아 간다는 생각을 말한다.
magical thinking [mǽdʒəkəl θíŋkiŋ]	**마술적 사고**: 특수한 생각, 말, 연상, 몸짓, 태도 등이 어떤 초자연적인 방법에 의해서 그대로 성취될 수 있다거나 악을 쫓을수도 있다고 믿는 것으로 기묘하고, 특이하며, 기괴한 특성이 있으며 강박적 사고의 경향이 있다.
obsession [əbséʃn]	**강박관념**: 어떤 특정 생각이 그 사람의 모든 사고영역을 지배하고 있는 상태를 집착이라고 한다. 강박관념은 자신이 하고 있는 생각이 쓸데없는 생각이라는 것을 알고 있으며, 그 생각에서 벗어나려고 노력하는 데도 불구하고 이성이나 논리 등의 의식적인 노력으로 교정되지 않고 계속해서 같은 생각이 의식에 떠올라 고통받는 경우를 말한다.

정신간호학
Psychiatric Nursing

용어	정의
primary process thinking [práiməri prásɛs θíŋkiŋ]	**일차사고과정**: 현실과 환상의 구별 없이 비언어적·비논리적·비체계적 사고로, 이는 본능으로부터 나오는 사고과정으로 내용의 언어화나 조직화가 되지 않는 것이 특징이다.
secondary process thinking [sékəndəri prásɛs θíŋkiŋ]	**이차사고과정**: 언어적이며 논리적이고 객관성을 갖는 성숙한 인간 사고의 주된 형태이다.
thought broadcasting [θɔ:t brɔ́:dkǽǎstiŋ]	**사고전파**: 자신의 생각이 TV나 라디오를 통해 방송되어 다른 사람들에게 알려진다는 사고를 말한다.
thought insertion [θɔ:t insʊrʃən]	**사고주입**: 자기 생각은 본인 생각이 아니라 다른 사람이 강제로 넣어준다고 생각하는 것으로, 즉 다른 생각이 내 마음으로 들어 온다는 사고를 말한다.
thought leakage [θɔ:t li:kədʒ]	**사고유출**: 자신의 생각이 밖으로 빠져 나간다고 생각하는 것을 말한다.
② disorders in process of thought [disɔrdrz in prásɛs ʌv θɔ:t]	**사고진행장애**: 사고진행이란 연상의 속도와 그 방식을 의미한다. 대상자의 자기표현에서의 '어떻게'에 해당되는 것으로 대상자의 언어의 내용보다는 양상이나 형태를 사정할 때 관찰된다.

용어	정의
blocking of thought [blakiŋ ʌv θɔːt]	**사고의 단절 또는 차단:** 연상의 진행이 갑자기 중단되는 것으로 이는 강한 감정 때문이며, 다시 재개되기도 한다. 정신분열병에서 보는 연상이완(loosening of association)이 전형적인 예이다. 극심한 예로 말비빔(word salad)이 이에 속한다.
circumstantiality [sʊrkəmstænʃiæləti]	**우원증(우회증):** 많은 불필요한 묘사를 거친 후 말하고자 하는 목적에 도달하는 경우를 말한다.
clang association [klæŋ əsousiéiʃən]	**음향연상:** 음에 따라 새로운 관념이 연상되는 것이다. 예를 들어 우연히 시작된 '사' 발음 때문에 '사람, 사슴, 사랑.......' 등으로 무의미한 언어의 연결을 보인다.
condensation [kandɛnseiʃən]	**압축:** 여러 개념을 하나로 융합시키는 것이다.
flight of ideas [flait ʌv aidíəs]	**사고의 비약 또는 관념분일:** 한 생각에서 다른 생각으로 계속 연상이 빨리 진행되며 목적에 도달하지 못하는 것이다. 빗나가는 사고(tangentiality)라고도 한다.
incoherence [ínkouhi(:)rənts]	**사고의 지리멸렬:** 사고 진행이 와해되어 논리적 연결이 없고 의미론적으로도 파괴된 언어로, 구 나 단어들이 흩어진 상태이다.

정신간호학

Psychiatric Nursing

용어	정의
irrelevant thinking [irɛləvənt θíŋkiŋ]	**부적절한 사고**: 질문 내용과 전혀 연관성이 없는 동문서답 식의 엉뚱한 대답을 하는 경우를 말한다.
loosening of association [lú:səniŋ ʌv ʌsousiéiʃən] 또는 derailment	**연상의 이완**: 전혀 관련이 없거나 관련이 적은 대상으로 연상이 진행되는 것으로 듣는 사람이 말하는 내용을 이해하거나 파악하기어렵다.
neologism [ní:ɑlədʒizm]	**신어조작증**: 환자가 자기만의 뜻을 아는 독특한 새로운 말을 조합하거나 창조하는 것이다.
perseveration [pʊrsɛvəreiʃən]	**보속증**: 한 관념이 지속적으로 반복 표현된다. 즉 다른 질문에도 같은 대답을 하는 것으로 계속해서 새로운 자극이 주어지고 사고를 진행시키려고 노력하는데도 사고가 더 이상 진행되지 못하고 머물러있게 되는 현상이다.
retardation [ri:tárdeiʃən]	**사고지체**: 사고의 시작과 진행이 느린 것이다. 흔히 목소리가 낮다.
verbigeration [vʊrbidʒəreiʃən]	**음송증(말반복증)**: 어나 짧은 문장을 반복해서 발성하는 것이다.

용어	정의
③ disorders of content of thought [disɔ́rdr ʌv kántɛnt ʌv θɔ:t]	**사고내용장애**: 대상자가 의사소통 할 때 표현하는 특정한 의미로서 대상자 사고에서 '무엇'에 해당되는 것이다.
bizarre [bəzar]	**괴이한, 진기한**: 망상의 내용이 매우 괴이하고 엉뚱할 때 괴이하다라고 표현한다.
delusion [dəlú:ʒən]	**망상**: 불합리적이며 잘못된 생각 또는 신념을 말한다.
delusion of illness [dəlu:ʒən ʌv ílnəs]	**질병망상**: 자신이 중병에 걸려 더 이상 살 수 없다고 믿는 망상
delusion of infidelity (jealousy) [dəlu:ʒən ʌv infədɛləti]	**부정망상, 질투망상**: 정당한 이유 없이 배우자나 애인을 의심하고 믿을 수 없다는 망상. 오셀로증후군(Othello syndrome)이라고도 한다.
delusion of observation [dəlu:ʒən ʌv abzurvéiʃən]	**관찰망상**: 자신이 누군가에게 감시당하고 있다는 망상
delusion of persuit [dəlu:ʒən ʌv pursu:t]	**추적망상**: 자신이 미행 당하고 쫓기고 있다는 망상
delusion of poisoning [dəlu:ʒən ʌv pɔizniŋ]	**피독망상**: 자기를 죽이려고 누군가 음식물에 독을 탔다는 그릇된 믿음을 가지는 망상
delusion of possession [dəlu:ʒən ʌv pəzɛ́ʃən]	**빙의망상**: 귀신, 악령, 동물 등이 자신의 몸 속에 들어와 지배한다고 믿는 망상

용어	정의
delusion of poverty [dəlu:ʒəu ʌv pavʊrdi]	**빈곤망상**: 실제는 그렇지 않으나 자신이나 가족이 곧 파산해서 알거지가 될 거라든가 혹은 너무 가난해서 살아갈 수 없으며 이러한 상황에서 영원히 벗어나지 못할 것이라고 믿는 망상
delusion of self accusation [dəlu:ʒən ʌv sɛlf ækjuzéiʃθn]	**자책망상**: 자신은 비난받거나 처벌받아 마땅하다고 생각하는 망상. 이는 죄의식과 자기 징벌을 내용으로 하는 망상으로 초자아가 심하게 비판적일 때 나타난다.
delusion of sin [dəlu:ʒəu ʌv sin]	**죄(책)망상**: 상식적으로 그럴만한 일이 아님에도 자신이 도저히 용서받을 수 없는 큰 죄를 지었다면서 심한 양심의 가책이나 죄책감을 느끼는 망상
erotic delusion [irætək dəlu:ʒən]	**색정망상**: 망상장애나 정신 분열병에서 흔히 보이는 망상으로 모든 이성들이 자신을 사랑하고 있다든지, 반대로 자신은 모든 이성을 사랑해야 할 권리나 의무가 있다고 믿는 경우의 망상으로 어떤 유명 탤런트나 배우가 자신을 너무 사랑하고 있어서 애정표시를 여러 가지 방법으로 하고 있는데 자신에게만 보여 주기 때문에 다른 사람들이 잘 모른다고 하는 경우

용어	정의
grandiose delusions or delusion of grandeur [grǽndious dəlu:ʒən]	**과대망상**: 자신이 위대하다, 전능하다, 부자다 라고 믿는 망상이다.
hypochondriasis [haipəkandraiəsəs]	**건강염려증**: 실제 신체에 질병과 이상이 없음에도 불구하고 자신의 건강상태에 지나치게 관심을 갖고 비정상적일 것으로 생각하고, 염려하는 것으로 불안이나 우울, 강박적인 생각과 관련된다.
idea of control, passivity feeling [aidíə ʌv kəntróul, pæsivəti fí:liŋ]	**조종망상**: 자신이 타인에 의해 또는 미지의 존재에 의해 조종당한다고 생각하는 망상이다.
idea of reference, delusion of reference [aididi:əs ʌv réfərənts, dəlu:ʒəu ʌv réfərənts]	**관계망상**: 주위에서 일어나는 일상적인 일이나 객관적인 사실들이 모두 자기 자신과 관련되어 일어난다고 믿는 망상(예: 타인 또는 신문, 라디오가 내 말을 하고 있다는 망상).
nihilistic delusion [nailistək dəlu:ʒən]	**허무망상**: 자신은 존재할 가치가 없으며 살아갈 아무 의미가 없다고 한다든지 혹은 자신, 타인, 세계가 더 이상 존재하지 않고 종말을 고하게 될 거라고 생각하는 것(예: 자신은 죽었다, 뇌가 없다 하는 등의 망상).
overdetermined idea [óuvʊrditʊr:mənd aidíə]	**과잉 결정적 사고**: 논리보다는 감정 요소 때문에 특정 내용에 사고가 집중되어 다른 생각을 할 수 없게 된 상태를 말한다.

Psychiatric Nursing

용어	정의
persecutory delusion [pʊ́rsəkju:tɔ:ri dəlu:ʒən]	**피해망상**: 누군가 자신을 해치려 한다는 망상으로 대개 자신의 증오, 공격성이 투사된 결과이다.
phobia [foubiʌ]	**공포증**: 어떤 대상이나 상황에 대해 불합리하게 무서워하며 피하려는 상태
religious delusion [rəlidʒous dəlu:ʒəu]	**종교망상**: 자신이 신이다, 선지자다 라고 믿는 망상
somatic delusion [soumætək dəlu:ʒən]	**신체망상**: 얼굴은 용모, 코, 입, 턱, 치아, 이마의 모양, 머리, 손, 발, 가슴, 유방, 자궁, 성기 등 자신의 신체 일부가 다른 사람과 달리 기형적으로 생겼다거나, 신체 장기가 썩고 있다거나 자기 뇌가 연화되었다고 하거나 암, 전염병 혹은 에이즈 등에 걸렸다고 호소하는 경우 등 자신의 신체 부위가 이전과는 달라졌다거나 혹은 몸에 큰 이상이 생겼다고 믿는 경우이다.
suspiciousness [səspíʃəsnəs]	**의심증**: 초자연적인 존재나 악마 같은 인간이 아닌 존재까지도 포함해서 다른 사람으로부터 해를 입어 왔고, 다른 사람에게 그런 의도가 있다는 현재의 믿음을 말한다.

용어	정의
systematized delusion [sistəmətaizd dəlú:ʒən]	**체계화된 망상**: 망상으로 출발했으나 그 이후의 전개가 논리적인 경우

2) 기분장애(mood disorders)

용어	정의
affect [æfékt]	**정동**: 감정의 관찰된 표현을 의미하는 것으로 검사 당시 대상자의 기분상태, 외모, 표정, 언어, 행동, 외부의 자극에 대한 반응을 종합적으로 관찰함으로써 파악될 수 있는 것
agitation [ædʒətéiʃən]	**초조**: 불안이 심하여 신체적 긴장과 어찌할 바를 모르는 불안상태를 나타내는 경우
alexithymia [ʌléksəθímiʌ]	**감정표현불능증**: 자신의 감정이나 기분을 말로 표현하거나 인식하는 것이 어렵거나 불가능한 경우
ambivalence [æmbivəlʌns]	**양가감정**: 동일한 대상이나 상황에 대해 사랑과 미움이 동시에 있는 것과 같이 두 가지의 상반된 감정이 모순 없이 존재할 때를 가리키며 대체로 한 쪽이 무의식 내에 억압되어 있다.
anhedonia [ænhidouniə]	**무쾌감증**: 무감동이 아주 심해 외부의 모든 자극에 대해 어떤 관심이나 감정이 모두 없어진 극심한 상태, 즉 통상적인 일이나 즐거움에 대한 흥미를 상실한 상태로

용어	정의
	흔히 우울증과 정신분열병에서 나타난다.
anxiety [æŋzάiæti]	**불안**: 두려움, 걱정 등 재난이 임박했다는 지속적 느낌. 광범위하게 매우 불쾌한, 그리고 막연히 불안한 느낌으로, 관련된 신체증상(가슴 두근거림, 혈압 상승, 빈맥, 진땀, 반사항진, 동공확대. 떨림, 위장장애, 빈뇨 등 자율신경계(항진증)과 행동증상(과민성, 서성댐 등)을 동반한다.
apathy [æpəθi]	**무감동**: 감정적으로 둔하며 멀어짐과 무관심으로 인해 방관자처럼 느끼는 것으로 객관적인 반응조차도 없는 상태
bereavement reaction [bəri:vmənt riækʃən]	**애도반응**: 사랑하는 이의 죽음이나 이별에 대한 상실 반응의 일부로 슬픔에 빠진 사람들은 주요우울장애의 특징을 나타낼 수 있다. 우울과 애도 과정은 같은 정신역동적 과정을 가진다.
blunted affect [blʌntd æfέkt]	**정동의 둔마**: 외부 자극에 대해 주관적인 느낌이 없는 것으로 보이며 감정표현에서도 강도가 많이 감소된 무딘 감정상태.

용어	정의
depression [diprέʃən]	**우울**: 비정상적으로 강하고 장기간 동안 지속되는 병적 슬픔 상태
dysphoric mood [disfɔrək mu:d]	**불쾌한 기분**: 즐겁지 못한, 불쾌한, 나쁜 기분을 말한다. 이러한 상태의 대상자들에게는 사소한 일에도 쉽게 짜증내는 모습을 관찰할 수 있다.
ecstasy [ékstəsi]	**황홀감**: 유쾌한 기분의 극치로서 이 세상에서 못할 것이 없을 것 같은 무한한 힘을 느끼는 상태
elation [əleiʃən]	**의기양양**: 다행감과 자신감과 정신운동성 초조가 더해져 즐거운 기분에 취해 있는 듯하고 무모하리만큼 자신감 있고 과감한 행동으로 나타나는 경우
emotion [əmóuʃən]	**감정, 정서**: 정동 및 기분과 관련된 정신적, 신체적, 행동적 구성요소로 이루어진 복합적인 느낌으로서 자신에 의해 표현되고 타인에 의해 관찰되는 개인의 전체적인 감정경험을 의미한다.
emotional withdrawal [imóuʃənl wiðdrɔ:əl]	**정서적 위축**: 보통 얼굴 표정, 제스처, 목소리 패턴 등에서 저하된 정서적 톤과 정상적인 감정이나 열중 혹은 관여하는 바가 명백히 감소한 무딘 감정과 구별되어야 한다.

정신간호학

Psychiatric Nursing

용어	정의
euphoric mood [ju:fɔ:rik mu:d]	**유쾌한 기분**: 기분이 좋고 즐거운 상태
euphoria [ju:fo:riə]	**다행감**: 기분이 약간 들떠서 유쾌하고 좋은 상태로서 낙관적인 태도와 행복감을 느끼는 상태
exaltation [ɛgzɔ:ltéiʃən]	**고양된 기분**: 의기양양에 자신감이 지나쳐 과대적인 생각이나 행동까지도 동반된 경우
fear [fi:r]	**공포**: 의식적으로 알고 있거나 특정 현실적 대상에 대한 두려움
free floating anxiety [fri:-flóutiŋ æŋzáiæti]	**부동성 불안, 부유불안**: 불안이 특정 상황에 대한 것이 아니고 그 원인을 모른 채 단지 불안만을 느낄 때를 말한다.
guilty feeling [gílti fí:liŋ]	**죄책감**: 과거행동에 대한 후회, 자책 혹은 양심의 가책을 느끼는 것
inappropriate affect [inʌpróupriʌt æfékt]	**부적합한 정동**: 사고, 언어 등과 조화되지 않는 정동으로 상황에 어울리지 않게 울거나 웃거나 하는 것
labile affect [leibil æfékt]	**불안정한 정동 또는 유동적 정동**: 외부 자극에 상관없이 정동의 표현이 빠르고 급격히 변하는 상태

용어	정의
mood [mu:d]	**기분**: 전반적이고 지속적이며 우세한 정서를 말하는 것으로 개인에 의해 주관적으로 경험된 자기보고와 다른 사람이 관찰하거나 보고한 객관적 요소를 모두 포함한다.
morbid anger [mɔrbəd ǽŋgr]	**병적 분노**: 유발하지 않은 분노의 폭발(temper tantrum)로서 어린이나 정신지체에서 흔히 볼 수 있다.
panic [pǽnək]	**공황**: 급성의 극심한 불안상태
phobia [foubiʌ]	**공포증**: 특정한 대상이나 행동, 상황에 처했을 때, 비현실적인 두려움과 불안증세가 생겨서 이를 극복하지 못하고 그 대상이나 상황을 피해 버리는 장애이다. 정상적인 공포증은 비록 두려움과 회피반응이 개인적 고통을 주지만, 일상생활이나 사회적 기능에 지장을 초래하지 않는 경우이다.

※ Phobia의 종류

acrophobia [ǽkrəfoubiʌ]	고소공포증
agoraphobia [ʌgɔrəfoubiʌ]	광장공포증
algophobia [ælgoufoubiʌ]	통증(동통)공포증
anthropophobia [ænθrəpəfoubiʌ]	대인공포증

7. 정신간호학

Psychiatric Nursing

용어	정의
claustrophobia [klɔ:strəfoubiʌ]	폐소공포증, 밀폐공포증
coprophobia [kaprafoubiʌ]	오물공포증, 호분증
entomophobia [bʌg foubiʌ]	곤충공포증
erythrophobia [iriθrəfoubiʌ]	적색공포증, 적면공포증
hematophobia [hemətoufoubiʌ]	혈액공포증
hydrophobia [haidroufoubiʌ]	물공포증, 공수증
leprophobia [lɛprəfoubiʌ]	나병공포증
mysophobia [maisofoubiʌ]	불결공포증
nyctophobia [niktoufoubiʌ]	어둠공포증, 암소공포증
pathophobia [pæθəfoubiʌ]	질병공포증
photophobia [fóutəfoubiʌ]	빛공포증
thanatophobia [θənætəfoubiʌ]	죽음공포증
xenophobia [zinəfoubiʌ]	타인공포증
zoophobia [zu:foubiʌ]	동물공포증
tension [tέnʃən]	**긴장**: 감정적, 신체적 활동이 증가된 불쾌하고 팽팽한 느낌으로 두 가지 상반되는 욕구가 공존할 때 또는 안전을 위해 싸워야 할 때 나타난다.

3) 지각장애(disorders of perception)

용어	정의
agnosia [ægnousiʌ]	**인지장애:** 기질적 뇌장애 때문에 사물을 인지하거나 감각자극의 의미를 해석하지 못하는 것
anosia [ǽnousiʌ]	**인지불능증, 실인증:** 자극의 중요성을 파악하거나 의미를 이해하는 능력이 상실된 상태로서 사물을 인지하지 못하는 현상을 말한다.

- 입체감각 소실증(astereognosis): 피부접촉을 감지하지 못하는
- 접촉 인지불능증(tactile agnosia): 글을 보기는 하나 읽지 못하는
- 글맹 인지불능증(word blindness): 소리는 들리나 무엇인지 알지 못하는
- 청각 인지불능증(acoustic agnosia), 정신청각 인지불능증(mental deafness): 자신의 질병이나 이로 인한 장애를 인지하지 못하는 질병
- 인지불능증(anosognosia): 자신의 신체 각 기관이나 이들의 상호관계를 인지하지 못하는
- 신체 인지불능증(autotopagnosia or somatotopagnosia) 등이 있다.

Psychiatric Nursing

정신간호학

용어	정의
auditory hallucination [ɔ́:ditɔri hʌlu:səneiʃən]	**환청**: 실제로 없는 소리를 의미있는 소리나 말소리로 듣게 되는 경우이다. 의식이 명료한 상태에서 환청이 있는 경우는 정신분열병이나 정동장애에서 흔히 볼 수 있다. 환각 중에서 가장 흔하게 나타나는 현상이다.
depersonalization [dipʊrsənʊləzeiʃən]	**이인증**: 자신의 존재 감각이 비현실적이거나 이상하거나 낯선 것. 즉, 자기가 자신이 아닌 것 같고, 친숙하지 않고, 낯설고 어색하게 느껴지거나 존재하지 않는 것 같은 느낌이 드는 상태를 말하며 대상자들은 흔히 "나는 마치 육체 밖에 있는 것 같이 느껴 진다.", "내가 너무 생소하여 전혀 모르는 사람같이 느껴진다"고 표현한다.
derealization [deriʌləzation]	**비현실감**: 환경이 비현실적이고 이상하며 변화된 느낌으로 주변환경에 대한 현실감이 없어 생소한 환경이 친숙하게 느껴진다거나 반대로 익숙한 환경이 아주 생소하게 느껴지는 시공간적 왜곡현상의 형태

용어	정의
gustatory hallucination [gʌstətɔːri hʌluːsəneiʃən]	**환미**: 실제로 없는 맛을 지각하는 것이다.
hallucination [hʌluːsəneiʃən]	**환각**: 외부의 자극이 실제로 없는데도 마치 외부에서 자극이 들어 온 것처럼 지각하는 현상. 의식세계에서 용납될 수 없는 무의식적 욕구가 외부로 투사되어서 마치 자기의 욕구가 아닌 것처럼 위장되어 외부에서의 자극으로 지각되는 것이다.
illusion [əlúːʒn]	**착각**: 감각자극을 지각하지 못하는 것인 착각은 강한 감정, 욕구, 충동 때문에 투사에 의해 일어난다. 외부 대상에서 감각기관으로의 자극과 그 전달 과정은 정상이나 뇌에서 이를 통합하고 해석하는 과정의 문제로 인해서 실제하는 외부대상을 잘못 인식하게 되는 현상을 말한다.
kinesthetic hallucination [kínəsθɛtək hʌluːsəneiʃən]	**운동환각**: 절단된 신체부분이 존재하는 것처럼 지각하는 환상지(phantom limb) 또는 사지의 모양이나 크기가 다르게 느껴지는 환각, 몸이 움직이는 것 같이 느껴지는 환각 등이다. 환상지(phantom limb)는 신체 일부가 절단되어 존재하지 않는데도 그 부위의 동통이나 가려움을 호소하는 등 존재하지 않는 신체부위의 감각을 나타내는 현상이다.

정신간호학

Psychiatric Nursing

용어	정의
macropsia [mækrapsiʌ]	**거시증**: 사물이 실제보다 더 커 보이는 현상
microposia [máikropsiə]	**미시증**: 사물이 실제보다 더 작게 보이는 현상
olfactory hallucination [ɔlfæktri hʌlu:səneiʃən]	**환후(환취)**: 실제로 없는 냄새를 맡는 것이며, 대부분 기분나쁜 냄새이다. 송장이나 고기 썩는 냄새, 이상한 체취, 분변, 정액, 암내 등의 기분 나쁜 형태가 많다.
perception [pursέpʃən]	**지각**: 지각이란 물리적 자극을 심리적 정보로 변화시키는 과정으로 감각자극이 의식화되는 정신과정이다. 즉, 외부로부터 감각기관을 통해 들어온 감각자극을 자신의 과거경험과 결부시켜 조직화하고 해석해서 실제를 파악하고 이해하는 상태를 말한다.
pseudohallucination [su:douhʌlu:səneiʃən]	**가성환상**: 생생한 정신적인 영상으로서 외부세계보다는 마음속에 있는, 즉 실제를 나타내는 특성은 부족하지만 일반 영상과 달리 의도적인 노력으로 변화되지 않는 현상 혹은 외부세계로부터 오는 것으로실제 지각되는 경험이라 할지라도 본인이 사실이 아님을 인식하고 있는 상태

용어	정의
reflex hallucination [rí:flɛks hʌlu:səneiʃən]	**반사환각**: 한 곳의 감각자극이 다른 기관의 반응으로 나타나는 현상
somatic hallucination [soumætək hʌlu:səneiʃən]	**신체환각**: 신체내 또는 신체를 향해 무언가 일어나고 있다는 환각으로 주로 내장에 관련된다.
tactile hallucination [tǽktail hʌlu:səneiʃən]	**환촉**: 실제로 어떤 물체가 피부에 접촉되고 있다고 느끼는 것. 또는 성기에서 성적 접촉을 느끼는 것이다. 작은 벌레, 곤충 등이 피부 밑으로 움직이는 것처럼 느껴지기도 하고, 내장이 당긴다든지 팽창된 느낌 혹은 성적 자극이나 전기적 쇼크의 감각을 경험하기도 한다.
true hallucination [tru:hʌlu:səneiʃən]	**진성환상**: 외부자극이 없는데도 마치 현실에서 실제 존재하는 것으로 지각하고 믿는 경우
visual hallucination [víʒul həlu:səneiʃən]	**환시**: 존재하지 않는 사물이 보이는 것이며 진전섬망, 열성섬망중독과 같은 기질성뇌증후군에서 자주 볼 수 있다. 환청 다음으로 흔한 현상이다.

4) 행동장애(disorders of activity)

용어	정의
aggression [əgrɛ́ʃən]	**공격성**: 분노, 화, 증오에 따른 강압적이고 목적이 있는 행위로서 언어나 행동으로 표현된다.
automatic obedience, command automatism [ɔ:təmǽtək oubí:diənts, kəmǽnd ɔ:tamətizm]	**자동증 또는 자동행동**: 자신의 의지나 생각은 전혀 없는 로봇처럼 타인의 요구에 복종해서 그대로 따라 하는 것을 말한다. 자동증은 정신분열병에서 가장 흔하며 그밖에 해리장애, 측두엽 간질 등에서도 나타난다.
behavior [bihéivjər]	**행동**: 인간의 정신활동의 총체적인 결과가 표면적으로 드러나는 형태로서 인간의 사고, 감정 등을 포함한 모든 행위를 의미하는 것
catalepsy [kætəlɛpsi]	**강직증**: 반복행동이 지나쳐 그것이 매우 불편한 자세인 경우라 할지라도 계속해서 한 가지 자세를 취하고 있는 것을 말한다.
compulsion [kəmpúlʃn]	**강박행동**: 저항할 수 없는 어떤 강력한 충동에 의해서 불합리한 줄 알면서도 특정 행동을 하려는 반복적 욕구에 저항할 수 없을 때 나타나는 행동이다. 흔히 숫자세기나 또는 하루에도 수십번씩 손을 씻는 행위 등이다. 대부분 강박사고와 동반되어 나타난다.

용어	정의
decreased activity, underactivity, hypoactivity [dəkríːst æktívəti, ʌndʊræktí vəti haipoæktívəti]	**과소활동**: 행동의 빈도나 강도가 모두 저하된 정신운동성 감퇴(decreased psychomotor activity) 혹은 지체(psychomotor retardation)를 말하며, 동작이 느리고 어떤 일을 시작하기 힘든 것부터 기의 움직임이 없는 혼미(stupor)에 이르기까지 정도가 다양하다.
echolalia [ekouleiliʌ]	**반향언어**: 다른 사람의 말을 메아리처럼 그대로 따라 하는 자동증
echopraxia [ekoupræksiʌ]	**반향동작**: 다른 사람의 말대로 흉내내는 자동증
increased activity, overactivity, hyperactivity [inkríːst æktívəti, óuvʊræktivəti, hàipʊræktivəti]	**과잉활동**: 활동이 정상보다 지나친 상태로서 잠시도 쉬지 않고 활동하는 경우부터 보통보다 약간 증가된 정도까지 매우 다양하다.
mannerism [mǽnərizm]	**기행증**: 이야기하면서 특유의 제스처를 반복하는 것같이 상동증보다 덜 지속적이고 덜 단조로우며, 그 사람 특유의 습관적이고 불수의적인 반복 행동을 의미한다.

정신간호학

Psychiatric Nursing

용어	정의
mutism [mju:tizm]	**함구증**: 말을 할 수 있는 능력은 있으나 전혀 말을 하지 않는 것을 말한다.
negativism [négətivizm]	**거부증 또는 거절증**: 주어진 것에 대해 저항하거나 반대하는 행동이다. 질문에 대답을 하지 않고 음식을 거부한다.
neologism [nialədʒizm]	**신어조작증**: 대상자가 자신만이 의미를 아는 새로운 말을 만들어 내는 현상으로, 두 가지 이상의 말을 합쳐서 새로운 말을 만들어 내거나 전혀 새로운 말을 만들어 내기도 하며, 정신분열병에서 주로 나타난다.
perseveration [pə:rsɛvəreiʃən]	**보속증**: 대상자가 어떤 다른 새로운 동작을 하려고 노력하는데도 불구하고 반복적으로 같은 동작을 하게 되는 경우로서 상동증과 비슷하나 근본적으로 뇌의 기능적 손상으로 새로운 동작을 하려고 해도 반복적으로 같은 동작을 하는 것이므로 이와 구별되어야 한다.
refusal of food [rifjú:zl ʌv fu:d]	**거식증**: 식사를 거부하는 것을 말한다.

용어	정의
repetitious activity [repətiʃəs æktívətis]	**반복행동**: 상동증, 보속증, 음송증과 같이 똑같은 행동을 반복하는 경우를 말한다.
stereotypy [stɛriətaip]	**상동증**: 가만히 있지 못하고 복도를 계속해서 왔다갔다 한다든지 마당에서 몇 시간씩 숫자 8모양의 트랙을 밟고 있는 경우처럼 객관적으로 특별한 의미가 없으나 대개 무의식적인 긴장이나 갈등을 해소하기 위한 방편으로 같은 행동을 계속 반복하는 경우
verbigeration [və:bidʒəreiʃən]	**음송증(말반복증)**: 상동증의 일종으로서 의미없는 단어나 짧은 문장을 반복하는 것이다.
waxy flexibility or cerea flexibility [wǽksi flέksəbiləti or səriə flɛksəbilətis]	**납굴증**: 일종의 강직증으로서 전혀 움직임이 없이 한가지 자세를 계속 취하며, 마치 초를 부어 만든 밀랍인형처럼 외부에서 강제로 취해진 자세 그대로 움직이지 않으며 다른 사람에 의해서 피동적으로만 움직이는 현상을 말한다.

5) 기억장애(memory disorders)

용어	정의
amnesia [æmini:ʒʌ]	**기억상실**: 건망증 혹은 망각이라고도 하며, 기억장애가 특정 사물이나 시기에 대해 선택적으로 혹은 전반적으로 나타날 수 있으며, 편의상 원인에 따라 심인성과 기질성으로 나눌 수 있다.
anterograde amnesia [æntərəgreid æmni:ʒə]	**상행성 기억상실, 전진성 기억상실, 전향성 기억상실**: 의식 회복 이후의 일정기간의 경험까지도 회상 못하는 기억상실. 특히 최근 기억을 상실하는 것으로 노인성 퇴화 현상의 특징
confabulation [kənfæbjuleiʃən]	**작화증**: 기억이 안 나는 부분에 대해 이야기를 꾸며 메우는 현상
deja vu [déiʒa vu]	**기시현상, 기시감**: 처음 경험하는 일임에도 불구하고 마치 과거에 경험한 것처럼 느끼는 현상
dissociative amnesia [disousiʌtiv æmni:ʒə]	**해리성 기억상실**: 이미 기억에 저장되어 있는 개인에게 중요한 정보를 갑자기 회생시키지 못하는 장애
fugue [fju:g]	**둔주**: 건망증을 수반하는 해리 상태를 말하며, 갑자기 집을 떠나면 그가 지니고 있던 기본적인 기술은 잊지 않고 있지만, 그 이외의 그에 관한 모든 과거를 잊

용어	정의
	어버리고, 새로운 이름을 가지고 새로운 생활을 하게 되는 상태
hypermnesia [hàipuræmni:ʒə]	**기억과잉, 기억항진**: 특정 정동과 관계된 특정기간이나 특정 사건 또는 경험에 한정되어 기억이 병적으로 과도히 상세한 경우로 조증, 편집증, 긴장증 등에서 본다.
jamais vu [ʒæmei vju]	**미시현상, 미시감**: 과거에 많이 경험한 일을 처음 경험하는 것처럼 느끼는 현상
memory [méməri]	**기억**: 인간의 정신활동에 필요한 기본적인 요소로서 정신활동에 필요한 정보를 받아들여서 기록하고(registration), 이를 저장하고 보유했다가(retension) 필요시 꺼내어 재생함으로써(recall) 적절하게 사용할 수 있는 능력을 말한다.
organic amnesia [ɔ:gǽnək æmni:ʒə]	**기질성 기억상실, 기질성 건망증**: 알코올중독시, 두부외상과 같이 등록이 안될 때와 Korsakoff 증후군에서와 같이 저장이 오래가지 못할 때 나타나며 이때 기억장애가 전반적이고, 발병이 점진적이며, 회복된다해도 불완전하다.

정신간호학

Psychiatric Nursing

용어	정의
paramnesia [pæræmni:ʒə]	**기억착오**: 과거에 없었던 일을 마치 있었던 일처럼 기억하거나 사실과 다르게 기억하는 것을 말한다.
psychogenic amnesia [saikoudʒɛnək æmni:ʒə]	**심인성 기억상실, 심인성 건망증**: 해리성 장애(dissociatibbe disorder)에 해당되는 것으로 대개 기억의 재생에 장애가 있으며, 보통 어떤 심리적인 충격 후 갑자기 선택적인 기억상실을 보이며, 회복도 갑자기 완전히 되는 경우가 많다.
reterograde amnesia [rɛtrogreid æmni:ʒə]	**역행성 기억상실, 후진성 기억상실**: 의식장애가 있었던 기간뿐만 아니라 그 이전의 일정기간의 경험까지 회상 못하는 기억상실
retrospective falsification [rɛtruspɛktəv fɔ:lsəfəkeiʃən]	**회상성 조작, 회상착오**: 과거의 기억을적당히 자신에게 유리한 방향으로 조작하여 기억했다가 그것을 사실로 믿고 있는 상태를 말한다.

6) 의식장애(disturbance of consciousness)

용어	정의
apperception [æpʊrsɛpʃən]	**통각**: 감정상태나 사고 등에 의해 변화된 지각으로 자신의 감정과 사고에 의해 경험을 분석하고 통정하며 평가하고 받아들이는 지각을 의미하며, 어떤 자극에 대해 주의를 기울여서 자극을 전체적으로 이해하고 파악하는 기능을 말한다.
attention [əténʃən]	**주의력**: 의미있는 자극에 반응하여 관심을 지속적으로 기울이는 능력을 말하는 것으로 외부 세계를 검증하는 적극적이고 선택적인 특성을 가지며, 각성(vigilance)과 집중(concentration), 연상과정(association process)을 통해 이루어진다. 주의력은 외부 자극에 대한 기민한 태세인 각성을 통해 적극적이고 능동적으로 외부자극을 수용하고, 받아들여진 자극 중에서 중요한 것을 선택하여 집중하고, 과거 경험과 연관시켜 해석하고 판단하는 과정을 통해 이루어진다.
clouding of consciousness [klaudiŋ ʌv kánʃəsnəs]	**의식의 혼탁**: 감각자극에 대한 지각, 사고, 반응, 기억 등의 장애가 있는 것으로 주의가 산만하며 착란이 있고 이해력이 부족해지는 상태

정신간호학

Psychiatric Nursing

용어	정의
coma [koumʌ]	**혼수**: 혼미의 아주 극심한 상태로서 모든 정신활동이 정지되어 외부의 어떤 자극에도 반응을 보이지 않고 의식이 완전히 없는 상태로서 심장과 호흡기능만이 활동하는 상태이다.
confusion [kʌnfjúːʒən]	**의식의 혼돈**: 의식장애 중 가장 가벼운 상태로서 자극에 대한 반응이 신속하지 못하고 지남력의 장애를 보이며, 주의력이 산만해지거나 감퇴되고 사물에 대한 이해능력도 감퇴된 상태를 말한다.
consciousness [kánʃəsnəs]	**의식**: 의식이 명료하다는 것은 외부의 자극을 받아들이는 감각기관부터 이를 중추신경까지 전달하고 이해하는 과정에 이상이 없음을 의미한다.
delirium [dəliəriəm]	**섬망**: 단기간에 발생하는 의식장애와 인지변화가 특징이다. 즉, 섬망은 의식의 혼탁이 심해지면서 빠지게 되는 상태로서 지남력의 장애, 외부자극에 대한 주의력 감소와 같은 인지장애의 다양한 징후, 심한 정서적 불안정, 초조, 당황, 자율신경의 부조화 증상, 착각 및 환각 등을 특징적으로 보인다.

용어	정의
delirium tremens [dəliəriəm triməns]	**진전섬망**: 장기적인 알코올 중독자가 갑자기 음주를 중단하거나 또는 감량했을 때 나타나는 섬망 상태로 뚜렷한 진선과 자율신경 기능항진을 보이는 심한 상태
distractibility [distræktʌbilədi]	**주의산만**: 주의를 충분한 기간동안 유지하지 못하고 계속 다른 자극에 주의를 돌리는 상태
stupor [stu:pr]	**혼미**: 심인성 혼미는 실제 의식의 단절은 없는데도 마치 단절된 것처럼 보이는 경우로 서서히 깨어나는 기질성 혼미와는 달리 갑작스런 공격적 행동으로 변할 수 있다.
twilight state [twáilait steit]	**몽롱상태**: 의식혼탁 상태를 말하며, 일과성으로 주위 환경을 인식하지 못하고, 유동적인 환청과 환시를 경험하게되며, 그런 환각에 반응하여 대중 앞에서 옷을 벗거나 도망을 가거나 또는 난폭한 행동을 하는 등 불합리한 행위를 하게 된다.

7) 언어장애(speech disturbance)

용어	정의
dysarthria [disarθriə]	발음장애: 단어 선택이나 문법은 옳으나 발음이 곤란한 경우를 말한다.
logorrhea [lɔ́gəriʌ]	다변증: 말에 일관성과 논리성이 있지만, 말수가 많은 것을 말한다.
neologism [nialədʒizm]	신어조작증: 환자가 자기만이 뜻을 아는 독톡한 새로운 말을 조합하거나 창조하는 것으로 두 가지 이상의 단어를 합쳐서 일상적으로 사용하지 않는 자신이 임의로 부여한 전혀 엉뚱한 뜻을 나타내는 단어를 사용하는 것을 말한다.
poverty of speech [pάvʊrti ʌv spi:tʃ]	언어빈곤: 말의 양이 적고 어떤 질문에 단음절의 반응만 보이는 것처럼 말의 양이 적고 극히 제한되어 있는 경우
pressure of speech [prɛʃr ʌv spi:tʃ]	언어압박: 말의 흐름이 매우 빠르고 말이 많아서 중단시키기가 어려운 것을 말한다.

8) disorders of intelligence 지능장애

용어	정의
dementia [dəmɛnʃiə]	**치매:** 일단 정상적인 기능까지 발달되었다가 영구적으로 평균 이하의 지능 감퇴를 보이는 경우로서 기억력 장애를 포함한 복합적인 인지결손을 특징으로 한다.
intelligence [intéləd ʒənts]	**지능:** 경험을 통해 학습하고, 이를 토대로 판단하고 통찰하며, 어떤 개념을 활용하여 자신이나 자신을 둘러싼 환경에 적합하도록 행동을 조절해 나가며 나아가 미래를 추론하고 계획함으로써 새로운 상황에 적절하게 적응할 수 있는 능력을 말한다.
mental retardation [mɛntl ritárdeiʃn]	**정신지체:** 18세 이전에 발병하며 유전적, 선천적, 발달초기 과정 등 여러 가지 원인에 의해 지능 발달이 정상적으로 이루어지지 않아 전체적인 지적기능이 유의하게 평균 수준 이하를 보이는 장애로서 적응 기능에 있어서 심한 한계를 동반한다.

9) 판단장애(disorders of judgement)

용어	정의
judgement [dʒʌ́dʒmənt]	**판단력**: 상황을 옳게 평가하고 그 상황에 적절하게 행동하는 것이다. 즉, 어떤 상황을 사정하고 평가하여 상황을 정확하게 파악하고 그들간의 진정한 관계를 인식하여 올바른 결론을 내리며, 행위의 결과를 이해하고 행동에 대한 책임을 질 수 있는 능력
reality testing [riǽləti rɛstiŋ]	**현실 검증력**: 외부세계를 객관적으로 지각, 평가, 판단하는 종합적인 능력을 말한다.

10) 지남력장애(disorientation)

용어	정의
orientation [ɔ:riéʌntʃn]	**지남력**: 환경을 이해하고 그에 대한 자신의 위치를 파악하는 것으로 여기에는 시간, 장소 또는 상황, 타인과의 관계 등 세가지 분야가 있다. 현재의 때와 장소 또는 만나고 있는 사람에 대해 모르거나 잘 알지 못할 때 지남력장애라고 한다. 통상적으로 시간, 장소, 사람에 대한 방향감을 가지고 있고 이를 정확하게 인식하고 있는 상태를 말한다.

11) 병식결여(impaired insight)

용어	정의
insight [ínsait]	**병식 또는 통찰력**: 자신이 처한 상황의 진정한 원인과 의미를 이해하는 능력이다. 즉, 자신의 증상이 비정상적이고 병적이며, 자신의 정신장애의 원인, 그 동안의 진행 경과, 결과 등에 대해서 인식하고 있는 상태를 말한다.
intellectual insight or pseudo insight [intəléktʃuəl ínsait or su:do ínsait]	**가성병식**: 병이 있다는 객관적인 사실은 인정하지만 이에 따라 충분한 감정반응이나 병을 고치려고 하는 자세가 결여되어 있는 경우로서, 자신이 정신질환을 앓고 있으면서도 약물을 복용할 필요가 없다든지, 망상이라고 얘기하면서도 그것에 집착해 있는 경우라든지, 심리적인 요인으로 인해 자신의 병이 생겼다고 말을 하면서도 심리적인 요인에는 관심이 없고 신체적인 증상에만 매달리는 경우를 예로 들 수 있다.
true insight or emotional insight [tru:ínsait or imóuʃənəl ínsait]	**진성병식, 진정한 병식**: 질병이 있음을 이해하고 적절한 감정반응이 동반되며, 병을 고치려는 적절한 노력이 동반되는 경우

3. 정신분열병과 기타 정신장애
(schizophrenia and other psychotic disorders)

용어	정의
brief psychotic disorder [bri:f saikatək disɔ́rdr]	**단기정신병적 장애**: 정신분열병 증상이 1일 이상 1개월 이내인 경우
catatonic type	**긴장형**: 극심한 정신운동장애를 특징으로 하며 혼미와 흥분상태가 단독으로 또는 교대로 나타난다.
delusional disorder [dəluzənɔl disɔ́rdr]	**망상장애**: 편집장애라고도하며 주된 증상이 망상인 장애이다. 대개 그 망상은 단순하지만 괴이하지 않으며 인격기능은 유지된 채 망상내용에 적절한 감정을 동반한다.
disorganized type	**혼란형(해체형)**: 사고와 감정의 혼란, 인격의 황폐화, 퇴행이 가장 심한 유형으로 행동은 원시적이고 충동적이며, 의미 없는 웃음이나 얼굴 찡그림 등이 특징이다.
negative symptom [nέgətəv símptm]	**음성증상**: 정신분열병의 증상으로 정상적으로 나타나는 정신기능들의 소실, 결핍 또는 감소를 나타낸다. 무논리증, 감정적 둔마, 무쾌감증, 무의욕증 증상, 그리고 사회적 위축, 운동지체, 사고차단 등이 포함된다.

정신간호학

Psychiatric Nursing

용어	정의
paranoid type	**편집형**: 망상이나 환청을 주된 특징으로 하며 혼란된 말이나 행동, 둔마된 정동 등은 두드러지지 않는다.
positive symptom [pázətiv símptm]	**양성증상**: 정신분열병의 증상으로 정신기능의 왜곡이나 과도한 면을 보이는 것으로 이에 속하는 증상은 망상, 환각, 지리멸렬한 사고장애, 괴이하고 혼돈된 행동 등이다.
residual type	**잔류형**: 정신분열병의 급성 활동성 증상은 회복되어 정신병적 증상이 뚜렷하지 않은 경우이다. 즉 지속적으로 정신분열병을 시사하는 증상이 존재하지만 다른 아형의 진단기준을 만족시키기에는 증상의 활성이나 뚜렷함이 충분하다고는 할 수 없는 경우를 말한다.
schizoaffective disorder [skitzoæfεktəv disɔ́rdr]	**분열정동장애**: 정신분열병과 기분장애의 양쪽 증상을 모두 가지고 있는 상태이다.

용어	정의
schizophrenia [skizəfri:niʌ]	**정신분열병**: 인지, 지각, 정동, 행동, 사회활동 등 다양한 정신기능에 장애를 초래하는 주요 정신병
schizophreniform disorder [skitzofrɛnəfɔrm disɔ́rdr]	**정신분열형장애**: 정신분열병 증상이 6개월 이하인 경우
shared psychotic disorder [ʃɛrd saikatək disɔ́rdr]	**공유정신증적장애**: 한 사람의 망상체계가 가까운 관계 때문에 다른 사람에게 전달되어 비슷한 망상체계를 갖게 된 경우로 이중정신병(folie a deux)이라고도 한다.
undifferentiated type	**미분화형**: 정신분열병의 진단기준은 만족시키지만 망상형, 혼란형 혹은 어느 한 아형의 진단기준을 만족시키지 않는 경우

4. 기분장애(mood disorders)

용어	정의
bipolar disorder [baìpóulr disɔ́rdr]	**양극성장애** • I형 양극성장애: 조증과 우울증이 교대로 또는 조증이 반복적으로 나타나는 장애 • II형 양극성장애: 우울증과 경조증이 교대로 나타나는 경우
cyclothymic disorder [saikləθaimək disɔ́rdr]	**순환성장애**: 경조증과 경우울증의 삽화가 교대로 나타나는 것으로 기분변화가 심하고 불규칙적인 것이 특징이다.
dysthymic disorder [disθaimək disɔ́rdr]	**기분부전장애, 감정부전장애**: 거의 매일 그리고 하루종일 지속되는 우울한 기분이 특징이다.
mood disorder [mu:d disɔ́rdr]	**기분장애**: 기분장애는 우울, 희열과 같은 기분, 즉 한 인간의 지속적인 내적 감정상태의 장애가 결정적인 병리인 장애이다.
major depressive disorder [méidʒr diprέsəv disɔ́rdr]	**주요우울장애**: 조증이나 경조증의 행동증상이 없고 단일 또는 반복형의 주요 우울장애 에피소드가 있고 우울기분이 최소 2주 동안 나타나는 장애이다.

5. 불안장애(anxiety disorders)

용어	정의
agoraphobia [əgɔrəfoubiʌ]	**특정공포증**: 사회공포증을 제외한 특정 대상에 따라 생기는 공포증이다. 즉 동물공포, 고소공포, 협소공포, 질환공포, 불결공포, 자동차공포, 지하철공포, 비행기 탑승공포, 죽음공포 등 그 대상에 따라 다양하다. 가장 많은 대상은 동물, 높은 곳, 질병, 외상, 죽음의 순서이다.
anxiety disorder [æŋzáiəti disɔ́rdr]	**불안장애**: 강한 두려움의 정서로 특징지어지는 정신과적 상태
generalized anxiety disorder [dʒɛnərælaizd æŋzáiəti disɔ́rdr]	**범불안장애**: 불안한 느낌이 과도하고, 광범위하게 그리고 다양한 신체증상을 동반하여 지속되는 상태이다. 근거를 찾기 어려운 부동성 불안 및 자율신경과민 증상이 특징이다.
obsessive-compulsive disorder [əbsɛ́siv-kʌmpʊlsəv disɔ́rdr]	**강박장애**: 의지의 간섭을 벗어나서 특정한 생각(강박사고)이나 행동(강박행동)을 반복하는 상태를 말한다.
panic disorder [pǽnək disɔ́rdr]	**공황장애**: 이유없이 삽화적으로 갑자기 불안이 극도로 심해지며 숨이 막히거나 심장이 두근대고 죽을것만 같은 극단적인 공포증세를 보이는 상태이다. 이런 불안 상태가 대개 1시간 이내의 기간 동안 지속되며 대개 주 2회 정도 나타난다.

정신간호학

Psychiatric Nursing

용어	정의
post-traumatic stress disorder [poust-trɔːmætək strɛs disɔ́rdr]	**외상 후 스트레스 장애**: 이 장애는 거의 모든 사람에게 외상으로 경험될 만큼 심한 감정적 스트레스를 경험했을 때 나타나는 장애이다. 즉 전쟁, 자동차, 기차, 비행기 등의 교통수단으로 인한 사고와 산업장에서의 사고, 개인적 피해를 끼치는 폭행, 강간, 테러 및 폭동, 때로는 홍수, 폭풍, 지진, 화산폭발 등 생명을 위협하는 재난이 발생했을 당시에 받은 충격에 의한 발병이다.
social phobia [sóuʃul soubiʌ]	**사회공포증**: 공공장소 또는 사회적 상황에서 다른 사람에게 관찰되는 것 또는 모욕적이 되는 것, 당황하게 되는 것을 두려워해서 회피반응을 보이는 공포장애이다.

6. 신체형 장애(somatoform disorders)

용어	정의
body dysmorphic disorder [bádi dismɔrfək disɔ́rdr]	**신체변형장애 또는 신체추형장애**: 임상적 주 특징은 정상 용모를 가진 사람이 용모에 대해 상상적으로 추형이나 이형 또는 결손 등 문제가 있다는 생각 또는 사소한 외모 문제를 과장되게 변형된 것으로 보는 생각 등에 집착해 있는 상태이다.
conversion disorder [kənvʊrʒən disɔ́rdr]	**전환장애**: 이전에 히스테리신경증 전환형으로 불리던 것으로 심리적인 갈등 욕구가 원인이 되어 신경계 증상 즉 감각기관(예: 실명, 감각상실)이나 수의 운동기관(예: 마비)의 증상이 하나 이상 오는 경우를 말한다.
depersonalization disorder [dipʊrsənɔlizeiʃən disɔ́rdr]	**이인성 장애**: 자기 자신이 변화했다는 이인증 또는 외부세계가 달라졌다는 비현실감을 호소하는 등 지속적이고 반복적인 지각의 변화로서 현실감각이 일시적으로 상실되는 장애를 말한다.
dissociative amnesia [disóuʃieitəv æmn:ziʌ]	**해리성 기억상실**: 과거 심인성 기억상실이라고 불렀던 장애로 해리성 둔주, 해리성 정체성 장애에서도 나타나지만 기억상실만 있을 때 진단된다. 이는 이미 기억에 저장되어 있는 개인에게 중요한 정보를 갑자기 회생시키지 못하는 장애이다. 대개 스트레스가 심했던 또는 상처가 컸던 사건에 대한 기억 등이 망각된다.

Psychiatric Nursing

용어	정의
dissociative disorder [disóuʃieitəv disɔ́rdr]	**해리성 장애**: 의식, 기억, 정체성, 환경에 대한 지각 등에 이상이 생긴 상태로서 그 기능의 일부가 상실되거나 변화된 것이다. 의식은 대체로 한 사람에게 하나씩 있는 것으로 생각된다. 즉 한 사람에게 하나의 인격, 하나의 자아감각이 있는 것이다. 그러나 해리장애 환자는 그러한 정체성이 없는 것처럼 느끼거나 정체성이 어떤 것인지 혼동되거나, 2개 이상의 정체성을 경험하기도 한다. 이전에는 이를 히스테리신경증 해리형이라 불렀다.
dissociative fugue [disóuʃieitəv fju:g]	**해리성 둔주**: 자신의 과거나 이름, 자기신분이나 직업 등 정체성에 대한 기억을 상실하여 가정 및 직장을 떠나 방황하거나 예정없는 여행을 하게 되는 장애이다.
dissociative identity disorder [disóuʃieitəv aidéntəti disɔ́rdr]	**해리성 정체성 장애**: 다중인격장애라고도 하며 한 사람이 둘 이상의 인격을 가지고 있으며, 한번에 한 인격이 그 사람의 행동을 지배한다. 변화된 인격에서 원래 인격으로 돌아갔을 때 그 동안 생긴 일을 망각하는 것이 보통이다.

용어	정의
factitious disorder [fæktiʃes disɔ́rdr]	**허위성 장애 또는 인위성 장애:** 가상성 장애라고도 부르며 환자 자신이 의도적으로 신체적 또는 정신적인 증상을 유발시키거나 가상한 상태이다.
hypochondriasis [háipəkandráiəsəs]	**건강염려증:** 신체적 증상이나 감각을 비현실적으로 부정확하게 인식해서 자신이 심한 병에 걸렸다는 집착과 공포를 가지게된 상태로서 사회생활이나 직업 기능에 지장이 있다. 신체적 질환이 없다는 확진을 받아도 이를 믿으려 하지 않고 여러 의사를 찾아다니면서 적절한 혜택을 받지 못했다고 전전긍긍한다.
pain disorder [pein disɔ́rdr]	**통증장애:** 심리적 원인으로 신체 한 군데 이상의 부위에 발생된 심한 통증이 지속될 때를 말한다. 이때 원발적인 신체질환이 실재하지 않음은 물론이고 신체질환이 있더라도 해부생리적으로 현재의 호소하는 증상에 대한 설명이 불가능하다. 전에는 심인성 통증장애 또는 심인성 동통이라고도 했다.

Psychiatric Nursing

용어	정의
somatization disorder [soumʌtəzeiʃən disɔ́rdr]	**신체화장애**: 신체질환이나 검사로서 적절히 설명되지 않은 수많은 신체증상이 그 특징이다. 정신적 사회적 스트레스 또는 갈등이 다수의 그리고 만성적 신체증상으로 나타나고 있는 상태이며, 그 증상들은 여러 기관에 걸쳐, 다양한 다수의 신체 호소로서 나타난다.
somatoform disorder [soumʌtoufɔrm disɔ́rdr]	**신체형장애**: 정신적 원인이 신체 증상의 형태로 발병하게 된 경우를 의미한다.

7. 인격장애(personality disorders)

용어	정의
antisocial personality disorder [æntisóuʃəl pursənǽlədi disɔ́rdr]	**반사회성 인격장애:** 사회적응의 여러 면에 걸쳐서 지속적이고 만성적으로 비이성적, 비도덕적, 충동적, 반사회적 또는 범죄적 행동, 죄의식 없는 행동 또는 남을 해치는 행동을 나타내는 이상성격. 즉 사회의 정상적 규범에 맞추지 못하는 성격을 말한다.
avoidant personality disorder [ʌvɔ́idənt pursənǽlədi disɔ́rdr]	**회피성 인격장애:** 거절과 배척에 대한 고도의 예민성이 특징이며 이 때문에 사회적으로 위축되며 친밀감을 강하게 원하고 있으나 겉으로는 부끄러워한다. 그들은 사람들이 전적으로 자신을 받아들이기를 원한다. 흔히 열등 콤플렉스를 가지고 있다.
borderline personality disorder [bɔ́rdurlain pursənǽlədi disɔ́rdr]	**경계성 인격장애:** 정서, 행동 및 대인관계의 불안정과 주체성의 혼란으로 모든 면에서 변동이 심한 이상성격
dependent personality disorder [dipéndənt pursənǽlidi disɔ́rdr]	**의존성 인격장애:** 자신의 욕구를 타인의 욕구에 종속시키고 자신의 삶의 중요부분에 대한 책임을 타인에게 지우고, 자신감이 결여 되고 혼자있게 되었을 때 심하게 괴로움을 느끼는 인격장애이다. 이전에는 수동의존적인격이라 불렀다.

정신간호학
Psychiatric Nursing

용어	정의
depressive personality disorder [dəprɛ́səv pursənǽlədi disɔ́rdr]	**우울성 인격장애**: 내성적, 염세적이고, 쾌락을 피하고, 의무감에 붙잡혀 살며, 자기회의감에 빠져 있고, 만성적인 불행감에 싸여 살아가는 것이 특징인 인격장애이다.
histrionic personality disorder [histriɑ́nək pursənǽlədi disɔ́rdr]	**히스테리성 인격장애**: 흥분을 잘하고 감정적인 사람들로서, 다양하고 연극적이며 외향적이고 자기주장적, 자기과시적이며 허영심이 많다. 다른 사람들의 관심과 주의를 끌기 위해서 과장된 표현을 하지만 실제로는 의존적이고 무능하며 지속적으로 깊은 인간관계를 갖지 못한다.
narcissistic personality disorder [narsəsistək pursənǽləti disɔ́rdr]	**자기애성 인격장애**: 자신의 재능, 성취도, 중요성 또는 특출성에 대한 과대적 느낌이 있으며 타인의 비판에 매우 예민하나 감정이입이 결핍되어 있다.
obsessive compulsive personality disorder [əbsɛ́səv kʌmpulsəv pursənǽlədi disɔ́rdr]	**강박성 인격장애**: 감정적 억제, 규칙성, 고집, 완고함, 우유부단, 완벽주의, 융통성 없음 등이 특징인 인격장애이다.

용어	정의
paranoid personality disorder [pærənɔid pʊrsənǽlədi disɔ́rdr]	**편집성(망상성) 인격장애:** 일반적으로 타인의 행동을 계획된 요구나 위협으로 보고 지속적인 의심과 불신을 갖는 경우이다. 이 경우에 하는 사람들은 주로 고루한 고집쟁이, 부정행위수집가, 배우자에 대한 병적 질투심을 가지고 있는 자, 소송을 좋아하는 괴짜 등이다.
passive aggressive personality disorder [pǽsəv ʌgrɛsəv pʊrsənǽlədi disɔ́rdr]	**수동-공격성 인격장애:** 겉으로 드러나지 않는 방해, 지연시킴(꾸물댐), 다루기 힘든 완고성, 비능률성이 특징이며 이는 내부의 공격성이 수동적으로 표현된 것이다.
schizoid personality disorder [skitsɔid pʊrsənǽlədi disɔ́rdr]	**분열성 인격장애:** 일생동안 사회로부터 철퇴되어 있으며 다른 사람들과의 관계형성 능력과 적절히 반응하는 능력에 심각한 장애가 있고 지나치게 내향적이며 온순하고 빈약한 정서가 특징인 장애이다.
schizotypal personality disorder [skitzotaipʊl pɜː(r)sənæləti disɔ́rdr]	**분열형 인격장애:** 사회적 고립, 텔레파시 같은 마술적 사고, 관계망상, 피해의식, 착각, 이인증 등이 특징이며 일반사람들의 눈에도 괴이하거나 이상하게 보인다.

8. 정신 성 장애(sexual and gender identity disorders)

용어	정의
dyspareunia [dispəru:niʌ]	**성교통증**: 성행위 직전이나 도중 혹은 직후에 다양한 통증을 반복적이고 지속적으로 느낀다.
exhibitionism [ɛksəbiʃənizm]	**노출증**: 성적 흥분에 도달할 목적으로 예기하거나 경계하지 않고 있는 낯선 사람에게 성기를 노출하고자 하는 반복적이고 강한 욕구나 공상을 갖거나 실제로 노출하는 행위를 말한다.
female orgasmic disorder, anorgasmia, inhibited female orgasmia [fí:meil ɔ́rgæzm disɔ́rdr, ænɔ́rgæzmiʌ inhibətəd fímeil ɔ́rgæzmiʌ]	**여성절정감장애**: 적절한 조건과 노력에도 불구하고 성적흥분 상태에는 도달하나 그 뒤의 절정감이 반복적이고 지속적으로 결여되거나 지연되는 경우
fetishism [fɛ:təʃizm]	**절편음란증 또는 물품음란증**: 남성에서만 볼 수 있으며 성적 흥분을 위하여 무생물적 대상 즉 여성의 브래지어, 내의, 팬티, 스타킹, 헤어핀 또는 밴드, 손수건 등 여성의 옷가지뿐만 아니라 신체의 일부분인 머리카락, 눈썹, 손톱, 발톱, 음모 심지어 성적 자극을 주기 위한 기구 등을 수집하고 이를 성적 공상이나 혼자서의 성행위에 사용한다.

용어	정의
frotteurism [frɔtu:rizm]	**접촉도착증, 마찰도착증**: 혼잡한 지하철, 버스 안에서 자신의 음경(또는 손)을 옷을 입은 이성의 둔부나 신체에 부비는 욕구, 공상 또는 실제 행동을 말한다.
gender identity disorder [dʒέndr aidέntəti disɔ́rdr]	**성정체감 장애**: 성역할(gender role)이 성적 정체성(gender identity)과 다른 장애로, 강하고 지속적인 반대성에 대한 동일시가 특징지어지며, 생물학적으로 지정된 자신의 성에 대한 지속적인 고통이 수반된다.
homosexuality [hóumousεkʃjuæləti]	**동성애**: 같은 성의 사람과의 관계에서 모든 성적 만족을 얻는 것이다.
incest [insest]	**근친상간**: 가까운 혈육 사이의 성관계이다. 혈육이 아니라도 양부모와 양자 사이, 부모의 재혼으로 가족이 된 형제끼리, 즉 모든 의미의 가족관계에 있는 사람들끼리의 성관계도 근친상간에 포함된다.
male orgasmic disorder [meil ɔ́rgæzməc disɔ́rdr]	**남성절정감장애**: 사정지연으로도 불린다. 적절한 성적 흥분상태에 도달해도 그 뒤에 따르는 사정이 지연되거나 결여된 상태이다. 즉 성반응주기 중 흥분기나 고조기에는 잘 도달하지만 절정기로는 진입하지 못하는 경우이다.

정신간호학

Psychiatric Nursing

용어	정의
paraphilia, sexual deviation [pǽrəfiliəs sέkʃuəl devìeʃn]	**성도착증 또는 변태성욕:** 반복적으로 일어나는 성적으로 비정상적인 상상, 성욕, 행위를 말한다. 자기 자신이나 상대방에게 모욕을 주는 행위, 어린이나 사회적·법적으로 허용되지 않는 파트너를 선택하거나, 사람이 아닌 대상을 선택하여 적어도 6개월간 이런 행위나 욕구가 있고 사회적으로나 직업적으로 인간관계의 또 다른 중요한 면에서 임상적으로 의미 있는 손상이나 고통을 일으키는 행위를 말한다.
pedophilia [pedəfíliʌ]	**소아성애증, 기아증, 소아기호증:** 사춘기 이전의 소아(대개 13세 이하)와 성활동(대개 성기 희롱, oral sex)을 하는 행위 또는 그 환상이 성적 흥분에 되풀이 애용되는 또는 유일한 방법이 되는 증상이다.
premature ejaculation [primətʃʊr idʒækjuleiʃən]	**조루증:** 절정기의 장애로 사정조절 능력이 전혀 없어 질 삽입 전이나 직후에 자신의 의도와는 상관없이 사정되는 현상이 계속 반복적으로 나타나는 장애이다.

용어	정의
rape [reip]	**강간**: 성적 수단을 통해 나타나는 폭력과 모독의 행위이다. 힘으로 지배하며 성행위를 강요하는 것을 DSM-IV에서는 성적 강제라 부른다.
sexual arousal disorder [sɛ́kʃuəl ʌrauzl disɔ́rdrz]	**성적 흥분장애**: 남성의 발기 부전이 이에 속하고, 여성의 경우에도 성적 흥분을 유지하지 못하는 흥분장애를 말한다.
sexual aversion disorder [sɛ́kʃuəl ʌvúrʒən disɔ́rdrz]	**성적 혐오장애**: 성적 대상과 성기의 접촉을 지속적 · 반복적으로 그리고 극심한 정도로 혐오하거나 두려워하거나 피하는 장애이다.
sexual desire disorder [sɛ́kʃuəl dizáir disɔ́rdrz]	**성욕장애**: 성 욕구는 연령, 건강상태, 결혼생활 환경, 적절한 자존심, 자기 자신을 성적 매력이 있는 사람으로 받아들일 수 있는 능력, 과거의 즐거운 성경험, 어울리는 파트너와 성 관계 외에 다른 분야에서도 파트너와 좋은 관계를 유지하는지의 여부, 성행위 유형 등과 밀접한 관련이 있다. 성욕감퇴장애는 위의 요소들이 적절함에도 불구하고 지속적으로 성적 욕구가 없거나 부족한 경우로서 남녀 모두에게 나타날 수 있다. 실제 성행위도 없고 성적 공상도 없다.

용어	정의
sexual dysfunction [sέkʃuəl disfʌ́ŋkʃən]	**성기능부전 또는 성기능장애**: 일종의 정신신체질환으로 정상적인 성 생리의 반응이 억제됨으로써 어떤 형태로든 성행위에 곤란을 느끼는 질환으로 심한 경우에는 전혀 성행위를 갖지도 못한다.
sexual masochism [sέkʃuəl mæsəkizm]	**성적 피학증**: 다른 사람으로부터 또는 자기 스스로 고통을 받음으로서 쾌감을 얻는 경우를 말한다.
sexual sadism [sέkʃuəl sædizm]	**성적 가학증**: 성 관계의 상대에게 고통이나 모욕을 가함으로서 성적 만족감을 얻는 경우를 말한다.
transvestism [trænsvέstizm]	의상도착증
transvestic fetishism [trænsvεstəc fεtəʃizm]	**이성복장 착용증 또는 복장도착적 물품음란증**: 남자에서만 볼 수 있는 증상으로 성적 흥분을 목적으로 여성의 복장을 착용하는 것이다. 이성의 복장을 착용하는 것을 금지하면 심한 욕구불만이 일어난다.
vaginismus [vædʒənizməs]	**질경련**: 여성의 질 아래쪽 1/3 부분의 근육층에 반복적이고 지속적인 불수의성 경련이 일어나 성교행위가 곤란한 경우이다.

용어	정의
voyeurism or scoptophilia [vɔiurizm ɔ:skáptəfíliə]	**관음증, 도시증, 절시증:** 경계하고 있지 않은 사람들의 나체, 옷을 벗는 행동 또는 성행위를 반복해서 훔쳐보는 것에 대한 욕구, 공상을 반복하거나 그에 따라 행동하는 것이다.

9. 섬망, 치매, 기억 및 인지장애
(delirium, dementia and amnestic and other cognitive disorders)

용어	정의
delirium [dəliriəm]	**섬망**: 광범위한 뇌조직기능의 저하에 의해 일어나는 인지기능의 손상으로 급성이며, 다양한 증상 변동을 나타내며 시간마다 다를 수 있고 낮보다는 밤에 더 심하다. 치매와의 차이점은 의식의 장애를 동반한다는 점이다. 그리고 착각이나 환각과 같은 지각장애, 피해망상 등의 사고장애, 수면-각성주기의 변화, 시간과 장소에 대한 지남력장애, 정신운동성 활동의 증가나 감소, 기억장애 등이 동반된다.
dementia [dəmɛnʃʌ]	**치매**: 일단 정상적으로 성숙한 뇌가 후천적인 외상이 아닌 질병 등의 요인에 의해서 기질적으로 손상 내지는 파괴되어 전반적으로 지능, 학습, 언어 등의 인지기능과 고도정신기능이 감퇴하는 복합적인 임상증후군을 일괄하여 지칭하는 장애이다.
Alzheimer's dementia [ælzhaimerz dəzí:z]	**알츠하이머형 치매**: 의식혼탁이나 다른 지적 기능 또는 사회적 장애없이 정상적인 의식상태에서 장기 및 단기기억력의 장애를 특징으로 나타내는 장애이다.

10. 물질관련장애(substance-related disorders)

용어	정의
addiction [ədiktʃn]	**습관성 중독**: 심리적 의존이 있어 계속 물질을 찾는 행동을 하고, 신체적 의존이 있어 복용을 중단하지 못하며 신체적, 정신적 건강을 해치게 되는 상태를 말한다.
alcohol abuse [ǽlkʌhɔl əbjú:s]	**알코올남용**: 적어도 한 달 이상 술을 병적으로 음용하는 경우를말한다.
alcohol blackout [ǽlkʌhɔl blækaut]	**알코올(성)일과성 기억상실**: 알코올 중독의 초기에 특징적으로 나타나는 건망 증상을 말하며, 음주 상태의 어느 일정한 기간을 각성 후 전혀 기억해 내지 못하는 증상이다.
alcohol dependence [ǽlkʌhɔl dipɛndənts]	**알코올의존**: 알코올로 인한 내성이 생겼거나 또는 금단증상이일어나는 경우를 말한다.
alcohol intoxication [ǽlkʌhɔl intaksəkeitʃən]	**알코올중독**: 일반사회에서 허용되는 영양적 또는 사회적 용도 이상의 주류를 과량으로 계속해서 마심으로써 신체적, 정신적 및 사회적 기능을 해치는 만성적 행동장애이다.
alcohol withdrawal [ǽlkʌhɔl wiθdrɔ́:əl]	**알코올금단**: 수일 이상 장기간의 지속적인 음주 중에 갑자기 중단하거나 또는 감량했을 때 나타나는 증후로 진전, 오심, 구토, 무력감 등이 나타난다.

정신간호학

Psychiatric Nursing

용어	정의
alcohol-related disorder [ǽlkʌhɔl-riléitəd disɔ́rdrz]	알코올 관련장애
habituation [həbitʃuetʃn]	**습관성**: 약물을 계속 사용하므로써, 긴장과 감정적 불편을 해소하려는 것을 말한다.
physical or physiological dependence [fizəkl or fiziəladʒəkl dipɛndənts]	**신체적 의존**: 약물사용이 지속되면서 약물과 유기체간의 상호작용의 결과로 나타나는 생리적으로 변화된 상태를 말한다. 즉 신체적으로 금단증상을 피하기 위해 사용자가 약물을 계속해서 사용하게 되는 상태를 말한다.
psychological dependence [saikəladʒikl dipɛndənts]	**심리적 의존**: 약물을 계속 사용함으로써 긴장과 감정적 불편을 해소하려는 것을 말한다.
substance-related disorder [sʌ́bstənts-riléitəd disɔ́rdr]	**물질관련장애**: 알코올을 포함한 남용약물의 섭취와 관련되는 장애, 투약의 부작용과 관련되는 장애, 독소 노출과 관련되는 장애 모두를 포함한다.

용어	정의
tolerance [talʌrənts]	내성: 약물을 사용했을 때 효과가 점차로 감소하거나 같은 효과를 얻기 위해 점차 용량을 증가시켜야 하는 상태를 말한다.
withdrawal or abstinence syndrome [wiθdrɔ́:əl or ǽbstʌnənts sindroum]	금단증상: 약물의 사용을 중단하거나 사용량을 줄였을 때 나타나는 증상을 말한다.

11. 섭식장애(eating disorders)

용어	정의
anorexia nervosa [ǽnərɛksiʌ nʊrvosʌ]	**신경성 식욕부진증**: 이는 신체상(body image)의 심한 장애로 먹지못해서 체중이 지나치게 감소하는 병이다. 체중증가에 따른 심한 두려움, 식욕부진과 스스로 식사를 제한함, 특이한 식사행동, 현저한 체중감소(기대되는 체중의 85% 이하로 감소) 등이 주 증상이다.
bulimia nervosa [bu:limiʌ nʊr:vosʌ]	**신경성폭식증, 신경성대식증**: 빨리 다량의 음식을 먹는 것(binge eating)이 특징이며 많이 먹어서 복통과 구역질이 날때까지 먹고 토하고, 이어서 죄책감, 자기혐오, 우울증으로 괴로워한다. 먹은 후 일부러 토하거나 설사제나 이뇨제를 복용하기도 한다.
feeding disorder [fí:diŋ disɔ́rdr]	**섭식장애**: 식사행위에 현저한 문제가 있는 신경정신과적 질환이다.
pica [pikɑ]	**이식증**: 흙, 쓰레기, 벽토, 머리카락 등 자양식품이 아닌 것을 계속해서 먹는 것을 말한다.
rumination disorder [rú:mineʃən disɔ́rdr]	**반추장애**: 정상적으로 섭취한 음식을 반복하여 위에서 입으로 역류시켜서 다시 씹은 후 도로 삼키거나 뱉는것을 말한다.

12. 수면장애(sleep disorders)

용어	정의
narcolepsy [na:rkəlɛpsi]	**기면증**: 낮에 지나치게 졸리운 증상과 함께 자기도 모르고 1~15분 동안 잠에 빠지는 수면발작
primary hypersomnia [práimәri hàipursamniʌ]	**원발성 과수면**: 밤에 잠을 못 자는 불면증에 대해서는 심각하게 받아들이나 잠을 충분히 잤는데도 낮에 정신이 흐릿하고 졸리운 경우
primary insomnia [práimәri insamniʌ]	**원발성 불면증**: 뚜렷한 신체적, 정신과적 원인없이 발생되는 불면증
sleep apnea [sli:p æpni:ʌ]	**수면무호흡증**: 수면 중 호흡 중단이 반복적으로 일어나는 경우
somnambulism or sleepwalking [samnæmbjulizm or sli:pwɔ:lkiŋ]	**몽유병 또는 수면보행증**: 소아가 자다가 일어나서 이불자락을 잡아 끈다는 등의 특정한 행동을 되풀이하면서 여기저기 집안을 돌아다니다가 그대로 깨거나 아니면 자기 잠자리로 돌아가는 경우를 말하는데, 자고 나서 기억하지 못하는 것이 특징

13. 발달장애, 행동장애 (developmental disorders, behavioral disorders)

용어	정의
Asperger's disorder [ǽspurgurz disɔ́rdr]	**아스퍼거 장애**: 질적으로 자폐장애와 유사한 사회적 상호 교류 장애를 보이지만, 지능이 정상이고 언어장애가 없는 장애이다.
attention deficit hyperactivity disorder, ADHD [ətɛnʃn dέfəsət/hàipurǽktivəti disɔ́rdr]	**주의력결핍과다활동장애**: 특징적 증상은 낮은 집중력으로 인한 짧은 주의집중기간, 충동성 및 과다활동이다.
autistic disorder [ɔtistək disɔ́rdr]	**자폐장애**: 주된 장애는 사회적 상호 교류의 질적인 장애, 의사소통 및 언어발달장애, 행동장애 그리고 활동과 흥미의 영역이 매우 제한되어 있다. 조기유아자폐증, 소아기자폐증 또는 카너씨(Kanner) 증후군이라고도 한다.
childhood disintegrative disorder [tʃáildhud disíntəgreitəv disɔ́rdr]	**소아기 붕괴성 장애**: 생후 2~3년 간은 정상적인 발달을 보이다가 3~4세부터 수개월간에 걸쳐서 지적, 사회적 기능 및 언어기능이 붕괴되는 소아 전신장애이다.
chronic motor or vocal tic disorder [kranək móutr or vóukl tik disɔ́rdr]	**만성 운동 또는 음성 장애**: 동시에 1~3개의 근육군이 틱을 보이거나 또는 음성 틱이 적어도 1년 이상 있는 경우이다.

용어	정의
communication disorder [kʌmju:nikéiʃən disɔ́rdr]	**의사소통장애:** 의사소통장애는 DSM-Ⅳ에서 새로 도입된 진단명으로 이는 다시 표현성언어 장애, 수용성 · 표현성 혼합 언어장애, 음성장애, 말더듬기 및 기타 의사소통장애로 분류된다.
conduct disorder [kandʌkt disɔ́rdr]	**품행장애 또는 행실장애:** 소아의 행동이 반복적 · 지속적으로 다른 사람의 기본 권리를 침해하거나, 나이에 맞는 사회적 규범이나 규율을 위반하는 것을 말한다.
disorder of written expression [disɔ́rdr ʌv rítn ɛksprɛʃn]	**표현성 쓰기장애:** 한 개인의 나이, 지능지수 및 학력을 고려하여도 예상 이외로 쓰기 능력에 장애가 있는 경우를 말한다.
disruptive behavior [disrʌ́ptəv bihéivjər]	**파괴성 행동장애:** 사회적으로 파괴적인 행동을 보이며 환아 자신보다 다른 사람이 더 고통스러워한다.
elective mutism [ilɛ́ktəv mju:tizm]	**선택적 함구증:** 소아가 말을 이해하고 할 줄 알아도 어떤 특정 상황에서 입을 다물고 말하기를 거부하는 질환이다.
elimination disorder [iliməneíʃən disɔ́rdr]	**배설장애:** 일정기간동안 대변과 소변을 가리는 행동에 장애가 있는 것이다. 배설기능의 정상적인 발달 단계는 ① 야간에 대변을 가리며 ② 주 · 야간에 대변을 가리며 ③ 주 · 야간에 소변을 가리고 ④ 야간에 소변을 가리는 순서로 발달된다.

용어	정의
encopresis [ɛnkəpri:səs]	**유분**: 최소한 3개월 동안 적당한 장소가 아닌 곳에다 불수의적으로나 고의로 대변을 보는 것으로, 소아의 나이나 발달 정도가 최소한 4세이어야 한다.
enuresis [ɛnjuri:səs]	**유뇨증**: 반복적 · 불수의적으로또는 고의로 소변을 옷이나 방바닥에 보는 것이다. 최소한 3개월 동안 일주일에 2번 이상 소변을 못 가리는 경우이다.
expressive language disdorder [ɛksprέsəv lǽŋgwədʒ disɔ́rdr]	**표현성 언어장애**: 어휘를 적절히 구사하고, 시제를 정확하게 사용하며, 종속절이 포함된 복문을 만들고, 낱말을 생각해 낼 수 있는 언어능력이 기대수준 보다 낮은 경우를 말한다.
feeding and eating disorder of infancy or early childhood [fí:diŋ ænd í:tiŋ disɔ́rdrs ʌv ínfʌntsi or ʊrli tʃáildhʊd]	**유아기 또는 조기 소아기의 급식 및 섭식장애**: 지속적인 섭식 및 식사장애를 특징으로 하며, 여기에는 이식증, 반추장애, 유아기 또는 조기 소아기 섭식장애가 포함된다.

용어	정의
learning disorder [lʊrniŋ disɔ́rdrs]	**학습장애:** 정상적인 지능과 신체 상태를 가지고 있으면서도 공부, 언어, 운동에 장애가 있는 경우이다.
mathematics disorder [mæθmǽtiks disɔ́rdr]	**산술장애:** 한 개인의 학력, 지능지수를 고려하여도 예상이외로 산술능력에 장애가 있는 경우이다.
mixed receptive, expressive language disorder [mikst risɛ́ptəv, ɛksprɛ́səv læ̀ŋgwədʒ disɔ́rdr]	**수용성, 표현성 혼합언어장애:** 수용성 언어장애와 표현성 언어장애가 같이 있는 경우이다.
motor skills disorder [móutr skilz disɔ́rdr]	**운동기술장애 또는 발달성 조정장애:** 운동조정능력에 현저한 장애가 있으며, 학업 성취나 일상 활동에 현저한 지장을 줄때를 말한다.
oppositional defiant disorder [apəzíʃən difaijʌnt disɔ́rdr]	**적대적 반항장애:** 거부적, 적대적, 반항적 행동이 주 증상으로 사회적 규범을 위반하거나 타인의 권리를 침해하는 반사회적 내지 공격적 행동은 두드러지지 않는다.
pervasive developmental disorder [pʊrvéisəv divɛ́lʌpmɛntl disɔ́rdr]	**광범위성 발달장애 또는 전반적 발달장애:** 소아기에 사회적 상호 작용, 의사소통 또는 상동적 행동, 흥미, 활동, 지각장애 등 여러 분야의 발달이 심각하게 전반적으로 손상되는 장애이다.

정신간호학

Psychiatric Nursing

용어	정의
phonological disorder [founəladʒəke disɔ́rdr]	**음성장애**: 부적절하거나 분명하지 못한 발음장애로 환아의 나이나 지능에 비해 기대되는 언어의 음발달이 정확하지 않거나 부적절하거나 지연되는 경우를 모두 포함한다.
pica [pikɑ]	**이식증**: 비정상적이고 비영양적인 물질, 즉 석고, 페인트, 머리털, 풀, 흙 또는 기타 더러운 물건에 대한 지속적인 갈망이 특징인 장애이다.
reactive attachment disorder of infancy or early childhood [riːǽktəv ʌtǽtʃmənt disɔ́rdr ʌv ínfənisi or ʊrli tʃáildhʊd]	**유아기, 소아기의 반응성 애착장애**: 발병 전, 즉 5세 이전에 어머니나 대리 어머니로부터 보살핌을 제대로 받지 못해서 발생되며, 증상은 유아가 적절한 보살핌을 받지 못했기 때문에 사회적 유대관계를 형성하지 못하는 것이다.
reading disorder [ríːdiŋ disɔ́rdr]	**읽기장애**: 지능이 정상이며 지각 장애가 없고 정상적 수업을 받았는데도 글자를 인지하지 못하거나, 느리게 또는 부정확하게 글을 읽고, 글을 제대로 이해하지 못하는 경우를 말한다.

용어	정의
Rett's disorder [rεtt's disɔ́rdr]	**레트장애**: 생후 6개월까지는 정상적으로 발달하다가 이후 심각한 퇴행 현상을 보이는 장애
separation anxiety disorder [sεpəréiʃən æŋzáiəti disɔ́rdr]	**분리불안장애, 이별불안장애**: 주된 애착대상이었던 인물이나 가정, 기타 친숙한 사람이나 상황에서 이별, 분리될 때 나타나는 심한 불안상태이다. 즉 정상적인 발달상 수준보다 훨씬 심한 정도의 불안을 보인다.
stereotypic movement disorder [steriətipic mú:vmənt disɔ́rdr]	**상동적 운동장애**: 반복적이고 외관상 충동적이고 비가능적인 운동 근육행동(몸 흔들기, 머리 부딪치기, 자기 깨물기)이 나타나는 장애
stuttering [stʌturiŋ]	**말더듬기**: 말할 때 음이나 음절을 자주 반복하거나 지연시키거나, 한 단어 사이를 쉬어서 발음하기 때문에 유창하게 말하는 것이 나이에 비해 현저한 장애가 있는 것으로 대부분 소아기에 발생한다.
tic disorder [tik disɔ́rdr]	**틱장애**: 불수의적으로 갑자기 빠르게 반복적으로 불규칙하게 움직이는 상동적 근육의 움직임이나 발성을 뜻한다.
Tourett's disorder [tourεts disɔ́rdr]	**뚜렛장애**: 다양한 운동 틱, 음성 틱, 외화증, 반향언어증이 나타나는 증후군

정신간호학 Psychiatric Nursing

14. 정신(과) 치료

용어	정의
abreaction [æbriækʃən]	**속뚫림(제반응)**: 무의식 속에 억압된 억울한 기억이나 감정을 터뜨려 표현해 버림으로서 누적된 스트레스나 긴장을 정화 또는 완화시키는 표현 치료법이다. 슬픈 감정, 공포감, 혐오감, 분노 및 적개심 등을 발산하게 한다.
advice [ædváis]	**충고**: 치료자가 중립적인 입장을 떠나 어떤 특정행동을 하라고 처방하거나 칭찬함으로서 강화하는 것이다.
affirmation [æfurméiʃən]	**확인**: 환자의 말이나 행동을 단순히 긍정하는 것이다(예: "아하" 또는 "무엇을 의미하는지 알겠다"고 말하는 것).
antianxiety drug [æntiæŋzáiəti drʌg]	**항불안제**: 범불안과 긴장을 감소시키고 진정을 일으키는 약물이다.
antidepressant drug [æntidipresənt drʌg]	**항우울증 약물**: 최근 사용되는 항우울제는 약리적 특성에 따라 크게 3가지 군으로 분류할 수 있다. 제 1군은 세로토닌 또는 노르에피네프린의 재흡수를 주로 차단하는 약물로 여기에는 삼환계 항우울제(TCA)와 선택적 세로토닌 재흡수 차단제(SSRI) 등이 속한다. 제 2군은 단가아민산화 효

용어	정의
	소를 억제하는 약물이다. 제 3군은 단가아민계에 대해 복합적인 작용을 하는 약물과 최근 개발된 약물들이 속한다.
antimanic drug [æntimǽnik drʌg]	**항조증 약물**: 조증 또는 경조증에 치료효과가 있으며, 기분안정제라고도 불린다. Lithium이 가장 대표적인 약물이다.
antipsychotic drug [æntisaikatik drʌg]	**항정신병 약물**: 신경이완제라고도 불리우며 이는 주로 D2수용체 차단, 기타 5-HT2수용체 차단. 일반적으로 정신분열병을 위시한 정신병적 행동을 치료하는 약물로서 인지작용의 변화를 초래하지 않은채 정신병적 증상들(환각, 괴이한 행동, 와해된 사고, 격정 등)을 진정시킨다.
art therapy [ɑrt θɛrəpi]	**예술치료**: 창작활동을 통하여 즉 음악, 미술, 조각, 무용, 시작, 서예 등을 통하여 내적 갈등을 통찰 표현하거나 해소함으로서 치료적 효과를 얻는 기법이다.
assertive training [əsʊrtəv tréiniŋ]	**자기주장훈련**: 대인관계에서 발생되는 불안의 조건화를 해소시키는 기법이며 역할극을 이용한다. 자기주장적인 행동은 표현적이며, 자발적, 목표지향적, 자기고양적인 행동이다.

정신간호학

Psychiatric Nursing

용어	정의
aversion technique [əvʊrʒən tɛkníːk]	**혐오자극법**: 행동치료의 하나로서 바람직하지 않은 행동 또는 증상들을 고통스럽거나 불쾌한 경험과 연결지어줌으로서 그러한 행동이나 증상들을 포기할 수 있도록 조건화시켜주는 방법이다.
behavior modification technique [bihéivjʊr madifəkéiʃən tɛkníːk]	**행동수정기법**: 재강화의 개념을 이용하여 원하는 행동을 만들어내고, 또는 원치 않는 행동을 제거하거나 다른 건강한 행동이나 습관으로 대치하는 기법이다. 즉 조작적 조건화이론에 의하면 인간의 행동은 상벌의 균형에 따라 학습되거나 소멸된다. 보수나 칭찬과 같은 양성강화는 학습된 행동을 조장해 준다. 그러나 이를 무시하면 그런 행동은 약화 내지 사라지는데 이를 폐지나 소멸이라 한다.
behavior therapy [bihéivjʊr θɛrəpi]	**행동(행태)치료**: 행동주의적 관점에서 인간의 행동을 볼 때 정신질환 또는 정신의학적 문제란 정상행동을 벗어난 비정상적인 행동으로 신체의 기능변화를 동반한 사고, 감정 및 언행의 장애가 학습의 결과라고 본다. 이런 잘못 학습된 행동을 학습이론에 따라 체계적으로 교정하여 증상의 해

용어	정의
	소 및 건설적인 행동으로 다시 학습하는 것이 행동 치료의 목표이다.
behavioral rehearsal [bihéivjurəl rihursl]	**행동시연**: 역할놀이나 모델링을 통해서 새로운 적응반응을 배운 후 문제상황에서 새로운 반응을 시연해 보는 것
biofeedback [baiofi:dbæk]	**생체되먹임, 바이오피드백**: 치료 대상인 장애된 행동에 흔히 수반되는 인체의 생리적 변화를 전자 장치를 이용하여(체온, 심장박동수, 근전도, 뇌파의 α파 등) 보여주고 일정수준과 비교하여 차이가 날 때 이를 시각적 및 청각적 자극으로 보여 주어 치료하는 방법
clarification [klærəfikeiʃən]	**명료화**: 대화내용들에 대해 통합된 관점을 가지도록 하기 위해 환자가 말한 것들을 모으고 재구성해 주는 것이다. 또는 환자가 말로 표현하기 어려운 것을 표현하도록 도와주는 것이다.
cognitive therapy [kagnətəv θɛrəpi]	**인지치료**: 자신과 세계에 대한 부정적인 태도를 버리고, 대신 유연성 있고 긍정적인 적극적 내지 긍정적 사고 방식을 가지며 새로운 인식과 행동반응을 연습하여 치료하는 방법

Psychiatric Nursing

정신간호학

용어	정의
confrontation [kanfrʌnteiʃən]	**직면**: 환자가 인정하지 않으려는 것을 말해 주거나 살짝 피하거나 축소해 버리는 것을 확인해 주는 것이다.
countertransference [káuntr trænsfʊ́:rənts]	**역전이**: 치료자가 과거 중요인물에 대해 가졌던 감정이 환자에게 향하는 현상을 말한다.
crisis intervention [kráisəs intʊrví:nʃən]	**위기중재**: 대상자의 당면한 문제에 초점을 두고 사려깊게, 직접적이고 즉각적으로 문제를 해결하는 치료방법
dance therapy [dænts θɛrəpi]	**무용요법**: 몸의 움직임을 통해 몸과 마음이 일치되고, 개인이 자신을 객관적으로 보아 온전한 정신이 될 수 있도록 하는 데 목적이 있다.
empathic validation [empæθək vǽlədéiʃən]	**감정이입적 확인**: 치료자가 환자의 내적 상태에 대해 감정이입적, 동정적 동조를 하는 것이다(예: "당신이 그에 대해 우울함을 느낀다는 사실을 이해한다" 또는 "그랬을 때 마음이 상했겠군요" 라고 말한다).
empathy [æpʌθi]	**공감**: 다른 사람의 감정이나 느낌을 일시적 또는 부분적으로 나누는(경험) 능력을 말한다. 이때

용어	정의
	는 상대방의 느낌으로 들어가서 그와 똑같은 느낌으로 반응하고 수용하며 관계를 맺는 과정을 갖는다.
exposure treatment [ekspóuʒʊr trí:tmənt]	**노출치료**: 환자의 억압을 제거하고 잠재적인 갈등과 외상적 경험들을 표면화시켜 주고 난 후 이들 갈등이나 외상적 사건에 대한 검토를 하는 기법이다.
family therapy [fǽmli θɛrəpi]	**가족치료**: 1명 또는 그 이상의 치료자가 가족을 한 단위로 하여 함께 치료하는 집단치료의 한 형태로 그 목적은 가족 내에 균형을 유지하는 감추어진 행동양식을 인식하고 통찰하게 하며, 그 행동양식의 의미와 목표를 이해하도록 가족을 도와주며, 나아가 병적인 가족환경을 개선함으로서 가족 중 확인된 환자(identified patient)를 그런 가정의 균형을 위해 희생되는 입장에서 벗어나게 해주는 치료기법이다.
free association [fri: ʌsousiéiʃən]	**자유연상**: 정신분석에서의 치료기법으로 치료자가 미리 계획된 질문을 하지 않은 상태에서 환자의 마음속에서 일어나는 생각을 자유로이 그리고 숨김없이 표현하게 하는 기법이다.

정신간호학

Psychiatric Nursing

용어	정의
gestalt therapy [gɛʃtɔlt θɛrəpi]	**형태치료**: 대상자의 현재의 자기표현, 자기탐색, 자아의식을강조하는 치료로 치료자는 매일의 문제에 초점을 맞추고 그들을 해결하고자 한다.
group psychotherapy [gru:p saikouθɛrəpi]	**집단정신치료**: 환자의 정신적 고통을 덜어주고 내재한 갈등을 집난 내의 대인관계 속에서 표현하게 함으로써 새로운 행동의 변화가 일어나게 하고 통찰을 얻어 사회생활이나 대인관계의 긍정적 개선을 도모하는데 있다.
hypnosis [hipnóusəs]	**최면요법**: 일종의 암시요법인데 암시를 활용하여 환자를 일시적으로 치료자의 지시대로 따르도록 최면에 빠지게 하는 방법으로써, 환자는 자기 통제력이 상당히 제한된 일종의 해리 상태에 놓이게 된다.
imagery therapy [ímədʒri]	**심상요법**: 사건과 행동에 대한 인식 증진과 이완요법 또는 역할극 등과 함께 사용하며, 의미있는 기억이나 현재 사건에 대한 대상자의 심상을 그리도록 하는 치료방법이다.

용어	정의
individual psychotherapy [indəvidʒuəl saikouθɛrəpi]	**개인정신치료**: 한 사람의 정신치료자와 한 사람의 대상자 사이에 이루어지는 치료방법이다. 즉 두드러지게 불쾌하거나 괴로운 증상을 완화시켜주거나, 더 나아가서 정신역동의 이해를 통하여 마음가짐의 재정돈 및 교정을 시도하는 방법이다.
interpretation [intʊrprətéiʃən]	**해석**: 과거에 무의식적이었던 내용을 의식하도록 하는 것으로써, 환자의 느낌, 행동에 대해 무의식적인 의미나 원인을 연결시켜 설명해 준다. 주로 전이나 저항, 현재상황, 공상 등의 의미나 원인을 밝히는 것이다.
interview [íntʊrvju:]	**면담**: 두 사람 사이의 의도적이고 목표지향적인 상호작용을 말한다.
listening [lísəniŋ]	**경청**: 대상자가 말하고자 하는 모든 메시지에 반응하는 매우 적극적인 과정으로 상대방의 말을 귀로 들으면서 눈으로는 상대방이 표현하고자 하는 모든 언어적·비언어적 행위를 들으려 하는 행위이다.
marital therapy [mǽritl θɛrəpi]	**부부치료**: 부부를 대상으로 치료적 접촉을 통해 부부관계를 재구성하고 문제해결 접근방법을 통해 장애를 해소하고, 비적응적 행동양상을 변화시키고, 인격의 성숙을 도모하는 치료방법이다.

정신간호학

Psychiatric Nursing

용어	정의
milieu therapy [mi:ljʊi θɛrəpi]	**환경치료**: 개인의 자아가 갈등을 일으키는 환경에 대해 병적 적응 행동으로 나타나는 것을 증상으로 보고 그 환자가 소속되어 있는 치료집단(즉 환경)의 정신사회적 현상을 과학적으로 분석하여 치료적인 방향으로 인위적 재구성을 시도하여 환자를 치료하는 치료방법이다. 지금까지의 권위적이고 폐쇄적인 치료모형을 민주적·허용적 및 공동체적으로 바꾸고, 현실 직시를 강조한다. 환자와 치료팀이 치료적 공동사회를 이루어 같이 치료에 참여한다.
music therapy [mjú:zək tɛrəpi]	**음악치료**: 음악이 갖고 있는 각종심리적·생리적·사회적 작용을 이용하여 시행되는 정신치료를 말한다.

용어	정의
narcosynthesis [narkousinθəsəs]	**마취합성**: 표현하기 곤란한 정신적 문제를 의식적으로 억제하여 긴장이나 증상이 심해질 때(sodium amytal) 같은 약물을 사용하여 몽롱한 상태나 최면상태를 유도하여 결과적으로 의식적 자제가 완화되거나 제거하게 되면 무의식 속의 내용이 쉽사리 표현된다. 이때 친절한 의사소통을 통하여 감정을 정화시켜 주거나 지지나 설득을 시도한다.
neutrality [nu:tǽləti]	**중립**: 치료자의 태도가 수동적, 허용적일뿐 아니라 옳고 그름을 판단하는 기준을 치료에 적용해서는 안 된다는 원칙을 말한다.
occupational therapy [akjupéiʃənl θεrəpi]	**작업치료**: 작업을 통하여 흥미를 갖게 해 주고 일을 해낸 성취감으로 새로운 용기를 갖게해 주며, 또한 다소의 수입도 올리게 해줌으로서 치료 효과를 얻는 기법이다. 활동적이고 생산적인 작업은 창조적인 힘을 깨우쳐줌으로서 적극적 활동치료라고 할 수 있다.
persuasion [purswéiʒən]	**설득**: 충동이나 욕구 불만 및 잘못된 생각이나 습관을 환자의 이성과 의지 및 윤리 도덕관에 적극적으로 호소하여 시정하도록 하는 요법이다. 강요보다는 치료자를 신뢰하게 하고 권유나 설명을 통하여 문제를 스스로 비판하고 자아를 강화함으로서 증세를 완화시킨다.

정신간호학

Psychiatric Nursing

용어	정의
poetry therapy [póuətri θεrəpi]	**시치료**: 시를 감상하거나 자신도 시를 써 보고 또 여러 사람 앞에서 낭송하고, 다른 사람의 시를 비평도 하고 자신의 시를 비평도 받아보는 모임이 치료적 성격을 띠고 있을 때 시작요법이라 한다.
psychoanalysis [saikouənæləsəs]	**정신분석**: 환자의 문제가 현재보다 주로 환자의 과거 어린 시절에 경험한 정신적 상처가 억압되어 무의식적 갈등이 만들어짐으로서 생겼을 때, 이를 역동적으로 추구하여 무의식적 체험을 의식화하여 억압된 성욕이나 공격성의 본질과 자기 문제의 핵심을 통찰하고 전체 인격 구조 속으로 다시 통합되도록 하는 치료법이다.
psychoanalytic psychotherapy [saikoænəlitək saikouθεrəpi]	**분석적 정신치료**: 정신분석이론에 기초하되, 정통 종신분석보다 유아적 갈등이나 무의식적 내용을덜 철저하게 다루면서 현재 갈등과 정신역동도 다루며, 증상 완화에 치료목표를 두고 부수적으로 왜곡된 성격구조의 변화나 병적 자아 방어기전을 시정하려는 정신치료법이다.

용어	정의
psychodrama [saikoudramʌ]	**심리극**: J. Moreno가 개발한 특수 형태의 집단치료로 환자의 인격 문제, 대인관계, 갈등, 감정문제 및 정신적 증상과 관련된 문제들을 연극적인 방법을 통해 치료한다. 몇 명의 환자와 치료자가 함께 준비된 각본 없이, 무대에서 연극적 표현방법으로 연출하여 치료효과를 얻는다. 일시적 스트레스의 발산으로부터 역동적 관계까지를 연기하도록 유도하여 통찰을 얻도록 하는데 그 목적이 있다.
psychopharmacology [saikoufarmʌkalədʒi]	**정신약리학**: 뇌에 작용함으로써 정신기능 또는 행동에 영향을 미치는 약물, 즉 향정신성 약물들에 대한 연구로서 대체로 여러 정신질환 치료제가 그 주대상이 된다.
psychotherapy [saikouθɛrəpi]	**정신치료**: 정신기능의 불균형으로 인한 사고, 정서 및 행동의 장애와인격의 문제점을 의사전달 수단을 통하여 치료하는 것이다.
rational-emotive therapy (RET) [saikouθɛrəpi]	**합리적-정서치료, 이성감성요법**: 비합리적인 전제에 과학적으로 도전할만한 기술로 사람들에게 능력을 부여하고, 그 결과 사람들이 다르게(합리적으로) 행동하고 인생이 즐겁도록 하는 치료기법이다.

용어	정의
reality therapy (RT) [riǽləti θɛrəpi]	**현실치료**: 현실을 부정하며 근본적인 욕구를 충족시킬 수 없다는데 근본적인 가정을 두고 있는 환자를 치료하는 것으로 사랑과 훈육 및 특수 교육을 통하여 치료 효과를 얻는 치료기법이다.
reassurance [riəʃiːrənts]	**안심시키기**: 의사의 권위로 환자를 안심시키는 것을 말한다. 즉, 증세에 대해 설명하거나 환경에 대해 불안해 할 때 그럴 정도가 아니라는 등의 보증을 하거나, 병은 두려워할 것이 아니라는 확신을 주는 등의 재확인을 해주는 것을 말한다.
recreation therapy [rɛkriéiʃən θɛrəpi]	**오락요법**: 신체적, 정서적, 사회적 행동을 바람직하게 변화시키고 개인의 성장과 발전을 증진시키기 위하여 오락을 활용하는 의도적인 개입과정이다.
rehabilitation therapy [riːhəbiləteiʃən θɛrəpi]	**재활치료**: 회복되었거나 경한 만성적 증상을 가진 환자가 일반인처럼 사회생활로 복귀할 수 있도록 병원과 사회가 환자치료에 적극 참여하는 치료과정을 말한다.

용어	정의
relaxation training [ri:lækséiʃən tréiniŋ]	**이완훈련**: 환자에게 단순히 신체 근육 일부나 전부를 힘을 주었다가 완전히 힘을 빼는 동작을 반복하게 함으로써 긴장과 이완의 느낌을 의도적으로 통제한 방법을 학습하게 하는 기법이다.
resistance [rizístənts]	**저항**: 정신분석에서 환자의 무의식에 대한 접근을 막는 환자 사신의 모든 말이나 행동을 말한다. 의식적 저항이란 당혹감과 두려움 때문에 정보를 제공하지 않는 것이며, 무의식적 저항이란 치료과정에서 점차 의식화되어 불안을 일으키게 되는 무의식적 자료에 대한 억압을 다시 유지하고자 하는 데서 일어난다.
self-help group [sɛlf-hɛlp gru:p]	**자조집단**: 특정한 공통적 문제나 인생위기를 가진 동질성 집단으로 심층분석이나 인격개조보다 정신건강과 복지의 유지를 목적으로 하며, 상호 돕고 힘이 되어주며 집단 응집력을 강조하는 집단이다. 자조집단은 단주친목(AA), 사별한 배우자들의 모임 등이 있다.
social skill training [sóuʃl skil tréiniŋ]	**사회기술훈련**: 환자가 자신의 판단을 신뢰하고 자신감을 갖도록하여 사회적 상황에 적절히 반응하고, 자신의 의견을 사회가 용납하는 방법으로 표시하여 목적을 달성하도록 지도, 훈련하는 것이다.

용어	정의
suggestion [səgʒéstʃən]	암시: 겪고 있는 증상이 완화되거나 곧 나을 것이라고 암시해 줌으로서 치료효과를 얻는 것이다. 치료자가 권위나 신뢰를 유지한 채 피암시성이 강한 환자를 동정적으로 대할 때, 자아의 퇴행이나 무의식적 갈등의 표현이 잘 되며 암시의 효과가 크다.
support [səpɔ́rt]	지지: 환자의 이야기를 치료자가 수용적인 태도로 잘 들어줌으로서 불안이나 갈등을 경감시켜주고 적응능력이나 용기를 증가시켜 주는 것이다. 충고, 설명, 격려, 안심시킴 및 지도 등이 직접적 지지요법이고, 어려운 환경여건을 개선해 줌으로서 안심하고 적응하도록 해주는 것을 간접적 지지요법이라고 한다.
supportive psychotherapy, relationship-oriented psychotherpy [səpɔ́ːtiv saikouθɛrəpi, riléiʃənʃip-ɔ́ːriəntd saikou-θɛrəpi]	지지적 정신치료(관계지향정신치료): 치료자가 환자를 당분간 받아주고 의존을 허용함으로써 불안, 죄의식, 수치, 좌절, 외부압력 등으로 고통받는 약해진 환자의 자아를 지지해 줌으로써 문제점을 처리해 나가도록 도와주는 치료법이다.

용어	정의
systematic desensitization [sistəmǽtək di:sɛnsətəzeiʃən]	**체계적 탈감작법**: 어떤 대상을 지나치게 무서워하는 사람에겐 그보다 덜 무서운 것부터(상상하는 것)시작해서 조금씩 실제 대상에게 접근시키는 방법
transference [trænsfúrənts, trǽnsfurənts]	**전이**: 환자가 유아 시절에 부모나 부모대행자에게서 경험했던 사랑과 미움의 감정이 치료자를 향해 재현되는 현상이다. 신뢰와 사랑이 두드러질 때를 긍정적 전이, 증오와 불신이 생길때를 부정적 전이라고 한다.
treatment relationship [trí:tmənt riléiʃənʃip]	**치료적 관계**: 대상자의 요구 충족과 성장을 촉진시키기 위한 목표를 가지고 간호사와 대상자가 참여하는 관계
ventilation [vɛntəléiʃən]	**환기**: 가정이나 직장생활을 통해서 발생한 여러 가지 갈등이나 불안, 의문, 충동성 및 죄악감을 치료자에게 속시원히 털어놓음으로서 불만이 해소되거나 긴장이 풀리게 하는 치료법이다.

15. 심리검사(psychological test, psychometry)

용어	정의
Bender-Gestalt Test (BGT)	일정한 기하학적 도형을 묘사하도록 하는 것으로, 기질적 정신장애 평가에 이용된다.
Draw-A-Person Test (DAP)	**인물화 검사**: 남녀를 그리게 하거나, 또는 집-나무-사람을 그리도록 하거나, 가족과 동물을 그리도록 하여 환자의 내면 및 환자와 주변 환경과의 관계를 알아보려는 투사적 검사법이다.
Mini mental state examination (MMSE)	**간이정신상태검사**: 인지손상의 검사
Minnesota multiphasic personality inventory (MMPI)	**미네소타다면인성검사**: 보통 MMPI라고 부르는 것으로 550문항으로 되어 있다. 임상척도로 건강염려증, 우울증, 히스테리, 반사회성, 남성특성, 여성특성, 편집증, 정신쇠약, 정신분열병, 조증, 내향성 등이 있다.
Neuropsychological test	**신경심리검사**: 뇌 손상의 유무, 정도, 부위를 측정하고, 뇌와 행동의 관계를 규명하고자 하는 검사. 지적능력, 언어, 집중력, 기억, 지각, 좌우 대뇌반구의 기능, 수행능력, 문제해결능력, 성격, 감정 상태 등을 종합적으로 평가하는 것이다.

용어	정의
Personality test	**인성검사**: 인격의 성향을 검사하는 방법으로 투사적인 방법이 많이 이용된다.
Positive and Negative Syndrome Scale(PANSS)	정신분열병의 양성, 음성증상을 평가하는 검사
Rorschach test	**로르샤하검사**: 일련의 막연하고 무의미한 잉크일룩에 대해 한 사람이 일으키는 지각반응을 분석하여 그 개인의 인격성향을 추론하는 검사
Scale for the Assessment of Negative Symptoms (SANS)	음성증상평가척도
Scale for the Assessment of Positive Symptoms (SAPS)	양성증상평가척도
Sentence completion test (SCT)	**문장완성검사**: 검사자가 관심있는 분야에 관련된 어떤 문장의 일부를 주고 나머지를 작성하여 문장을 완성하게 하는 것으로 의식적 연상을 시키는 것이다.
Symptom check list (SCL-90)	**증상 체크 리스트**: 심리적 문제를 평가하는 방법

용어	정의
Thematic apperception test (TAT)	**주제통각검사**: 여러가지 인물 또는 상황을 그린 20장의 그림으로 구성된다. 피검자는 카드에 그려져 있는 대상이 어떤 상황에 있나 또는 무엇을 하고 있는가를 느끼는대로 설명하여 자신의 원망, 갈등, 공포 등을 투사하는 검사법이다.
Wechsler Adult Intelligence Scale (WAIS)	**지능검사**: 16세 이상의 성인에게 적용가능하며 언어성 검사와 동작성 검사로 이루어져 있다.
Word association test	**단어연상검사**: 어떤 자극단어를 주고 그에 따라 환자의 마음에 가장 먼저 떠오르는 단어를 말하게 한다. 그 반응 내용, 반응시의 행동적 양상들을 분석하여 환자의 내면을 알고자 하는 것이다.

16. 약어

용어	정의
AA (alcoholics anonymous)	단주친목(단주동맹)
ADD (attention deficit disorder)	주의력 결핍장애
ADHD (attention deficit hyperactivity disorder)	주의력 결핍 과다 활동장애
ADL (activities of daily living)	일상생활
ADM (admission)	입원
AMA Discharge (against medical advice discharge)	자의퇴원
Anx (anxiety)	불안
BCS (battered child syndrome)	아동학대증후
BED (binge eating disorder)	폭식장애
BMA Discharge (by medical advice discharge)	의사의 권고로 퇴원
BPD (bipolar disorder)	양극성 장애
BRP (brief reactive psychosis)	단기 반응성 정신증
BWS (battered wife syndrome)	아내학대증후
BZD (benzodiazepine)	항불안제의 일종
CD (conduct disorder)	행동장애, 품행장애

용어	정의
CDRS (clinical dementia rating scale)	임상적 치매평가 척도
CMHC (Community Mental Health Center)	지역사회정신건강센터
CP (chief problem)	주요 문제
CPZ (chlorpromazine)	항정신병 약물의 일종
DAT (dementia of Alzheimer's type)	알츠하이머 치매
DC (discharge)	퇴원
DD (differential diagnosis)	감별진단
DDST (Denver developmental screening test)	덴버 발육선별검사
Del. (delusion)	망상
DFA (difficulty falling asleep)	잠들기 어려움
DOB (date of birth)	출생 연월일
DOD (date of discharge, date of death)	퇴원 혹은 사망 연월일
DS (Down syndrome)	다운증후군
DSM-IV (diagnostic and statistical manual of mental disorders, fourth edition)	정신장애 진단분류편람, 4차 개정판

용어	정의
DT's (delirium tremens)	진전섬망
ECT (electroconvulsive therapy)	전기경련요법
EE (expressed emotion)	표출감정
EEG (electroencephalogram)	뇌파검사
EMA (early morning awakening)	새벽에 일찍 깸
EPS (extra pyramindal syndrome)	추체외로증후군
ESA (encouraged social activity)	사회활동 격려
FAS (fetal alcohol syndrome)	태아 알코올 증후군
FH (family history)	가족력
GA (general appearance)	전반적 외모
GAAB (general appearance, attitude and behavior)	일반적 외모, 태도, 행동
GAD (generalized anxiety disorder)	범불안장애
GAF scale (global assessment of functioning scale)	전반적 기능평가 척도
GT (group therapy)	집단치료
Hall. (hallucination)	환각

Psychiatric Nursing

용어	정의
HY (hystery, histrionic personality)	히스테리, 연극성 인격장애
IPR (interpersonal relationship)	대인상호관계
IQ (intelligence quotient)	지능지수, 지능계수
MAO (monoamine oxidase inhibitor)	MAO 억제제
MDD (major depressive disorder)	주요우울장애
MDI (manic-depressive illness)	조울증
MH (marital history)	결혼력
MMPI (Minnesota multiphasic personality inventory)	미네소타다면인성검사
MMSE (mini mental state examination)	간이정신상태검사
MR (mental retardation)	정신지체
MSE (mental status examination)	정신상태검사
NA (narcotics anonymous)	단마약동맹

용어	정의
NNV (no visition)	면회금지
NOS (not otherwise specified)	그 외 특이 사항 없음
NP (neuropsychiatric department)	신경정신과
OBS (organic brain syndrome)	기질적 뇌증후군
OCD (obsessive-compulsive disorder)	강박장애
OMD(OMS) (organic mental disorder)	기질적 정신장애
OSAS (obstructive sleep apnea syndrome)	폐쇄수면무호흡증후군
O.T (occupational therapy)	작업요법
PANSS(positive and negative syndrome scale)	양상 음성 증후군 척도
P.M.P (premorbid personality)	병전인격
P.R. (physical restraint)	물리적 억제
PA (precaution about acting out)	환자가 행동화할 우려
PD (personality disorder)	인격장애
PDD (pervasive developmental disorder)	전반적 발달장애

정신간호학

Psychiatric Nursing

용어	정의
PH (past history, personal history)	과거력
PMA (psychomotor activity)	정신운동활동
PMS (premenstrual syndrome)	월경전증후군
PNP Hx (past neuropsychiatiric admission history)	과거 정신과 입원 경력
PO (pass out)	외출하다
PPP (postpartum psychosis)	산후정신증
PS (precaution about suicide)	환자가 자살할 우려
PTSD (post traumatic stress disorder)	외상 후 스트레스장애
Rec (recommendation)	(치료적)권고
REM (rapid eye movement)	급속안구운동
SAD (seasonal affective disorder)	계절성 정동장애
SANS (scale for the assessment of negative symptoms)	음성증상평가척도

용어	정의
SAPS (scale for the assessment of positive symptoms)	양성증상평가척도
SCT (Sentence completion test)	문장완성검사
SLL (serum lithium level)	혈액내 리튬 농도치
SP (suicidal precaution)	자살우려
SPR (schizophrenia)	정신분열병
SR (seclusion room)	격리실
SST (staff sensitivity training)	직원 감수성 훈련
Sx (symptom)	증후
SxH (sexual history)	성력
TA (traffic accident)	교통사고
TAT (thematic apperception test)	주제통각검사
TCA (tricyclic antidepressant)	삼환계 항우울제
TD (tardive dyskinesia)	지연성 운동장애
TLE (temporal lobe epilepsy)	측두엽 간질
TO (telephone order)	전화로 한 의학적 지시
Tx (treatment, therapy)	요법, 치료
VF (visiting free)	자유롭게 면회가능
VO (verbal order)	구두로 한 의학적 지시

용어	정의
WAIS (wechsler adult intelligence scale)	웨크슬리의 지능검사 (성인용)
WISC (wechsler intelligence scale for children	웨크슬리의 지능검사 (아동용)
WNL (within normal limits)	정상범주내
WR (watching room)	손상 우려 환자 보호실